药理学实验实训教程

主 编　刘培庆

科学出版社
北京

内 容 简 介

本书为高校医药相关专业《药理学》的配套实验教材。全书紧扣药理学课程教学要求,密切结合医药行业应用实际需要,体现科学性、实用性与创新性。内容分实验和实训两部分。实验部分精选的是经典稳定的药理实验;实训部分主要包括执业药师和药学服务岗位工作人员所需基本技术技能。本书旨在帮助学生在系统学习药理学的同时,加深对药理基本知识、基本理论的理解,加强对药理实验技术技能的操作,培养学生的动手能力、创新能力和解决实际问题的能力。

本书可供高校医药相关专业本、专科学生使用,也可作为药理学实验研究工作者、执业药师和药学服务工作人员的参考用书。

图书在版编目(CIP)数据

药理学实验实训教程 / 刘培庆主编 . —北京:科学出版社,2015.6
ISBN 978-7-03-044688-6

Ⅰ. 药…　Ⅱ. 刘…　Ⅲ. 药理学-实验-教材　Ⅳ. R965.2

中国版本图书馆 CIP 数据核字(2015)第 124247 号

责任编辑:李　植 / 责任校对:刘亚琦
责任印制:李　彤 / 封面设计:范璧合

科 学 出 版 社 出版
北京东黄城根北街 16 号
邮政编码:100717
http://www.sciencep.com

天津市新科印刷有限公司 印刷
科学出版社发行　各地新华书店经销

*

2015 年 6 月第 一 版　　开本:787×1092　1/16
2022 年 8 月第四次印刷　　印张:11 1/2
字数:261 000
定价:46.00 元
(如有印装质量问题,我社负责调换)

《药理学实验实训教程》编写人员

主　编　刘培庆
副主编　臧林泉　曹　华　皮荣标　陈健文
编　委　(按姓氏笔画排序)
　　　　　　王胜男(中山大学药学院)
　　　　　　冯晓俊(中山大学药学院)
　　　　　　皮荣标(中山大学药学院)
　　　　　　刘培庆(中山大学药学院)
　　　　　　杨晓红(中山大学药学院)
　　　　　　李　承(中山大学药学院)
　　　　　　李卓明(中山大学药学院)
　　　　　　辛　爽(中山大学药学院)
　　　　　　陈少锐(中山大学药学院)
　　　　　　陈健文(中山大学药学院)
　　　　　　岳中宝(中山大学药学院)
　　　　　　曹　华(广东岭南职业技术学院)
　　　　　　蒋建敏(中山大学药学院)
　　　　　　臧林泉(广东药学院)

前　言

　　21 世纪经济社会的高度发展,对医药教育产生了深刻的影响。实验教学是医药专业学生实践能力和创新能力培养的重要途径。药理学是药学各专业重要的一门专业基础课程,也是一门实验性较强的课程。药理实验实训是药理教学中不可缺少的组成部分,药理学的实验实训是为了将基本理论与实验、实践相结合,需要学生了解药物的药理作用,通过动物实验、模拟实训,在巩固所学理论的基础上掌握并创新实验实训的基本操作方法和技能,培养学生手脑并用、科学严谨的工作作风。

　　实验实训教材是实施实践教学的重要依据,也是提高实验教学质量的重要保证。为适应药理实验实训教学改革的需要,培养实用创新人才,我们根据多年药理实验实训教学的经验,参考了多本药理学实验教材和实训教材,编写了本书。

　　本书为高校医药相关专业《药理学》的配套实验教材。全书紧扣药理学课程教学要求,密切结合医药行业应用实际需要,体现科学性、实用性与创新性。内容分实验和实训两部分。其中第一部分为药理学实验,实验精选经典稳定的药理实验。实验内容广泛,重点突出,实验项目难易兼顾,既有传统的定性实验,也有定量实验;既有整体实验,也有离体实验。通过以上实验,培养学生科学的思维方法、严谨的工作作风及根据客观现象分析和解决问题的能力,使学生掌握实验操作的基本技术和基本方法,为今后科学研究打下初步基础。第二部分为药理学实训部分,主要包括执业药师和药学服务岗位工作人员所需的基本技术技能。通过病例讨论、模拟药房、模拟药店的仿真实训,使学生掌握重点药物及其药理作用,学会分析常见处方,掌握药店售药基本技术技能。本书还将药理学试验中常用试剂的配制及动物实验相关法规等列为附录。鉴于药理学的内容在不断地充实和更新,各专业在使用中可根据实际需要对实验内容进行选择。本书紧扣医药行业需求,体现了在一定理论基础指导下的实用技术技能,使产、学、研相结合,这是本书的特色之处。本书旨在帮助学生在系统学习药理学的同时,加深对药理基本知识、基本理论的理解,加强对药理实验技术技能的操作,培养学生的动手能力、创新能力和解决实际问题的能力。本书可供高校医药相关专业本科、专科学生使用,也可作为药理学实验研究工作者、执业药师和药学服务工作人员的参考用书。

　　由于编者水平有限,书中一定有不妥之处,恳请广大专家、师生、读者批评指正,以使教材更加丰富完善,更适合医药创新人才的培养。

编　者

2015 年 3 月

于广州

目　　录

第二篇 药理学实训

绪 论

药理学是一门实践性很强的学科,药物知识的掌握,是从大量的实验实训中获取的,培养学生掌握药理实验实训的一些基本知识和实验技能,对学生掌握药理学的知识是必需的。本药理学实验实训内容依据药理学教学大纲制订,以学生对药理学知识的学习和掌握,开展一些相关的药理实验实训,加深了学生对理论知识的进一步掌握和巩固,加深了对药理学基本理论和规律的认识,培养学生具有科学思维能力,独立分析解决问题能力,严谨的科学态度和精益求精的科学作风,同时,使学生在理论学习掌握后,能独立解决实验中遇到的一些问题,同时培养学生动手动脑的能力,掌握实验实训的基本技能,达到触类旁通、解决问题的目的。

在教学实践中,实验实训教学的理念是以培养创新人才为核心,实施开放性实验教学,促进学生知识、能力、思维、素质的全面协调发展。逐步建立系统传授与探索研究相结合的实验教学,促进科研思维融入实验课程中,推动药理学课程学习。在大纲修订中,我们优化了实验教学内容,精选了一些基本操作、基本概念实验,围绕着一些重点药物、常用药物开展验证性实验,根据药理学的重点和难点,增加一些综合性、探索性实验。通过多种教学形式的实际训练,学生将在熟练掌握实验技能的同时,也体会到科学研究的基本思想,从而提高对科学研究的兴趣,培养他们科学的思维方式,增强他们发现问题、解决问题的能力。为学生今后从事科研、教学或企事业单位的药物研究工作打下扎实的基础。药理学实训内容紧贴市场需求和行业脉搏,选取处方分析、药店售药情景模拟等重点内容,符合执业药师岗位需求和药学服务工作人员需求。这也是本教材的特色之处。

一、课程简介及基本要求

《药理学实验实训教程》包括药理学实验、药理学实训和附录三部分。药理学实验部分是观察动物生理学基本特点,以药物/试剂在动物模型上观察药物的作用为主要内容,通过教学使学生们掌握实验设计的基本理论,验证药理学中的重要基本理论,为药理学理论学习提供帮助,使同学更牢固地掌握药理学基本概念、基本原理。药理学实训部分是将所学药理学理论知识综合运用于相关工作岗位的训练。附录部分收录的是与药理学实验实训内容相关的支持文件和参数等。本课程的主要目的是培养学生科学思维能力、动手操作能力、书面表达能力、知识综合应用能力和分析问题的能力。它对于学生的知识、能力和综合素质的培养与提高起着重要的作用,在整个药理学教学过程中占有非常重要的地位,是临床医学、药学、制药工程等专业的一门重要的必修基础课程。通过本课程的学习,学生经过实验训练,可以培养学生掌握实验实训的基本操作、基本技能和基本知识的同时,努力培养学生的创新意识与创新能力。通过本课程的学习,学生应达到下列要求:

(1)了解实验动物的种类、分级和选用原则等基本知识;掌握常用动物饲养和实验模型制作知识;熟练掌握试剂类型、配制方法与相应的给药方法。

（2）了解药理科学实验应用的仪器基本类型及其用途;掌握常用仪器的工作原理、基本结构、主要功能及使用范围。掌握常用仪器的使用步骤和注意事项,达到正确、熟练使用的程度。

（3）熟悉常用的实验仪器和实验方法,完成药理学的基本实验及对实验指标的分析综合实验。

（4）巩固并加深对药理学理论课程的基本原理和概念的理解,培养学生勤奋学习、求真求实的科学品德,培养学生的动手能力、观察能力、查阅文献能力。

（5）通过完成综合研究性实验,培养学生独立解决实际问题的能力,提高学生的科研素质与创新意识。

（6）能熟练地运用所学知识正确进行处方分析。

（7）能快速准确地对常见病进行用药指导。

（8）能对较复杂病例的用药进行正确分析、制订用药方案。

二、课程实验目的要求

《药理学实验实训教程》是药学类专业的必修基础课程。其目的主要是通过本课程的学习,使学生接受机能实验训练,熟悉常用动物饲养和实验模型制作知识;熟练掌握试剂类型、配制方法与相应的给药方法,熟悉掌握常用仪器的使用步骤和注意事项,达到正确、熟练使用的程度,巩固加深对药理学理论课程的基本原理和概念的理解、灵活正确运用所学知识解决工作岗位实际问题。在培养学生掌握实验实训的基本操作技能、基本原理和基础知识的同时,进一步培养学生分析问题和解决问题的能力,培养学生的创新精神和创新能力,为学生今后从事科研、教学或企事业单位工作打下扎实的基础。

三、适用范围

药学、中药学、中药制药、制药工程和临床医学专业学生及药理学工作从业人员。

四、主要仪器设备

BL-420生理机能实验系统、多道生理记录仪、小鼠自主活动记录仪、超声雾化仪、恒温平滑肌槽、电子天平、热板仪、离体器官仪、张力传感器、压力传感器、生物电导线、离心机等常规实验仪器。

五、基本要求

（1）开课后,课程负责教师首先需向学生介绍课程的性质、任务、要求、课程安排和进度、平时考核内容、期末考试方式、实验守则及实验室安全制度等。

（2）实验部分主要设置三种类型的实验:基本操作训练,验证性质及综合性实验。整个实验过程包括预习、实验操作、实验报告、结果讨论、思考题。学生在实验前必须进行预习。

（3）学生根据各个实验的目的和要求，3～4人1组，每组1套实验装置，在规定时间内，独立完成实验测定、数据处理，并撰写实验报告。实验过程中，要求学生勤于动手，细心操作，分析问题，准确记录原始数据。

（4）实验实训过程中，老师应在实验室进行巡视，及时纠正学生的错误操作，检查学生的实验记录和报告。学生若实验失败，应分析原因。

（5）实验结束，学生应认真分析实验现象，整理实验结果，分析误差产生的原因，鼓励学生对实验提出自己的建议。

（6）任课教师要认真备课，并提前预做实验。实验前教师要检查仪器设备情况，清点学生人数；实验过程中，要向学生提问，引导学生深入思考与实验现象有关的一些问题，着力培养学生观察实验、综合考虑问题的能力，使学生学会分析和研究问题的方法。

（7）实训项目的进行根据每个项目的特点而定。如病例分析，需要事先布置任务，学生课前查找资料，课中讨论，最后派代表发表见解。实训课对教师要求比较高，教师也需要查阅大量的资料，以解答同学们的各种提问。实训内容的考核以过程考核为主，结果考核为辅的方式进行。

六、考核与报告

本课程采用平时考核和期末考试相结合的方式评定学生的成绩，着重考查学生基本操作的掌握程度、实验结果的合理性、灵活运用所学知识分析、解决问题的能力及运用所学知识完成研究型实验的能力。

实训项目的评分包括：过程考核70%，结果考核30%。

实验实训成绩分为百分制。

第一篇 药理学实验

第一章 药理学实验基础知识

一、药理学实验课目的、要求、实验结果整理及实验报告的撰写

【目的】

药理学实验课的目的在于通过实验,使学生掌握进行药理学实验的基本方法,了解获得药理学知识的科学途径,验证药理学中的重要基本理论,更牢固地掌握药理学的基本概念;通过掌握研究药物作用的基本方法和技能,提高观察、分析、解决问题的能力,培养科学思维能力,动手能力,使学生养成对科学工作严谨的态度。

【要求】

(1) 必须自觉遵守课堂纪律,不得迟到、早退、旷课,应穿实验服入室,在实验室内保持安静。

(2) 实验前:①仔细阅读实验指导,了解实验目的,要求,方法和操作步骤,领会其设计原理;②结合实验内容,复习有关药理学和生理学、生化学等方面理论知识,达到充分理解;③估计实验中可能出现的情况和发生的问题。

(3) 实验时:①将实验器材妥善安排,正确装置;②严格按照实验指导上的步骤进行操作,准确计算给药量,防止出现差错意外;③认真、细致地观察实验过程出现的现象,随时记录药物反应的出现时间、表现及最后转归,联系课堂讲授内容进行思考;④注意节约实验材料。

(4) 实验后:①整理实验结果,经过分析思考,写出实验报告,按时交给指导老师;②整理实验器材,洗净擦干,妥善安放。将存活和死亡动物分别送至指定处所,做好实验室的清洁卫生工作。

【实验记录项目及内容】

以下内容作为原始资料另用记录本在实验中随时记录。

1. **实验标本** 如动物种类,编号,体重,性别,健康状况,离体器官名称。

2. **实验药物** 如药物来源,剂型,批号,浓度,给药体积,剂量,给药途经等。

3. **实验条件** 如实验日期,时刻,室温,主要的仪器及型号等。

4. **实验方法步骤** 如动物的麻醉,固定,分组,手术部位,各种插管,给药方法,测量方法等。

5. **实验指标** 如指标的名称,单位,数值及其给药时间前后不同时间的变化等。

如有实验曲线,应注明:实验项目、药物测量、给药途径、标本、记录条件和实验条件等。

6. **数据处理** 实验数据用(均数±标准差)表示,定量资料用单因素方差分析或 t 检验处理;定性资料用秩和检验处理。

【实验结果的整理】

实验结束以后应对原有记录进行整理和分析,药理实验结果有测量数据(如血压值、心率数、瞳孔大小、体温变化、生化测定数据和作用时间等),计数数据(如阳性反应或阴性反应、死亡或存活数等),描记曲线,心电图,脑电图,照片和现象记录等。凡属测量资料和计数数据,均应以恰当的单位和准确的数值作定量的表示,不能笼统提示,必要时应作统计处理,以保证结论有较大的可靠性。尽可能将有关数据列成表格或绘制统计图,使主要结果有重点地表达出来,以便阅读、比较和分析。做表格时,一般将观察项目列在表内左侧,由上而下逐项填写,而将实验中出现的变化,按时间顺序,由左而右填写反应强度,作用时间和药物剂量等。绘制统计图时,一般以纵轴表示反应强度,横轴表示时间或药物剂量,并在纵轴和横轴上画出数值的刻度,标明单位,在图的下方注明实验条件。如果不是连续性变化,也可用柱形图表示,凡有曲线记录的实验,应及时在曲线上标注说明,包括实验题目、实验动物的种类、性别、体重、给药量和其他实验条件等。对较长的曲线记录,可选取有典型变化的段落,剪下后粘贴保存。这里需要注意的是必须以绝对客观的态度来进行裁剪工作,不论预期内的结果或者预期外的结果,均应一律留样。

【实验报告的写作】

实验报告要求结构完整,条理分明,用词规范,详略适宜,措辞注意科学性和逻辑性,一般包括下列内容:

(1)实验题目。

(2)实验目的。

(3)实验方法:完全按照实验指导和步骤进行时,可不再重述。如果实验方法临时有所变动,或者发生操作技术方面的问题,影响观察的可靠性,应作简要的说明。

(4)实验结果:是实验报告中最重要的部分,需绝对保证其真实性,应随时将实验中观察到的现象在草稿本上记录,实验告一段落后立即进行整理。不可单凭记忆搁置长时间之后再作整理,否则易导致遗漏和差错。实验报告上一般只列经过归纳、整理的结果,但原始记录应予保存备查。

(5)讨论:应针对实验中所观察到的现象与结果,联系课堂讲授的理论知识,进行分析和讨论。不能离开实验结果去空谈理论。要判断实验结果是否为预期,如果属于非预期者则应该分析其可能的原因。

(6)结论:实验结论是从实验结果归纳出来的概括性判断,也就是对该实验所能说明的问题、验证的概念或理论的简要总结。不必再在结论中重述具体结果。未获证据的理论分析不能写入结论。

注意:实验记录附在实验报告后一起交给老师。

二、实验动物的选择

【实验动物的选择】

实验动物(laboratory animal)是指人工饲养,对其携带的微生物实行控制,遗传背景明确或者来源清楚的动物。这些个体具有较好的遗传均一性、对外来刺激的敏感性和较好的实验重复性。通过遗传学与微生物学的控制,可以培育出高质量的、符合实验条件的个体以用于科学研究、教学、生产、检定及其它科学实验中。在药理学实验中,常根据实验目的和要求选用适合的实验动物。常用的动物有青蛙或蟾蜍、小白鼠、大白鼠、豚鼠、家兔、猫和狗等。选用动物的依据是该动物的某一系统或器官能反映试验药物的选择作用,并符合精简节约的原则。同一类实验还可选不同的动物。如离体肠或子宫实验可选用兔、豚鼠、小白鼠和大白鼠;离体血管试验常选用蛙的下肢血管和兔耳血管,也可选用大白鼠后肢血管及家兔主动脉条;离体心脏实验常用蛙、兔,也可选用豚鼠、大白鼠;在体心脏实验,选用蛙、兔、豚鼠、猫和狗。

实验用各种常用动物的特点如下。

1. 青蛙(*Rana nigromaculata*)与蟾蜍(*Bufo bufo*,Toad) 均属于两栖纲(Amphibia)、无尾目(Salientia Anura)。其心脏在离体的情况下,能有节律地搏动较长时间,因此常用于药物对心脏作用的实验。其坐骨神经腓肠肌标本可用来观察药物对周围神经、横纹肌或神经肌接头的作用。蛙舌与肠系膜可用于观察炎症反应和微循环变化。此外,蛙类还能用于生殖生理、胚胎发育、激素变态关系、断肢再生和免疫学研究等。

2. 小白鼠(mouse,*Mus musculus*) 哺乳纲(Mammalia)、啮齿目(Rodentia)、鼠科(Family Muridae)。是各类科研实验中用途最广的动物。其性周期短,繁殖力强,发育迅速,饲养消耗少,温顺易捉,易于饲养管理,操作方便,又能复制出多种疾病模型,故适用于需大量动物的实验。其应用范围遍及生物医学研究的各个领域,例如,药物的筛选实验,半数致死量或半数有效量的测定,避孕药实验,肿瘤、白血病研究,微生物寄生虫病学研究,生物效应的测定和药物效价的比较,遗传性疾病的研究,免疫学研究等。

3. 大白鼠(rat,*Rattus norvegicus*) 哺乳纲(Mammalia)、啮齿目(Rodentia)、鼠科(Family Muridae)。遗传学和寿龄较为一致,常被誉为精密的生物仪器而广泛应用于生物医学研究的各个领域。性情不如小白鼠温顺。受惊时表现凶恶,易咬人。夜间活动,喜安静环境,对外界刺激反应较为敏感。雄性大白鼠间常发生殴斗,易出现咬伤。除此具有小白鼠的其他优点。其是医学上最常用的实验动物之一,如用于胃酸分泌、胃排空、水肿、炎症、休克、心功能不全、黄疸、肾功能不全等实验。观察药物抗炎作用时,常利用大白鼠的踝关节进行实验。也可用大白鼠直接记录血压、心电图或作胆管插管。还常用于观察药物的抗结核病药的亚急性和慢性毒性(啮齿类动物代表)。

4. 豚鼠(*Cavia Porcellus*) 哺乳纲(Mammalia)、啮齿目(Rodentia)、豚鼠科(Caviidae)。又名天竺鼠、荷兰猪。性情温顺,胆小机警,对刺激反应敏感。豚鼠与人肾上腺分泌产物的效应反应相似,且其对组胺敏感,并易于致敏,故常用于感染和变态反应试验,如抗过敏药、平喘药和抗组胺药的实验。其也常用于离体心房、心脏等实验。又因它对结核菌敏感,故也常用于抗结核病药的实验治疗研究。在毒物对皮肤局部作用实验、缺氧耐受性和耗氧量实验补体结合试验等中都有应用。

5. 家兔(*Oryctolagus Cuniculus*) 哺乳纲(Mammalia)、兔形目(Lagomorpha)、兔科(Leparidae)。品种很多,常用的有:①青紫蓝兔,体质强壮,适应性强,易于饲养,生长较快。②中国本地兔(白家兔),饲养特点类似于青紫蓝兔,但抵抗力稍差。③新西兰白兔(Newsealand White),为近年来引进的大型优良品种,成熟兔体重在2~3kg。④大耳白兔,耳朵长大,血管清晰,皮肤色白,抵抗力较差。

家兔是药理学教学实验中最常用的动物之一,其性情温顺,具有夜行性和嗜睡性,听觉和嗅觉十分灵敏,胆小怕惊。耳大,血管清晰,便于静脉注射和取血。常用于观察药物对心脏的作用和药代动力学的研究;脑内埋藏电极可研究药物的中枢作用;由于兔体温变化较敏感也常用于体温实验及热源检查;也适用于避孕药的实验。

6. 猫(*Felis Catus*) 哺乳纲(Mammalia)、食肉目(Carnivora)、猫科(Felidae)。猫的血压比较稳定,较大鼠、家兔等小动物更接近于人体,且与人基本一致,故可用于对血压影响药物研究。对药物反应灵敏,可用于镇咳药的实验及神经生理学的研究,并可做成多种良好的疾病模型,供相关疾病的研究,如 Kinefelters 综合征、白化病、脊柱裂、先天性心脏病、卟啉病、淋巴细胞白血病等。

7. 狗(*Canis familiaris*) 哺乳纲(MammLia)、食肉目(Carnivora)、犬科(Canidae)。嗅觉灵敏,易于驯养,对外环境适应力强,经过训练能很好地配合实验,是医学实验中最常用的大动物。血液、循环、消化和神经系统均很发达,与人类较接近。狗是记录血压、呼吸最常用的大动物,如降压药、升血压药、抗休克药的实验。狗还可以通过训练使它顺从,适用于慢性实验。用手术做成胃瘘、肠瘘,以观察药物对胃肠蠕动和分泌的影响。在进行慢性毒性试验时,也常采用狗(食肉动物代表)(表 1-1-1)。

表 1-1-1　常用实验动物的生理数值

	狗	猫	兔	豚鼠	大鼠	小鼠
成熟时体重	8~15kg	2~4kg	1.5~3kg	300~600g	200~400g	20~30g
总血量(体重%)	7.7	4.7	8.7(5.5)	6.4	7.4	8.3
体温(℃)	38.5	38.7	39.0	38.6	39.0	38.0
(范围)	(38~39)	(38~39.5)	(38.5~39.5)	(37.6~39.5)	(38.5~39.5)	(37~39)
呼吸(次/min)	20~24	20~30	50~60	100~150	100~150	136~216
心率(次/min)	70~150	110~130	120~300	230~390	360~520	520~760
血压(颈动脉 kPa)	9.5~10.5	9.0~11.6	7.5~9.8	5.4~5.6	7.5~9.0	7.1~9.4
一日排尿量	0.2~1L	0.2L	0.1L	15~75ml	10~15ml	1~3ml

三、实验动物的性别鉴别、编号、捉拿、固定及处死法

【实验动物的性别鉴别】

1. 小鼠和大鼠 两性的区别要点有三:雄鼠可见阴囊,站位时阴囊内睾丸下垂,热天尤为明显;雄鼠的尿道口与肛门距离较远,雌鼠的阴道口与肛门比较靠近;成熟雌鼠的腹部可见乳头。

2. 豚鼠 与小鼠和大鼠基本相同。

3. 兔 雄兔可见阴囊,两侧各有一个睾丸;用拇指和食指按压生殖器部位,雄兔可露出阴茎;雌兔的腹部可见乳头。

4. 其他较大动物 性别特点明显,不难辨认。

【实验动物的编号】

实验时,为了分组和辨别的方便,常需事先为实验动物进行编号。常用的编号方法如下所述。

1. 染料标记法

(1)常用染料

1)红色染料:5% 中性红或品红液。

2）黄色染料:3%~5% 苦味酸溶液。

3）咖啡色染料:2% 硝酸银溶液。

4）黑色染料:煤焦油的乙醇溶液。

（2）标记规则:根据实验动物被毛颜色的不同选择不同化学药品涂染动物。

1）兔、猫、狗等动物的标记方法:用棉签蘸取不同颜色的染料溶液直接在动物背部涂写号码。若用硝酸银溶液涂写,则需在日光下暴露 1min。

2）大鼠、小鼠的标记:通常在动物不同部位涂上有色斑点来表示不同的号码。如编号 1~10 将小白鼠背部分前肢、腰部、后肢的左、中、右部共九个区域,从右到左为 1~9 号,第 10 号不涂黄色(图 1-1-1)。

2. 穿耳打孔法　用专门的打孔器在动物耳朵的不同部位打孔或缺口来表示一定号码。此法是小鼠常用的标记方法之一。

3. 挂牌编号法　此法简便实用,常用于狗、猴、猫等大动物的编号。将号码烙压在圆形或方形金属牌上,金属牌常用铝板或不锈钢制作。实验前将之固定于动物的颈圈或耳上。

4. 人工针刺号码法　先将动物被毛去除,用针在动物皮肤上刺出号码,再用乙醇墨汁涂染即可。

【实验动物的捉拿与固定方法】

1. 蛙和蟾蜍　用左手握住动物,以食指按压其头部前端,拇指按压背部。如需捣毁脑和脊髓,右手持探针从相当于枕骨大孔处垂直刺入,然后向前通过枕骨大孔处刺入颅腔,左右搅动充分捣毁脑组织。然后将探针抽回至进针处,再向后刺入脊椎管,反复提插捣毁脊髓。固定方法根据实验要求。

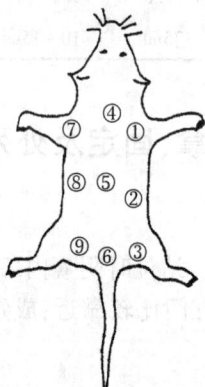

图 1-1-1　小白鼠背部的编号　　　图 1-1-2　小鼠的捉拿及固定法

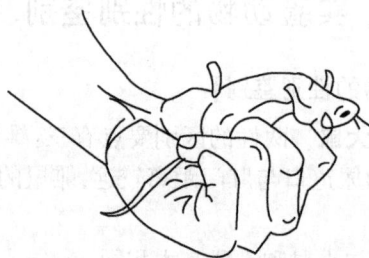

2. 小鼠　小鼠属于小型啮齿类动物,性情较温顺,但体型小且灵活,所以在抓取时需稳和准。捉拿法有两种:一种是用右手提起尾部,放在鼠笼盖或其他粗糙面上,向后上方轻拉,此时小鼠前肢紧紧抓住粗糙面,迅速用左手拇指和食指捏住小鼠颈背部皮肤并用小指和手掌尺侧夹持其尾根部固定手中;另一种抓法是只用左手,先用拇指和食指抓住小鼠尾部,再用手掌尺侧及小指夹住尾根,然后用拇指及食指捏住其颈部皮肤。前一方法简单易学,后一方法较难,但捉拿快速,给药速度快(图 1-1-2)。需取尾血或进行尾静脉注射时,可将小鼠装入有机玻璃或金属制的小鼠固定盒内。

3. 大鼠　性情不如小鼠温顺,且牙齿尖锐,在惊恐或激怒时易将实验操作者咬伤,故在捉拿时要小心,做到稳和准。捉拿时,右手抓住鼠尾基部(因抓尾尖动物会扭动易使其尾部的皮肤脱落,影响实验的进行)将大鼠放在粗糙面上,左手戴上防护手套或用厚布盖住大鼠,抓住其整个身体并固定其头部以防咬伤(图1-1-3)。捉拿时勿用力过猛,勿捏其颈部,以免引起窒息。如需固定时可将其固定于固定器内或大鼠固定板上。其固定方法基本同小鼠。

4. 豚鼠 豚鼠性情温顺,一般不咬人。当受惊时会在笼内急转,造成自己的损伤。捉拿时既需稳准又要求迅速,不能太粗野更不能抓腰腹部,以免造成肝破裂导致动物死亡。捉拿时以拇指和中指从豚鼠背部绕到腋下抓住豚鼠,另一只手托住其臀部。体重小者可用一只手捉拿,体重大者捉拿时宜用双手(图1-1-4)。固定方法同大鼠基本相同。

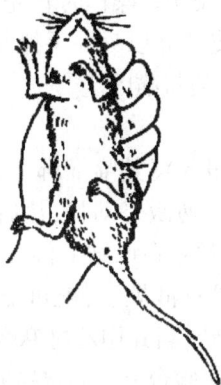

图1-1-3　大白鼠抓取方法　　　　　图1-1-4　豚鼠抓取方法

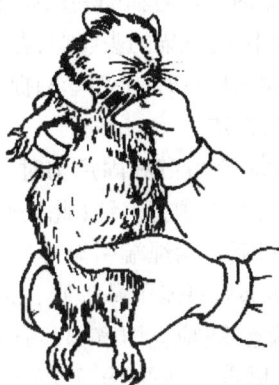

5. 家兔 较温顺。其爪较尖利,应防止被抓伤。捉拿时一手抓住其颈背部皮肤。轻轻将兔提起,另一手托住其臀部(图1-1-5)。固定方法可根据实验需要而定。如作兔耳血管注射时,可用兔盒固定;如要做腹部注射、手术及测血压等实验时需将家兔固定在兔手术台上,兔头可用兔头夹固定。

图1-1-5中1、2、3均为不正确的提取方法(1可伤两肾;2可造成皮下出血;3可伤两耳),图1-1-5中4、5为正确的提取方法。颈后部的皮厚可以抓,并用手托住兔体。

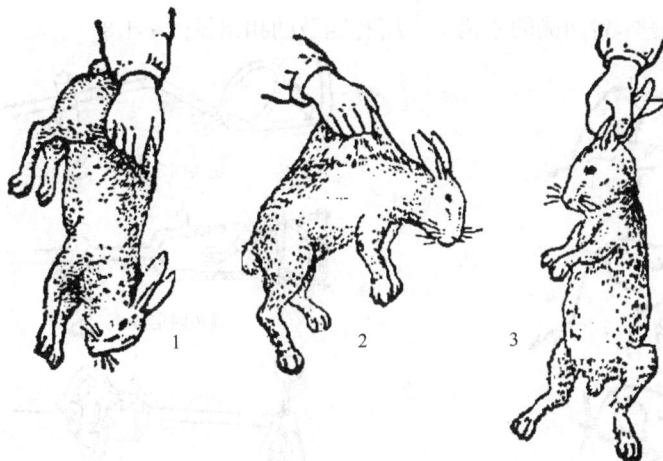

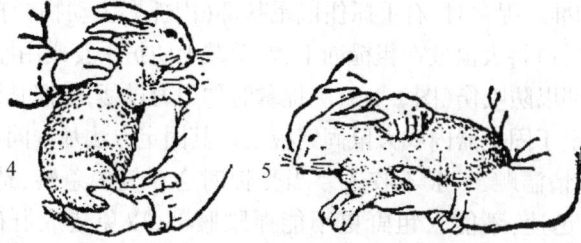

图 1-1-5　抓兔方法

6. 猫　捉拿时需注意猫的利爪和牙齿,勿被其抓伤或咬伤。操作时宜先轻声呼唤,再慢慢将手伸入猫笼中,轻抚猫的头、颈及背部,抓住其颈背部皮肤并以另一手抓其背部。如遇凶暴的猫,不让接触或捉拿时,可用套网捉拿,必要时可用固定袋将猫固定。

7. 狗的固定方法

(1)狗的捆绑:在麻醉和固定狗时,为避免其咬人,应事先将其嘴捆绑。方法如下:用一根粗绳兜住下颌,在上颌打一结(此处亦可不打结),打结时勿激怒动物,然后将两绳端绕向下颌再做一结,最后将两绳端引至耳后部,在颈项上打第三结,在该结上再打一活结(图 1-1-6)因为狗嘴被捆绑后只能用鼻呼吸,如果此时鼻腔有大量黏液填积,就可能造成窒息。故动物进入麻醉状态后,应立即解绑。有些麻醉药可引起呕吐,当其用乙醚麻醉时尤应注意。

(2)头部的固定:麻醉完毕后,将动物固定在手术台或实验台上。固定的姿势依手术或实验种类而定。如进行颈、胸、腹、股等部的实验,多采取仰卧位,脑和脊髓实验则常选用俯卧位。固定狗头用特别的狗头夹。狗头夹(图 1-1-7)为一圆铁圈,铁圈附有铁柄,用以将狗头夹固定在实验台上。圈的中央横有两根铁条,上面的一根略呈弯曲,与螺旋铁棒相连;下面的一根平直,并可抽出。固定时先将狗舌拽出,将狗嘴伸入铁圈,再将平直铁条插入上下颌之间,然后下旋螺旋铁棒,使弯形铁条压在下颌上(仰卧位固定时)或鼻梁上(俯卧位固定时)。

(3)四肢的固定:一般在头部固定后,再固定四肢。先用粗棉绳的一端缚扎于踝关节的上方。若动物取仰卧位,可将两后肢左右分开,将棉绳的另一端分别缚在手术台两侧的木钩上,而前肢须平直放在躯干两侧。再将绑缚左右前肢的两根棉绳从狗背后交叉穿过,压住对侧前肢小腿,分别缚在手术台两侧的木钩上。缚扎四肢的扣结见图 1-1-8。

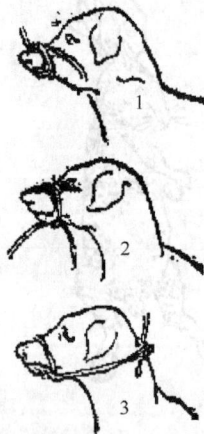

图 1-1-6　捆绑狗嘴的步骤

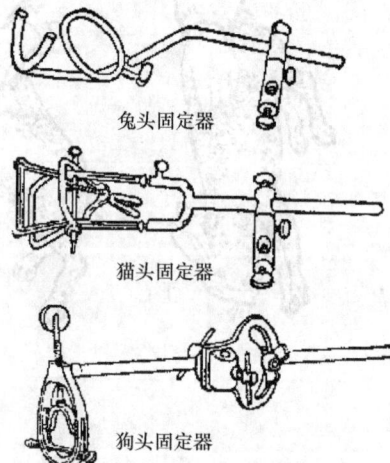

兔头固定器

猫头固定器

狗头固定器

图 1-1-7　常用动物头固定器

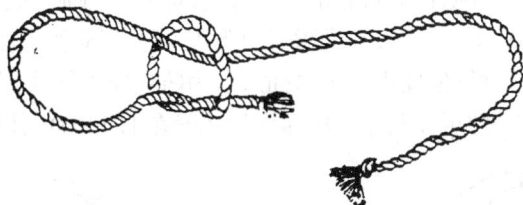

图 1-1-8　绑扎动物四肢的扣结

【实验动物的处死法】

1. 颈椎脱臼法　本法最常用于小鼠。用拇指和食指压住小鼠头的后部,另一手捏住小鼠尾巴,用力向后上方牵拉,使之颈椎脱臼,延脑与脊髓离断而死亡。处死大鼠也可用此法,但需较大力气。

2. 空气栓塞法　主要用于大动物的处死。用注射器将空气快速注入静脉或心脏,使动物发生静脉空气栓塞,特别是肺动脉栓塞而致死。兔一般选用耳缘静脉,狗由前肢或后肢皮下静脉注射。一般兔与猫可注入空气 10 ~ 20ml;狗需注入 70 ~ 150ml 空气。

3. 心脏取血法　用粗针头一次针刺心脏大量抽取血液,可致动物死亡。此法常用于豚鼠、猴等。

4. 大量放血法　大鼠可采取摘除眼球,由眼眶动脉放血致死。断头、切开股动脉亦可使其大量失血而死。家兔可在麻醉情况下,由颈动脉放血,并轻轻挤压胸部,尽可能使之大量放血致死。此法处理动物时较为安静,对内脏器官无损伤,是同时采集病理切片标本和血液的一种较好办法。

5. 其他方法　蛙或蟾蜍类可断头,也可用探针经枕骨大孔破坏脑和脊髓处死。

动物处死的其他方法,如电击法、注射或吸入麻醉剂法等。

静脉注射大剂量戊巴比妥钠等麻醉药,则更可使动物在死前免受痛苦。

四、实验动物的给药方法

【经消化道给药】

1. 灌胃法

(1) 小鼠灌胃法:见图 1-1-9,将小鼠放在粗糙面上,左手拇指和食指捏住小鼠颈背部皮肤,无名指或小指将尾部紧压在手掌上,使小鼠腹部朝上,注意使口腔和食管成一直线。右手持灌胃针管(1 ~ 2ml 注射器上连接以由 12 ~ 16 号注射针头,尖端部磨钝,针头长 4 ~ 5cm,直径约为 1mm)从小鼠口角插入口腔内,然后用灌胃管轻压小鼠头部,经舌面紧贴上腭进入食管,进针 2 ~ 3cm 后,如此时动物安静并无呼吸异常,即可将药注入。如遇阻力或动物憋气时则应抽出重插,不能强插以免刺破食管或误入气管使动物死亡。药液注完后轻轻退出灌胃管。操作时应动作轻柔,细致以防损伤食管及膈肌。灌药量一般为 0.1 ~ 0.3ml/10g 体重。

(2) 大鼠灌胃法:与小鼠灌胃法相似,见图 1-1-10。右手提起鼠尾,将鼠放在粗糙物上面,左手的拇指和中指分别放到大鼠的左右腋上,食指放于颈部,固定鼠头并握住鼠的背部,使其头颈部拉直,腹面朝上。右手持灌胃针管(长 6 ~ 8 cm,直径约为 1.2 mm,尖端呈球状),将灌胃管放在门齿与臼齿间的裂隙,使灌胃管沿着口腔上部向后达到喉头,再将灌胃管送入食管之前让大鼠吞咽,如大鼠不吞咽,轻轻转动灌胃管刺激其做吞咽动作。注意左手不要抓得太紧,以免颈部皮肤向后拉勒住食管使灌胃管不易插入。为防止插入气管,应先回抽注射器针栓,无空气抽回说明不在气管内,即可注药。一次灌胃量一般在1ml/100g体重以内。

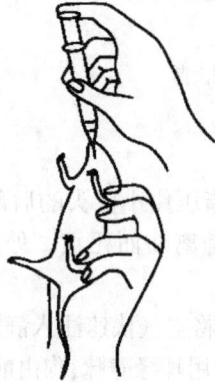

图1-1-9　小鼠灌胃法　　　　　　　　　图1-1-10　大鼠灌胃法

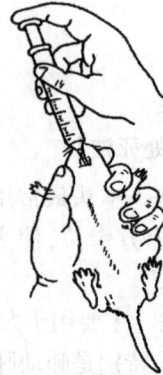

(3)豚鼠灌胃法:豚鼠体重<200g以下时,灌胃方法可与大鼠相同;体重>200g以上时,应用木制开口器和导尿管灌胃。以后者为例,灌胃时助手以左手从动物背部把后肢伸开,握住腰部和双后肢,用右手拇指食指夹持两前肢。术者右手用木制的开口器横放在豚鼠口中,将其舌头压在开口器之下,另一人将导尿管自开口器中央的小空插入,沿上颌壁慢慢插入食管,轻轻向前推进插入胃内。插管完毕后,先回抽注射器针栓,无空气抽出时,再慢慢推注药液。如回抽出空气,说明可能插入气管,应拔出重插。药物注完后应再注入生理盐水2ml,将管内残存药物冲入。当拔出插管时,应捏住导尿管的开口端,先慢慢抽出,当抽到近咽喉部时快速抽出,以防残留的液体进入咽喉部,使动物呛咳。

(4)兔灌胃法:用兔固定箱,可一人操作。右手将开口器固定于兔口中,舌压在开口器下面,左手将导尿管经开口器中央小孔插入。如无兔固定箱,则需两人协作进行,一人就座,腿上垫好围裙,将兔的躯体夹于两腿间,左手紧握双耳,固定其前身,右手抓住其两前肢。另一人将开口器横放于兔上下颌之间,固定在舌面上,将导尿管自开口器中央的小孔插入,慢慢沿兔口腔上腭壁插入食管15~18cm。插管完毕将胃管的外口端放入水杯中,切忌伸入水过深。如有气泡从胃管逸出,说明不在食管内而是在气管内,应拔出来重插。如无气泡逸出,则可将药推入,并以少量清水冲洗导尿管保证管内药液全部进入胃内。导尿管的最后拔出同豚鼠。

2. 口服法　如药物为固体剂型时,可直接将药物填充入胶囊放入动物口中,令其口服咽下,或将药物混入饲料或饮水中,让其服下。

【注射给药法】

1. 皮下注射　一般取背部及后腿皮下。

(1)小鼠皮下注射:通常在背部皮下注射。注射时以左手拇指和中指将小鼠颈背部皮肤轻轻提起,食指轻按其皮肤,使其形成一个三角形小窝,右手持注射器从三角窝下部刺入皮下,轻轻摆动针头,如易摆动时则表明针尖在皮下,此时可将药液注入,针头拔出后,以左手在针刺部位轻轻捏住皮肤片刻,以防药液流出。大批动物注射时,可将小鼠放在鼠笼盖或粗糙平面上,左手拉住尾部,小鼠自然向前爬动,此时右手持针迅速水平刺入背部皮下,推注药液。药量一般为 0.1～0.2 ml/10g 体重。

(2)大鼠皮下注射:注射部位可在背部或后肢外侧皮下,操作时轻轻提起注射部位皮肤,将注射针头刺入皮下后推注药液。一次注射量不超过 0.5 ml/100g 体重。

(3)豚鼠皮下注射:通常在大腿部内侧面注射。固定豚鼠后,左手固定注射侧的后肢并充分提起皮肤,右手持注射器,针头与皮肤呈45°的方向刺入,确定针头在皮下后推入药液。注射完毕后应指压刺入部位并轻轻揉之。

(4)兔皮下注射法:可在背部或颈部注射,方法参照小鼠皮下注射法。针头应选用稍大(6～7号),给药量一般为 0.3～1.0 ml/kg 体重。

2. 腹腔注射法

(1)小鼠腹腔注射:见图 1-1-11,左手固定动物,使腹部向上,头呈低位。右手持注射器,在小鼠下腹部腹白线稍向左或右的位置,从下腹部朝头方向刺入皮肤,针头到达皮下后,沿皮下向前推进 3～5mm,然后使注射器针头与皮肤呈45°刺入腹膜。针头刺入腹膜后感抵抗力消失,此时在保持针头不动的状态下回抽针栓,如无回血或尿液,则可推入药液。一次可注射量为

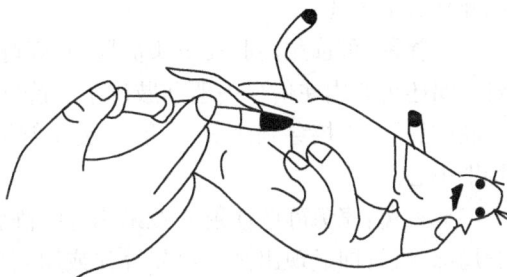

图 1-1-11　小鼠腹腔注射法

0.1～0.2ml/10g 体重。切勿使针头向上注射,以防针头刺伤内脏。

(2)大鼠、豚鼠、兔、猫等的腹腔注射皆可参照小鼠腹腔注射法。但应注意家兔与猫在腹白线两侧注射(应在离腹白线约1cm处进针)。较少用,但当给动物注射不溶于水而混悬于油或其他溶剂中的药物时可用。

3. 肌肉注射法

(1)小鼠、大鼠和豚鼠肌内注射:一般因肌肉少,不作肌内注射,如需要时,可将动物固定后,一手拉直动物左或右侧后肢,将针头刺入后肢大腿外侧肌肉内,小鼠一侧药液注射少于 0.4 ml,针头选用5～7号。

(2)兔肌肉注射:可选两臂或股部。固定动物,右手持注射器,令其与肌肉成60°一次刺入肌肉中,先抽回针栓,视无回血时将药液注入,注射后轻轻按摩注射部位,帮助药液吸收。

4. 静脉注射法　需要根据动物种类的不同选择合适的静脉进行注射。

(1)小鼠、大鼠:一般采用尾静脉注射,图 1-1-12 为小鼠尾静脉注射。注射前先将动物固定于固定器内(可采用铁丝笼、金属筒或底部有小孔的玻璃筒),使其整个尾部外露,以右手食指轻弹尾尖部,必要时可用 45～50℃ 的温水浸泡尾部 1～2min 或用75%乙醇擦拭尾部,或者将小鼠先放在 45～50℃ 左右的加热板上做运动,使其全部血管扩张充血。以拇指与食指捏住尾根部两侧,无名指和小指夹持尾尖部,中指从下托起尾巴固定之。选择一根最为充盈的血管,右手持4号针头使其与尾部呈30°刺入静脉,针头在静脉内平行推进少许,左手三指连针头和鼠尾一起捏住固定,以防动物活动时针头脱出。回抽见血,且推动药液无阻力、并可见沿静脉血管出现一条白线说明针头在血管内,可注药(小鼠因血管太小无须回抽见血)。如遇到阻力较大,局部发白变硬时,说明针头不在静脉内,需拔出针头重新穿刺。注射完毕后拔出针头,轻按注射部止血。一般选择尾两侧静脉,针刺宜从尾尖端开

始,渐向尾根部移动,以备反复应用。一般一次注射量为 0.05 ~ 0.2 ml/10g 体重。大鼠亦可舌下静脉注射或待其麻醉后,切开其大腿内侧皮肤进行股静脉注射,也可颈外静脉注射。

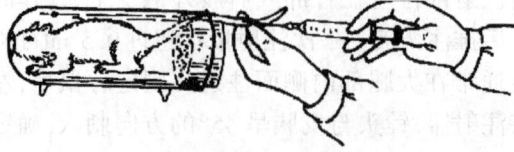

图 1-1-12　小鼠尾静脉注射法

尾静脉注射要点:①注射前使尾静脉尽量充血;②用较细的针头注射;③刺入后一定要使针头与血管走向平行;④进入血管后要将针头与鼠尾一起固定好;⑤初次注射部位尽量选尾静脉后 1/3 处。

(2)豚鼠:可选用前肢皮下头静脉、耳壳静脉、外颈静脉或脚背中足静脉等多部位进行注射。偶还可心内注射。一般前肢皮下头静脉穿刺易成功。也可麻醉后将后肢皮肤切开,暴露胫前静脉,直接穿刺注射,一般一次注射量不超过 2ml。豚鼠的血管比较脆弱,操作时应特别小心。

(3)家兔:家兔静脉注射一般采用耳缘静脉。注射前先剪除其表面皮肤上的毛并用水湿润局部,血管即显现出来。可先轻弹或用酒精棉球揉擦耳尖部并用左手食指和中指轻压

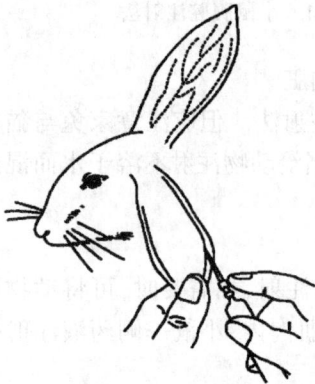

图 1-1-13　兔耳静脉注射

耳根部,拇指和小指夹住耳边缘部分,以左手无名指放在其下作垫,待静脉显著充盈后,右手持带有 6 ~ 8 号针头的注射器刺入静脉(第一次进针点要尽可能靠远心端,以备反复应用),顺着血管平行方向深入 1cm 后,放松对耳根处血管的压迫,左手拇指和食指移至针头刺入部位,将针头与兔耳固定,针头刺入血管后再稍向前推进,轻轻推动针栓,若无阻力和局部皮肤发白、隆起现象,即可进行药物注射,否则应立即拔出针头,在原注射点的近心端重新刺入。注射完毕,用棉球压住针刺孔拔出针头。若实验过程中需补充麻醉药或静脉给药,也可不拔出针头,而用动脉夹将针头与兔耳固定,只拔下注射器筒,连接三通管以防止血液流失,可备下次注射时使用(图 1-1-13)。

(4)狗:抓取狗时,要用特制的钳式长柄夹夹住狗颈部,将它压倒在地,由助手将其固定好。已麻醉的狗可选用股静脉给药,未麻醉的狗采用前肢皮下头静脉或后肢隐静脉注射。注射前先除去注射部位的毛,扎紧橡皮带使静脉充盈,针头朝向心端刺入静脉,回抽针栓,有回血即可推注药液(图 1-1-14)。

5. 淋巴囊注射法　蛙及蟾蜍有多个淋巴囊,注入药物易于吸收,故常用淋巴囊给药(图 1-1-15)。一般多选腹淋巴囊作为注射部位,将针头先经蛙后肢上端刺入,经大腿肌肉层,再刺入腹壁皮下腹淋巴囊内,然后注入药液,才可防止拔出针头后药液外漏。注射量为 0.25 ~ 1.0 ml/只。

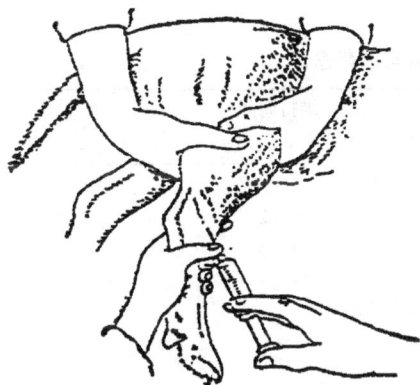

图 1-1-14　狗后肢静脉注射给药法

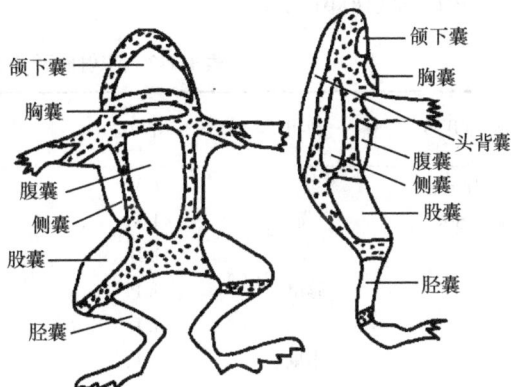

图 1-1-15　蛙及蟾蜍的皮下淋巴囊

五、实验动物的麻醉

【麻醉药的种类】

在进行在体动物实验时,为了使动物更接近生理状态,宜选用清醒状态的动物。有的实验则必须使用清醒动物。但在进行手术时或实验时为了消除疼痛或减少动物挣扎而影响实验结果,常人为麻醉动物后再进行实验。麻醉动物时,应根据不同的实验要求和不同的动物种属选择适当的麻醉药。

1. 局部麻醉　浸润麻醉阻滞麻醉和椎管麻醉常用 0.5% ~ 1% 普鲁卡因,表面麻醉宜选用 2% 丁卡因溶液。

2. 全身麻醉

(1) 吸入麻醉:小鼠、大鼠和兔常用乙醚吸入麻醉。将浸过乙醚的脱脂棉花铺在麻醉用的玻璃容器底部,实验动物置于容器内,容器加盖。乙醚具挥发性,经呼吸道进入肺泡后对动物进行麻醉,吸入后 15 ~ 20min 开始发挥作用,适用于时间短的手术过程或实验。内放置乙醚棉球可追加麻醉时间。采用乙醚麻醉,麻醉的深度易于掌握,比较安全,麻醉后苏醒也快。但在麻醉初期,动物常出现强烈兴奋的现象,因其对呼吸道有较强的刺激作用,可使黏液分泌增多以致堵塞呼吸道。对于经验不足的操作者,用乙醚麻醉动物时容易因麻醉过深而致动物死亡。另外,乙醚易燃、易爆,故需要专人管理。使用时应避火、通风、注意安全。

(2) 注射麻醉:适用于多种动物,注射方法不一。不同动物对注射麻醉药的反应不尽相同,故需根据实验的目的针对不同的实验动物选用合适的麻醉药种类和剂量。常用药物及给药途径见表 1-1-2。

1) 巴比妥类:各种巴比妥类药物的吸收和代谢速度不同,其作用时间亦有差异。戊巴比妥钠(Sodium Pentobarbital;Nembutal)作用时间为 1 ~ 2h,属中效巴比妥类。实验中最为常用。常配成 1 ~ 5% 的水溶液,由静脉或腹腔注射给药;环己烯巴比妥类(Sodium Hexobarbital;Sodium Evipan)作用时间为 15 ~ 20min;硫喷妥钠(Sodium Thiopental;Sodium Pentothal)作用时间仅 15s ~ 2min,属短效或超短效巴比妥类。适用于较短时程的实验。

巴比妥类对呼吸中枢有较强的抑制作用,麻醉过深时呼吸活动可完全停止,故应用时须防止给药过多过快。巴比妥类对心血管系统也有复杂的影响,故不是研究心血管机能的实验动物的理想麻醉药品。

表 1-1-2　注射麻醉药的剂量与给药途径

药物(常用度)	动物	给药法	剂量 (mg/kg)	维持时间 (h)	备注
戊巴比妥钠	犬	I. V.	30	1~2	
(1%~5%)	猫	I. P.	40	1~2	
	兔	I. H.	50	1~2	
	豚鼠	I. P.	45		
	大鼠	I. P.	45	1~2	
	小鼠	I. P.	45	1~2	
硫喷妥钠	犬	I. V.			
(5%)	猫	I. P.	20~30	0.2~0.5	抑制呼吸,I. V.
	兔	I. V.	30~50	0.2~0.5	宜慢,应临用时配
	大鼠	I. P.			
乌拉坦	猫、兔	I. V.	100~1200	2~4	
(20%)	大鼠	I. P.	1200	2~4	
	小鼠	I. M.	2000	2~4	毒性小,较安全
	蛙	淋巴囊			
水合氯醛	兔	I. P.	300	1~2	
(10%)	大鼠	I. P.	350	1~2	安全,肌松不全

注:I. V. 静脉注射;I. P. 腹腔注射;I. M. 肌内注射;I. H. 皮下注射。

2)水合氯醛:常配成 10% 水溶液。配制时可适当加热,使其溶解,但加热温度不宜过高,以免降低药效。本药的安全度大,能导致持久的浅麻醉,对植物性神经中枢的机能无明显抑制作用,对痛觉的影响也极微,故特别适用于研究要求保留生理反射(如心血管反射)或研究神经系统反应的实验。

3)乌拉坦:又名乌来糖或氨基甲酸乙酯(urethane)为白色结晶颗粒状,易溶于水。可导致较持久的浅麻醉,对呼吸无明显影响。乌拉坦对兔的麻醉作用较强,是家兔急性实验常用的麻醉药,对猫和狗则起效较慢。在大鼠和兔能诱发肿瘤,故不适用于需长期存活的慢性实验动物。使用时配成 10%~25% 的溶液。

与乙醚比较,巴比妥类、水合氯醛和乌拉坦等非挥发性麻醉药的优点是:使用方法简便;一次给药(硫喷妥钠和环己烯巴比妥钠除外)可维持较长时间的麻醉状态;手术和实验过程中不需要专人管理麻醉;麻醉过程比较平稳,动物无明显挣扎现象。但应用此类麻醉药动物苏醒较慢。

【各种动物的麻醉方法】

(1)小白鼠:可根据需要选用吸入麻醉或注射麻醉。常用乙醚吸入麻醉,注射麻醉时多采用腹腔注射法。

(2)大白鼠:多采用腹腔注射麻醉,也可用吸入乙醚麻醉。

(3)豚鼠:可进行腹腔注射麻醉,也可将药液注入背部皮下。

(4)猫:多用腹腔注射麻醉,也可用前肢或后肢皮下静脉注射法。

(5)兔:多采用耳缘静脉注射麻醉。注射麻药时前 2/3 量注射应快,后 1/3 量要慢,并密切观察兔子的呼吸及角膜反射等的变化。在用巴比妥类麻醉药时,特别要注意呼吸的变化,当呼吸由浅快转为深慢时,表明麻醉深度已足够,应停止注射。

（6）狗:多用前肢或后肢皮下静脉注射。

【麻醉时的注意事项】

（1）不同动物个体对麻醉药的耐受性是不同的。因此,在麻醉过程中,除参照上述一般药物用量标准外,还必须密切注意动物的状态,以决定麻醉药的用量。麻醉的深浅,可根据呼吸的深度和快慢、角膜反射的灵敏度、四肢及腹壁肌肉的紧张性和皮肤夹捏反应等进行判断。当呼吸突然变深变慢、角膜反射的灵敏度明显下降或消失,四肢和腹壁肌肉松弛,皮肤夹捏无明显疼痛反应时,应立即停止给药。静脉注药时应坚持先快后慢的原则,避免动物因麻醉过深而死亡。

（2）麻醉过深时,最易观察到的是呼吸极慢甚至停止,但仍有心跳。此时首要的处理措施是立即进行人工呼吸。可用手有节奏地压迫和放松胸廓,或推压腹腔脏器使膈上下移动,以保证肺通气,与此同时,迅速作气管切开并插入气管套管,连接人工呼吸机以代替徒手人工呼吸,直至主动呼吸恢复。还可给予苏醒剂以促恢复。常用的苏醒剂有咖啡因（1mg/kg 体重）、尼可刹米（2～5mg/kg 体重）和山梗茶碱（0.3～1.0mg/kg 体重）等。心跳停止时应进行心脏按压,注射温热生理盐水和肾上腺素。

实验过程中如麻醉过浅,可临时补充麻醉药,但一次注射剂量不宜超过总量的1/3。

（3）动物在麻醉期体温容易下降,要注意保温,在寒冷冬季做慢性实验时,麻醉剂在注射前要加热至动物体温水平。

六、急性动物实验的基本操作技术

（一）动物基本操作技术

1. 切口和止血　用哺乳动物进行实验时,在做皮肤切口之前,先预定切口部位并将其周围的被毛剪去,暴露手术视野皮肤。然后选好确切的切口部位和范围,必要时做出标志。切口的大小要适当,既要便于手术操作,又不过多地损伤组织器官。如切口过大容易使体温散失,污染的机会增加。切口时,手术者左手拇指外展,另外四指并拢将预定切口两侧的皮肤绷紧固定,右手持手术刀,以适当的力量,一刀全线切开皮肤和皮下组织,直至肌层表面。此时必须注意解剖学特点,以少切断神经血管为准则。若肌纤维行走方向与切口方向一致,可剪开肌膜,用手术刀柄、止血钳或手指将肌纤维钝性分离至所需长度,否则便需将肌肉横行切断或剪断。切口由外向内,应外大内小,以便于观察和止血。

在手术过程中必须注意及时止血。否则动物出血过多会造成手术视野模糊,影响操作。出血的处理视破裂血管的大小而定。微血管渗血,可用温热盐水纱布轻轻按压止血（干纱布只用于吸血,不可用以揩擦组织,以防损伤组织和使血凝块脱落）;较大血管出血,需先用止血钳将出血点及其周围的小部分组织一并夹住,然后用线结扎;更大血管出血,或血管虽不很大,但出血点较多且比较集中（如肌肉的横断面）,最好用针线缝过局部组织,进行贯穿结扎,以免结线松脱;大动脉破裂出血时,切不可用有齿的镊子或血管钳直接夹住管壁,而应先用纱布压住出血部位,吸干血后,小心打开纱布,观察出血点位置,迅速用手指捏住动脉破裂处,用动脉夹夹住血管近心端,再做进一步处理。

在开颅过程中,如果出现颅骨出血,可用湿纱布吸去血液后,迅速用骨蜡涂抹止血。如遇硬脑膜上的血管出血,可结扎血管断端,或用烧灼器封口。如果是软脑膜出血,应该轻轻压上止血海绵。

在实验间歇期间,应将创口暂时闭合,并用温盐水纱布覆盖,以防组织干燥和体内热量散失。

2. 肌肉、神经与血管的分离 分离肌肉时,应该用止血钳在整块肌肉与其他组织之间,顺着肌纤维方向,将肌肉一块块地进行分离。决不能在一块肌肉的肌纤维间任意穿插,若如此不仅很难将肌肉分离,而且容易损伤肌纤维引起出血。若必须将肌肉切断,应先用两把止血钳夹住肌肉(小块或薄片肌肉也可用两道丝线结扎),然后在两止血钳间切断肌肉。

神经和血管都是比较娇嫩的组织,因此在剥离过程中要仔细耐心、动作轻柔。剥离较小的神经和血管,可用玻璃分针沿其走向进行分离,必要时可用眼科剪帮助分离周围的软组织。在剥离粗大的神经、血管时,应先用蚊式止血钳将神经或血管周围的结缔组织稍加分离,然后用大小适宜的止血钳将其从周围的结缔组织中游离出来。若遇坚硬的组织或神经小分支,可用眼科剪剪断,切勿强行牵拉,以免造成损伤。遇到小动脉分支,可用两条线在两端牢固结扎后,在中间剪断。游离段的长短,视需要而定。

剥离神经血管切不可用带齿的镊子进行剥离,也不许用止血钳或镊子夹持,以免其结构或功能受损。在剥离神经或血管时,要特别注意保持局部的自然解剖位置,不要把结构关系弄乱。剥离完毕后,在神经或血管的下方穿以浸透生理盐水的缚线(根据需要穿一根或两根),以备刺激时提起或结扎之用。然后用浸以生理盐水的棉絮或纱布覆盖,以防组织干燥,或在创口内滴加适量温热(37℃左右)液体石蜡,使神经浸泡其中。

3. 气管切开及插管术 在哺乳类动物急性实验中,为了保持动物呼吸道的通畅,一般均要做气管切开手术。一方面切开气管和插入气管插管可使动物保持呼吸通畅,另一方面为实验要求做准备。

方法:令动物仰卧于手术台上,术前剪去其颈部的毛,在紧靠喉头下缘颈前正中线处切开皮肤(切口长短因动物不同而异,兔4cm左右,狗可稍长一些),用止血钳分离颈前正中的肌肉,小心游离出气管,注意止血钳不能插入过深以免损伤气管和其他小血管。也可以用两手食指沿左右胸骨舌骨肌中缝轻轻向上下拉开,此时即可见到气管。

在已暴露的气管下,分离一段气管与食管间的结缔组织,用镊子穿过一条较粗的缚线。然后在甲状软骨下1～2cm处的两软骨环之间横向切开气管前壁,再用尖剪刀向气管下端朝肺方向做一个约0.5 cm的纵切口,使整个切口呈"T"字形。若气管内有分泌物或血液,要用小棉球拭净,然后一手提起气管下的缚线,另一手将一口径适当的气管插管由切口向肺端插入气管腔内,用事先穿过的缚线结扎固定。

插入插管后须仔细检查,若管内有血液,必须拔出插管,经止血处理后再插入。

4. 静脉插管法 在急性动物实验中,为了方便随时静脉内给药,常需进行静脉内插管。常用的静脉内插管为一软硬适中的无毒塑料管,一端插入静脉管腔,另一端套入大小匹配的注射针头,针头与注射器连接(注射器内最好吸入少量的抗凝剂,以防血液凝固)。插管前应先将注射器内的空气驱尽,塑料导管充满生理盐水。

静脉导管的插入部位应按需要而定。以狗为例(常选用股静脉插管),操作前先剪去腹股沟三角区的长毛,沿血管走向做一个4～5cm长的皮肤切口,用小止血钳钝性分离肌肉和深筋膜,暴露出股神经和股血管,用蚊式止血钳将股静脉分离出一段,在其下方穿两条缚线,用其中一条将被游离的静脉远心端结扎,左手提起结扎线,右手持锐利眼科剪在结扎线头侧附近与血管成45°将静脉管壁剪一"V"形斜口,然后将充满生理盐水的塑料导管插入管腔内,再用另一根缚线结扎固定即可。

5. 静脉注射和采血方法　静脉注射方法详见前述静脉注射麻醉药项。静脉采血方法与注射法相同,只是在针头刺入血管后不解除静脉近心端的压迫,使静脉继续保持充盈状态,供给足够血源以便将血液迅速抽出。

(二) 动物常用离体标本的制备

离体组织器官法离体实验中常用到各种动物的离体标本。它是利用动物的离体组织、器官或生物致病因子(微生物,寄生虫等),置于一定的存活条件下进行观察的一种实验方法。以下介绍几种常用动物离体标本的制备。

1. 坐骨神经-腓神经　所用动物多为蟾蜍或蛙。

(1)破坏脑脊髓:取蟾蜍一只,用自来水冲洗干净。左手握蛙,用拇指按压背部,食指按压头部前端使其前俯,用右手食指的指甲由头端沿正中线向下滑动,至耳鼓膜后缘连线前约3 mm处可触及一横沟,其中点相当于枕骨大孔(图1-1-16)。用探针由此处垂直刺入枕骨大孔,折入颅腔,左右捻转探针,以破坏脑组织;其后,将探针退至枕骨大孔,将针头转向后,刺入椎管,反复提插以破坏脊髓。此时,如蛙四肢松软,呼吸消失,表明脑和脊髓已完全破坏。

(2)剪除躯干上部及内脏:用粗剪刀在骶髂关节水平以上0.1~1 cm处剪断脊柱,左手捏住脊柱下方断端(注意不要损伤腹侧面两侧的坐骨神经干),用拇指压住骶骨,使蛙头和内脏自然下垂,右手持粗剪刀沿脊柱两侧剪除一切内脏及头胸部,留下后肢、骶骨、部分胸段和腰段脊柱及紧贴于脊柱两侧的坐骨神经。

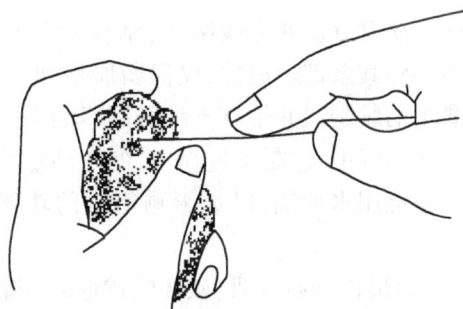

图1-1-16　蛙脑脊髓破坏方法

(3)剥皮、分离两腿:先剪去肛周一圈皮肤,然后一手捏住脊柱断端,另一只手捏住断端皮肤边缘,用力向下剥掉全部后肢皮肤。再用粗剪刀将脊柱沿正中线剪开分为两半,标本放在盛有任氏液的培养皿中。完毕洗净手及用过的器械。

(4)游离坐骨神经-腓神经:将一腿标本腹面朝上置于蛙板上,用玻璃分针沿脊柱旁游离坐骨神经,并于近脊柱处穿线结扎。再将标本背面朝上放置,把梨状肌及附近的结缔组织剪去。循坐骨神经沟找出坐骨神经的大腿段(图1-1-17),用玻璃分针仔细剥离,然后从脊柱根部将坐骨神经剪断,手持结扎线将神经轻轻提起,剪断坐骨神经的所有分支,游离神经至腘窝处。坐骨神经在腘窝上方分为胫神经和腓神经两支。在分叉下剪断内侧的胫神经。腓神经于腓肠肌沟内下行至足部,在踝关节水平用线结扎腓神经并剪断即成为坐骨神经-腓神经标本。也可剪断腓神经而分离胫神经,制成坐骨神经-胫神经标本。

标本制成后,浸于任氏液中10~20min,待其兴奋性相对稳定后即可用于实验。

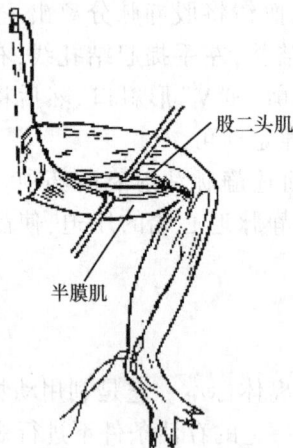

图 1-1-17　坐骨神经标本背面示意图　　　图 1-1-18　坐骨神经腓肠肌标本制备法

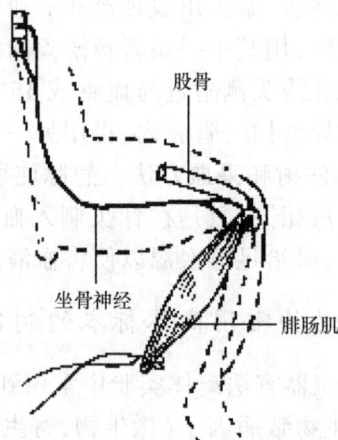

注意事项：①制备坐骨神经干标本时应作钝性分离，动作须轻柔细致，避免过度牵拉或金属器械、手捏碰神经干；②制备标本时应随时对神经干滴加任氏液，以保持神经湿润，并将暂不用的神经置于任氏液培养皿中保存。

2. 离体骨骼肌标本　常用蛙类离体骨骼肌标本。

（1）坐骨神经腓肠肌：(从破坏脑脊髓至游离坐骨神经等步骤同坐骨神经-腓神经标本的制备)将游离干净的坐骨神经搭于腓肠肌上，在膝关节周围剪掉全部大腿肌肉并用粗剪刀将股骨刮干净，然后在股骨上中部剪去上段股骨，即保留下 2/3 股骨。用镊子将腓肠肌跟腱分离并穿线结扎，结扎后剪断跟腱。游离腓肠肌至膝关节处，然后从膝关节囊将小腿其余部分剪掉，仅保留腓肠肌起始点与骨的联系，这样就制得一个具有附着在股骨上的腓肠肌并带有支配腓肠肌的坐骨神经的标本(图 1-1-18)。

注意事项：①制备过程中，勿使动物的皮肤分泌物和血液等沾污神经和肌肉，若已沾污也不能用水冲洗，以免影响组织的功能；②避免金属器械、手捏碰支配腓肠肌的神经分支。

（2）离体蛙腹直肌：破坏蟾蜍脑脊髓后，将其仰卧位固定于蛙板上。沿腹正中线剪开皮肤，暴露出自剑突至耻骨联合处的左右两条腹直肌，中间可见腹白线。用剪刀沿腹白线将两条腹直肌分开并与两侧腹斜肌分离，在每条腹直肌(宽 0.5 cm、长 2~2.5 cm)的两端穿线结扎，剪断后浸于任氏液中进行休整备用。

3. 离体蛙心脏　用于离体心脏实验的动物分为冷血动物和温血动物，我们实验中较常用冷血动物蛙类的心脏。这里介绍两种方法。

（1）斯氏(Straub)法的操作步骤：取蟾蜍或青蛙一只，破坏其脑脊髓后背位固定于蛙板上，左手持手术镊提起胸骨区皮肤，右手持剪刀剪开胸前区皮肤，剪去胸骨(注意使剪刀紧贴胸壁伸入胸腔，勿伤及内脏)，暴露心脏。用眼科镊提起心包膜，右手持眼科剪在心脏收缩时小心将其剪破，使心脏完全暴露出来。仔细识别心脏周围的大血管后，将右主动脉结扎，同时在左主动脉下穿一细线，打一虚结备用。用眼科镊轻提左主动脉，右手用眼科剪在动脉圆锥的前端沿向心方向剪一"V"形切口，然后将装有任氏液的蛙心插管从切口插入主动脉(图 1-1-19)，轻轻向右主动脉方向移动插管，使插管长轴与心脏一致，当插到主动脉圆锥时，再将插管稍向后退，使尖端向动脉圆锥的背部后方及心尖方向推进,于心室收缩时使插管经主动脉瓣插入心室(切忌用力过大和插管过深,以免心壁堵住插管下口),此时可见插管内任氏液面随蛙心舒缩而上下波动,立即将预先准备好的虚结扎紧,并固定于插管的侧钩上。用吸管吸去蛙心插管内任氏液及血液,以任氏液冲洗1~2次,然后剪断两主动脉弓,轻提蛙心插管,以抬高心脏,在心脏背面静脉窦与腔静脉交界处用线结扎(注意勿结扎静脉窦),剪断结扎线上的血管,使心脏与蛙体分离。再用任氏液将蛙心插管内血液冲洗数次,直到灌流液无色为止,保持插管内液面高度恒定,即可固定后备用。

注意事项:①在左主动脉剪口前,应先用蛙心插管的细端置动脉球处与动脉平行再选择适宜的剪口,以免剪口过高或过低;②插好插管的蛙心存放在冰箱内,可供数日使用;③保持离体心脏外部湿润。

(2) 八木法的操作步骤:取一只蟾蜍或蛙,同"(1)"方法暴露心脏。用眼科镊将一条已浸湿任氏液的线穿过主动脉下面,用另一条线穿过主动脉下面并尽量向远端结扎。结扎除主动脉及后腔静脉外的全部血管后,用镊子提起后腔静脉,用眼科剪在后腔静脉下剪一切口,把预先装有任氏液的八木氏静脉套管从此口插入(图1-1-20),如插入部位准确,则心脏颜色变浅,此时可继续加入灌流液,将心脏内余血冲洗干净后,结扎固定静脉套管。再翻正心脏,绕主动脉干穿一条线备用。用眼科剪在左侧主动脉上剪一小口,将蛙心动脉套管沿向心方向插入(尖端不深入动脉圆锥),此时可见套管内有灌流液流出,随即扎紧套管,剪断前后腔静脉和主动脉使心脏完全离体。将动脉套管与静脉套管合起来,让由动脉流出的液体流入有刻度的静脉套管内,如此形成离体循环系统。用任氏液反复洗换静脉套管内的灌流液,直到灌流液呈无色透明为止。将灌流装置固定在铁支架上,备实验中用。

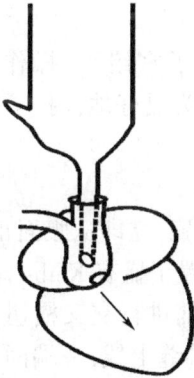

图 1-1-19 斯氏法蛙心插管法及装置

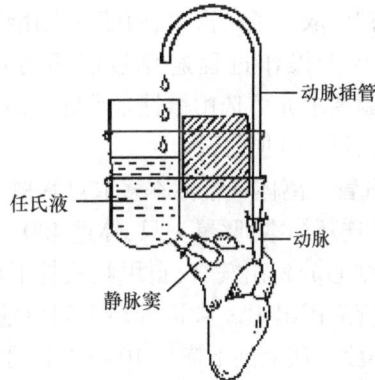

图 1-1-20 八木法蛙心灌流装置

注意事项:①不要损伤静脉窦;②保持离体心脏外部湿润;③静脉套管内任氏液液面高度应始终保持恒定;④血管不可扭曲,以免阻断血流。

4. 离体主动脉条 实验对象多为兔或大鼠。

取兔或大鼠一只,猛击其头致死,立即剖开胸腔,分离胸主动脉,尽可能于近心脏处把其切断,迅速置于盛有克氏液并通以 95% O_2 及 5% CO_2 的培养皿中,剔除血管外结缔组织及脂肪,洗去凝血块,轻轻套在较主动脉稍小的玻璃棒上。然后用眼科剪把主动脉做螺旋形剪开,制成宽约 3 mm、长 1.5~2 cm 的主动脉条,两端分别用线结扎,置于盛有克氏液并通以 95% O_2 及 5% CO_2 的恒温 37℃ 的麦氏浴管内，平行 90 ~ 120 min 后进行实验。也可把胸主动脉剪成多个宽 2 mm 的动脉环代替血管条做实验。

注意事项：①标本勿用手拿，应以镊子夹取，且不可在空气中暴露过久，以免失去敏感性；②克氏液必须用新鲜蒸馏水配制；③余下的动脉条连同克氏液置于 4℃ 冰箱中，1 ~ 2 天内仍可用做实验；④采用大白鼠主动脉条时，可制成宽 2 ~ 2.5 mm，长 2 ~ 3 cm。

5. 离体肠管 实验对象为兔、豚鼠、大白鼠等哺乳类动物。

实验前令动物禁食数小时。用木槌猛击动物头枕部，待其昏迷后，立即剖开腹腔，找到胃幽门与十二指肠交界处，以此处为起点取长 20 ~ 30cm 的肠管；或找到回盲瓣，逆行拉出回肠，取长 20 ~ 30 cm 的肠管。将与该段肠管相连的肠系膜沿肠缘剪去，迅速将标本放在 4℃ 左右的台氏液中，去除附着的脂肪组织和肠系膜，并用台氏液冲洗肠腔内容物。待基本冲洗干净后，再置于 4℃ 左右的台氏液浸泡，将肠管分剪成 2 ~ 3 cm 长的数段。也可根据实验要求把肠段制成纵肌或环肌标本。

注意事项：①冲洗肠管时，动作要轻柔，不宜高压冲洗以免组织挛缩；②实验后余下的肠段连同台氏液置于 4℃ 冰箱中，12h 内仍可使用。

6. 离体子宫 子宫平滑肌标本多取自大白鼠。

取 160 ~ 240g 健康雌性大白鼠，断乳后即与雄性鼠隔离。于实验前 38 ~ 42h 皮下注射己烯雌酚 0.4 ~ 0.6mg 以促进动物进入动情前期，然后用阴道涂片法选择动情前期动物以供实验用。

用击打法或脊椎脱臼法处死大白鼠，背位固定后，剖腹，用镊子轻轻拨开附在肠系膜上的脂肪，可见一粉红色的卵巢和与它相连的子宫角，末端是阴道。迅速从卵巢与子宫间剪断下端在阴道处剪断，取出子宫，立即置于盛有乐氏液的玻璃皿中，皿内放少许棉花，将子宫平放在浸湿的棉花上，仔细剥离附着于子宫壁上的结缔组织和脂肪，然后将子宫的两角在其相连处剪开，取一条子宫角，两端分别用线结扎，以供实验用。

注意事项：①操作过程避免过度用力牵拉，以免损伤子宫组织，操作时间越短越好；②根据实验要求亦可选用雌性未孕豚鼠离体子宫标本；③为更好地保护子宫组织，可将其置于低钙并且供氧的乐氏液中。

7. 离体气管 离体气管标本多取自豚鼠。

（1）气管连环标本：豚鼠 1 只，体重 400 ~ 500g，用木槌击毙，立即从腹面正中切开皮肤和皮下组织，细心分离出气管，自甲状软骨下剪下整段气管，置于盛有 Kerbs 营养溶液的平皿中，剪除气管周围组织。从软骨环之间由前向后和由后向前进行交叉横切，均不完全切断而保留一小段。从上到下横切 10 ~ 15 软骨环处。然后两端缝上线，一端固定，另一端拉开，即成气管连环（图 1-1-21）。

（2）气管螺旋条标本：将气管由一端向另一端螺旋形剪成条状，每 2 ~ 3 个软骨环剪一个螺旋。亦可用一根直径 2 ~ 3 mm 的玻璃棒或竹棒，将气管套在其上，用剪刀剪成或用手术刀切成螺旋状。整个螺旋长条可作一只实验标本，也可用半段螺旋条作一标本（图 1-1-22）。

注意事项：分离气管及制作气管螺旋条标本时，动作要敏捷而轻柔，切勿用镊子夹伤气管平滑肌。

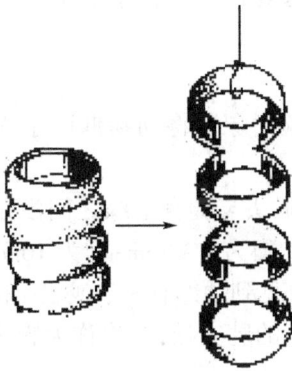

图 1-1-21　气管连环标本制备法　　　　图 1-1-22　气管螺旋条标本制备法

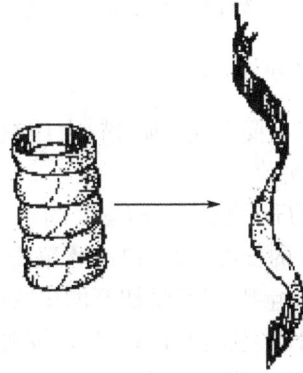

(三) 头部手术

生理学实验中常有神经系统实验,如大脑皮层诱发电位及运动功能定位,去大脑僵直等。这里以兔为代表,介绍脑的结构与头部手术操作。

1. 脑结构　兔脑结构分为五部分。

(1) 延髓:位于小脑的后面,其背面前半部为小脑的蚓部所遮盖。延脑之后接脊髓。

(2) 小脑:小脑也较发达,有五部分。背面中间是蚓部,其上有横的皱襞;蚓部两侧是一对小脑半球,其侧面有一对向外突出的小脑副鬐。小脑腹面可见到横行的神经纤维束,叫脑桥。

(3) 中脑:背面亦被大脑半球遮盖,小心地将两大脑半球的后缘分开,可以看到四个圆形突出,叫四叠体。腹面可以看到一对大脑脚,它是大脑梨状叶后方两侧的突起。

(4) 间脑:背面为大脑半球所遮盖。在大脑两半球之间的后缘处,有一具长柄的松果体,一般不易观察到。在腹面有一对白色的视神经交叉,其后方为脑漏斗,漏斗末端是圆形的脑垂体。

(5) 大脑:兔大脑较发达,但表面平滑,很少有脑沟和脑回。大脑半球前方发出很大的椭圆形的嗅叶,从嗅叶发出嗅神经。两大脑半球之间有一深的纵沟,将此沟轻轻剥开,在沟底部可见联络两半球的纤维束,即胼胝体(图1-1-23)。

2. 兔大脑皮层分离术　将麻醉后的兔腹位固定于兔台上。用手术刀沿头部眉间至枕部将头皮纵行切开,以刀柄剥离肌肉与骨膜,在距正中线 1 cm 左右的颅骨处用骨钻开孔,勿伤硬脑膜。再以骨钳将创口向前扩大,暴露大脑前端,向后扩展到枕骨结节,暴露双侧大脑半球的后缘。若有出血可用骨蜡止血。在接近头骨中线和枕骨时,要特别注意防止伤及

图 1-1-23　兔脑背面示意图

矢状窦与横窦,以免大量出血。由于硬脑膜紧贴在颅骨内面骨膜上,有时易与颅骨同时被取下,须用小镊子夹起硬脑膜,仔细剪去。暴露出大脑皮层,即可按实验要求进行操作、观察。

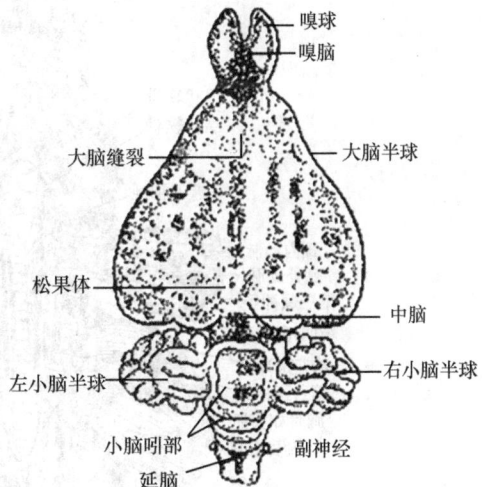

注意事项：暴露皮层后，将37℃左右的液体石蜡滴在皮层表面，以防止干燥。

（四）颈部手术

颈部手术主要以兔、狗、猫、大白鼠和豚鼠为实验对象。将动物仰卧于固定的手术台上，然后进行实验。

1. 颈部切开 剪去颈前皮肤的毛。用手术刀在喉头与胸骨上缘之间沿颈腹正中线作一切口。切口的长度：大白鼠或豚鼠为2.5~4cm；兔、猫为5~7cm；狗为10cm。用止血钳分离皮下结缔组织，然后将切开的皮肤向两侧拉开，可见到颈部有3条浅层肌肉，如下所述。

（1）胸骨乳突肌：起自胸骨，斜向外侧方头部颞骨的乳突处，在狗称为胸头肌。左右胸骨乳突肌呈"V"形斜向分布。

（2）胸骨舌骨肌：起自胸骨，止于舌骨体，位于颈腹正中线，左右两条平行排列，覆盖于气管腹侧面。

（3）胸骨甲状肌：起自胸骨和第一肋软骨，止于甲状软骨后缘正中处。

2. 气管切开及气管插管术 见本节的（一）.3。

3. 颈部神经、血管分离的基本方法 剥离颈部较粗大神经和血管时，先用止血钳将神经或血管周围的结缔组织稍加分离，然后在神经或血管附近结缔组织中插入大小适合的止血钳，顺着神经或血管走行方向扩张止血钳，逐渐使其周围结缔组织剥离。分离细小神经或血管时，要特别注意保持局部的自然解剖位置，不要把结构关系弄乱，同时需用玻璃分针轻轻地进行分离。剥离组织时的用力方向应与神经或血管的走行方向一致。

分离完毕，在神经或血管的下面穿过浸有生理盐水的细线（根据需要穿一根或两根），以备刺激时提起或结扎之用。然后用一块浸有温热生理盐水的纱布或棉花盖在切口组织上，经常保持组织湿润（图1-1-24）。

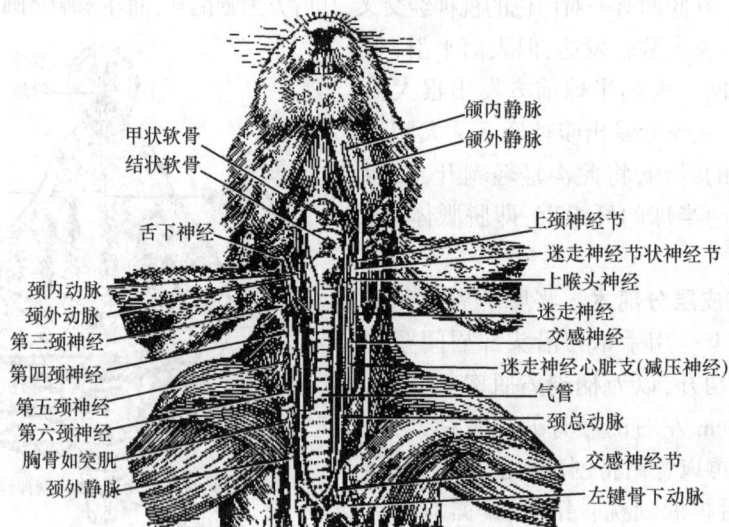

图1-1-24 兔颈、胸部的神经和血管示意图

4. 颈外静脉的分离与插管 在急性实验中，颈外静脉插管常用于注射各种药物、取血、输液和测量中心静脉压。

兔和狗的颈外静脉较粗大，是头颈部的静脉主干。颈外静脉分布很浅，位于颈部皮下胸骨乳突肌的外缘。分离时,将皮肤的一侧切开,用手指在颈皮肤外面向上顶起,即可看到呈暗紫红色的颈外静脉,用钝头止血钳或玻璃分针沿血管走行方向,将静脉周围的结缔组织轻轻分离。

颈外静脉插管前,首先准备长短适当、内径为 0.1~0.2cm 的塑料管或硅胶管,插入端要剪成斜面,另一端连接输液或静脉压测量装置。插管时先用动脉夹夹住静脉近心端,待静脉充盈后再结扎远心端。用眼科剪在静脉上靠远心端结扎处,呈 45°剪一马蹄形小口,约为管径的三分之一或二分之一,插入导管。将备用线打一个结,取下动脉夹,把导管慢慢向右心房方向送至所需长度。测量中心静脉压时,兔需插入约 5cm,狗插入约 15cm,此时导管口在上腔静脉近右心房入口处,可从中心静脉压计中观察到液面停止下降并随呼吸明显波动,结扎固定导管。如果颈外静脉用作注射、输液等,导管一般送入 2~3cm 即可。

兔选用颈外静脉较好,狗则多用股静脉,其插管方式参见第一章中"六、急性动物实验基本技术"。

5. 颈总动脉的分离与插管 在急性实验中,颈总动脉插管作测量动脉血压或放血用。

颈总动脉位于气管外侧,其腹面被胸骨舌骨肌和胸骨甲状肌所覆盖。分离两条肌肉之间的结缔组织,可找到呈粉红色较粗大的血管,用手指触之有搏动感,即为颈总动脉。

颈总动脉与颈部神经被结缔组织膜束在一起,称颈部血管神经束。用左手拇指和食指抓住颈皮和颈肌,以中指顶起外翻,右手持蚊式止血钳或玻璃分针,顺血管神经的走行方向分离出颈总动脉。操作时应注意颈总动脉在甲状腺附近有一较大的侧支,为甲状腺前动脉,分离时勿将其切断。分离过程中,需经常地用生理盐水湿润手术视野,并拭去附近的血液。为了便于插管或作颈总动脉加压反射等操作,颈总动脉应尽量分离得长些(大白鼠、豚鼠 2~3cm,兔 3~4cm,狗 4~5cm)。

颈总动脉插管所用导管同颈外静脉导管,其内充满肝素钠生理盐水溶液。分离的颈总动脉下置两根备用线,用一根结扎动脉远心端,将近心端用动脉夹夹住,另一根线打一活结于动脉夹与远心端结扎线之间。血管切口同颈外静脉。导管插入动脉管腔 1~2cm,然后用线打结,其松紧以放开动脉夹后不致出血为度。结扎固定后再围绕导管打结固定,以免导管滑脱。未测量前暂勿放开动脉夹。

6. 颈部神经的分离

(1) 颈部迷走、交感、减压神经的分布情况:颈部神经的分布因动物种类而异。

1) 兔:在颈部分离出气管后,可见其外侧由结缔组织的包绕颈总动脉与三根粗细不同的神经而形成血管神经束。最粗者即为迷走神经,呈白色;较细者为颈部交感神经干,呈灰白色,交感神经干有到心脏的分支;最细者为减压神经,属于传入性神经(图 1-1-25)。其神经末梢分布在主动脉弓血管壁内。减压神经一般介于迷走和交感神经之间,但其位置常有变异,且变异率很大。

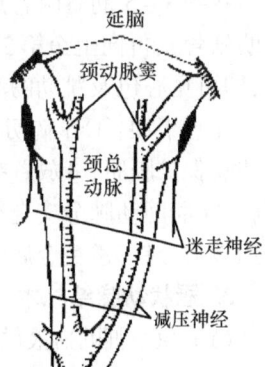

图 1-1-25 兔减压神经
分布示意图

2) 猫:交感神经与迷走神经并列而行,交感神经较细而迷走神经较粗大,减压神经并入迷走神经中移行。

3) 狗:在颈总动脉背侧仅见一粗大的神经干,称为迷走交感神经干。迷走神经的结状神经节与交感神经的颈前神经节相邻。迷走神经于第一颈椎下面进入颈部,与交感神经干紧靠而行并被一总鞘所包,联合而成迷走交感神经干。但进入胸腔后,迷走神经与交感神经即分开移行。

（2）颈部迷走、交感、减压神经的分离方法:其分离暴露方法同颈总动脉。可根据神经的形态、位置和行走方向等特点进行辨认。辨认时可用眼科镊将颈血管神经束附近的结缔组织膜夹住,轻轻拉向外侧,或在颈总动脉下穿一根线,轻轻提起,即可看到血管、神经自上而下排列在结缔组织膜上。迷走神经和交感神经很容易辨认,而减压神经仅在兔为一条独立的神经,较容易辨认,而在人、马、猪、狗等,此神经并不单独走行,而是行走于迷走交感干或迷走神经中,故分离时需加以注意。因减压神经较细,极易受损伤,故应先用玻璃分针将其周围组织分离,然后再分离其他神经,分离长度一般为 2～3cm。分离后,置经生理盐水湿润的细线于各条神经之下面,各打一虚结后备用。

（3）颈部膈神经的分离方法:切开颈部皮肤,分离皮下组织,暴露出气管和胸骨乳突肌,可见有一静脉紧贴于皮下走行于胸骨乳突肌的外缘,此为颈外静脉。用止血钳轻轻将颈外静脉和胸骨乳突肌向深处分离,当分离到气管边缘时,可见沿后外方走行的较粗的臂丛神经,其内侧有一条较细的神经,约在颈部下 1/5 处横跨臂丛并与之交叉,向内后走行,即为膈神经,辨清膈神经后,用玻璃分针小心地将膈神经分出 1～2 cm,于神经下置一线备用。如需在实验中记录电位,可小心剥去神经干周围的结缔组织膜,则记录电位幅度提高。

（五）胸部手术

1. 胸部切开 将兔麻醉后,取仰卧位固定,接上动物人工呼吸机。剪除手术区的毛,沿胸骨正中线切开皮肤直至剑突上,可见胸骨及覆盖于胸腔外侧和腹侧壁的胸肌。胸肌分为浅、深两层。

（1）胸浅肌较发达,包括两部分:位于前部的胸薄肌,位于后部的胸大肌。它们起自胸骨柄,向下至侧面止于肱骨的内侧面。

（2）胸深肌比胸浅肌厚,也分为两部分,它们直接起自胸骨,向前上方覆盖,分别止于锁骨和锁骨下肱骨上缘。

于正中线左缘 1～2 mm 处自第二肋骨下至剑突上切开胸肌,剥离后可见肋间肌。肋间肌位于肋骨间隙处,包括内、外两层,都是短肌束,在肋间神经的调节之下共同参与吸气、呼气运动。

找到 3～5 肋骨附着点,用骨剪自肋间斜插入胸腔剪断肋软骨(或用手术刀刀刃向上挑断肋软骨),再向上至第 2 肋向下至第 7～8 肋剪断肋骨。然后用小拉钩或小开胸器拉开胸壁,即可见心包及跳动的心脏。

注意事项:①开胸切口要求距正中线太远,以免伤及胸内动脉;②当向下剪断肋骨时,需注意保护膈肌;③放置拉钩时,可将润湿的生理盐水纱布放在胸壁切口左侧缘以防造成气胸;④肋间动脉分支走行于肋间肌、肋骨和胸膜之间,手术中应避免损伤之;⑤分离神经需用玻璃分针,避免金属器械或手捏碰神经。

2. 冠状动脉结扎术

（1）兔心脏的血液供应:兔心脏的血液供应来自左右冠状动脉。冠状动脉起自主动脉根部,主动脉瓣前方的左右两壁处。左冠状动脉主干位于动脉圆锥和左心耳之间(长度一般不超过 3 mm),下行至冠状沟后即分为两个主要分支:①前降支,下行至心脏腹侧面、左右心室之间的前纵沟。降支较短,约 61% 止于前纵沟上 1/3 处,而到达中 1/3 处者仅占 34%。按照降支发出分支的不同,又可将其分为两型:先发出圆锥支为第一型,先发出左心室支为第二型。第一型前降支细小,而左心室前支粗大,可下行至心尖附近。②左旋支,在冠状沟内转向心脏背侧,至心脏背面变细,然后离开冠状沟向下沿前纵沟下行。除发出数个短的左心室前支和左心室后支及左心房支外,在前面还发出一个粗大的左心室支,此支起点在相当于左心耳中1/3处,以单支或双支呈反"S"形向心尖走行,其供应范围包括左心室前后壁及乳头肌。

(2)手术方法:持镊子小心提起心包膜,用眼科剪轻轻将其前部剪开,找出冠脉前降支及左室支,有的兔前降支明显,有的则不明显,而左心室支粗大。左手食指缠绕湿纱布后轻轻将心脏向右方翻动一个角度,即可见一穿行于浅层心肌下、纵行到心尖的较粗大的反"S"形血管,即为冠状动脉左心室支。

用止血钳将左心耳轻轻提起,用小号持针器夹持眼科圆形弯针,在冠状动脉前降支根部下左侧约1 cm处(或左室支管壁下)刺入,结扎动脉。为减少侧支循环,增加心肌缺血、心肌梗死范围,可在结扎线下约0.5 cm处再穿线进行第二次冠脉结扎。当结扎完毕后可迅速见到心室前壁、心尖区心肌颜色出现变化、心肌收缩减弱。

注意事项:剪心包膜时要轻柔细致以免弄破胸膜。

(六)腹部手术

麻醉动物,仰卧位固定于手术台上。

1. 胆总管插管　沿剑突下正中切开长约10 cm的切口,打开腹腔,沿胃幽门端找到十二指肠,于十二指肠上端背面可见一黄绿色较粗的肌性管道,即为胆总管。

在近十二指肠处仔细分离胆总管,并在其下方置一棉线,于靠近十二指肠处的胆总管上剪一小口,向胆囊方向插入细塑料管结扎固定。塑料管插入胆总管后,立即可见绿色胆汁从插管流出,如未见胆汁流出,则可能是未插入胆总管内,应取出重插。

注意事项:插管应基本与胆总管相平行,才能使之引流通畅。

2. 膀胱与输尿管插管　常用狗、兔等作膀胱或输尿管插管手术。

(1)膀胱插管:于耻骨联合上方沿正中线做一个4~5 cm长切口,再沿腹白线切开腹腔。暴露膀胱,将其上翻,结扎尿道。在膀胱顶部血管较少的部位剪一小口,插入膀胱插管,用线将切口处的膀胱壁结扎固定于插管上。

注意事项:膀胱插管的另一端尿液出口处应低于膀胱水平。

(2)输尿管插管:动物手术基本同膀胱插管。

将膀胱翻至体外后,在膀胱底两侧辨认输尿管,在输尿管靠近膀胱处,轻轻分离周围组织,从两侧输尿管下方穿线打一松结,用眼科剪于输尿管上剪一小口,将充满生理盐水的细塑料插管向肾脏方向插入,扎紧松结,两侧输尿管均同样插入插管,连接一"Y"形管引出体外。此时可见尿液从插管中慢慢逐滴流出。

注意事项:①插管要插入输尿管管腔内,避免插入管壁肌层与黏膜之间;②插管方向应与输尿管方向一致,勿使输尿管扭转而妨碍尿液的流出;③辨认输尿管时,需与输精管加以区别。

(七)股部手术

麻醉动物,仰卧位固定于手术台上。

1. 股动脉、静脉和股神经的分离　先用手在后肢根部触及动脉搏动部位。用手术刀沿血管行走方向做一长4~5 cm的切口,可见在耻骨肌与缝匠肌后部的后缘之间形成的三角区,即为股三角。由股动脉、股静脉、股神经组成的血管神经束即从股三角内通过。股静脉、股动脉、股神经的解剖位置依次由内向外排列。

分离时,可用蚊式止血钳在耻骨肌与缝匠肌交点处小心地沿缝匠肌后部内侧缘分离,其下方即可见深筋膜包围着的血管神经束。仔细分离深筋膜,并分离各血管、神经,穿线备用。

2. 股动、静脉的插管 其插管方法同颈总动脉、颈外静脉的插管。如需从股动脉放血、股静脉输血或注射药物等,也可在管腔内插入一塑料插管,股动脉插管内应先用20%枸橼酸钠溶液润湿,插管外接一段软质细胶管,便于放血。

七、实验动物给药量的计算

在要给动物给药的时候,常常会遇到两个问题:①给予多少剂量才恰当;②应配成何种浓度的药液,给予多少毫升才合适。现分述其处理方法。

【给药剂量的决定】

药物对于某种动物的适当剂量得自实践经验,不能凭空推算。在人们为了某一目的,准备给某种动物用药而需要解决剂量问题时,首先应该查阅该药的有关文献(学报、文摘、手册和专著等),了解前人的经验。如能查到为了同一目的,给相同种类动物用药的记录,那就可以直接照试。有时候查不到治疗剂量,但能找到致死量(LD_{50} 或 MLD),可先用1/5 ~ 1/3 的致死量进行尝试。

如果查不到待试动物的剂量,但知道其他动物的剂量或人用剂量,这就需要加以换算。关于不同种类动物间用药剂量的换算,一般认为不宜简单地按体重比例增减,而需按单位体重抽占体表面积的比值来进行换算。但换算得的剂量仍有可能偏大或偏小,也只能当作一个参考值。

【药液浓度的考虑与给予药液容量的计算】

决定了给药剂量后,应该怎样考虑将要配制药液的适当浓度呢?这时候就应当从在供试动物身上,以某种特定途径给药时的最适合给药容量入手,现举例加以说明。

例1:已知戊巴比妥钠给家兔静脉注射时的适当剂量为25mg/kg,问宜将戊巴比妥钠配成何种浓度的溶液,方便给药?

解:家兔静脉注射时的药液容量以1ml/kg 较恰当。现在既已决定采用25mg/kg 的剂量,这就是说每1ml 药液中以含戊巴比妥钠25 mg 为宜。25mg/kg 的浓度如用百分浓度表示,就是2.5%。因此当需要给家兔按25mg/kg 静脉注射戊巴比妥钠时,宜将药液配成2.5% 的浓度。

在需要按照预定剂量,利用现成药液给药的时候,又该怎样计算每个动物应当给予的ml 数呢?现再举例加以说明。

例2:盐酸苯海拉明给狗肌内注射的适当剂量为2.5mg/kg。现有1.5% 的药液,8.5kg 体重之狗应注射此种药液多少 ml?

解:狗1kg 体重需给盐酸苯海拉明2.5 mg,8.5kg 的狗应给盐酸苯海拉明2.5×8.5 =21.3 mg。

1.5% 的药液每100 ml 含1.5 g 即1500 mg。

每1ml 含药1500/100 =15 mg。

21.3/15 =1.4 ml。此即8.2kg 的狗应肌内注射1.5% 盐酸苯海拉明溶液的容量。

例 3：盐酸吗啡给小鼠腹腔注射时的剂量为 15mg/kg。现有药液的浓度为 0.1%，17g 体重的小鼠应注射此种药液多少 ml？

解：按 15mg/kg 的剂量计算，1kg 体重的小白鼠应给药 15×0.017＝0.255 mg。

0.1% 的药每 100ml 含 0.1g(100 ng)，即每 1ml 含药 1mg。

0.255/1＝0.255。所以 17g 体重的小白鼠应注射 0.1% 的盐酸吗啡溶液 0.26ml。

在某些药理试验中，也按摩尔浓度配制药液，如将 1 摩尔质量的药物溶于溶剂中，配成 1 L 的溶液(其他浓度依此类推)，表示为 1 mol/L，余类推。

【讨论题】

(1) 尼可刹米给家兔静脉注射时的剂量为 90 mg/kg。现在注射液的浓度为 25%，2.4kg 体重的家兔需注射此种注射液多少 ml？

(2) 盐酸氯丙嗪给小白鼠灌胃时的剂量为 255 mg/kg。现有药液浓度为 2.5%，试计算 18 g 体重的小白鼠应给予的 ml 数。如果计算出来的容量过小，不便进行给药，试问应将上述氯丙嗪溶液稀释到何种浓度方较合适？

(3) 已知安钠加给小白鼠皮下注射时的有效量为 150 mg/kg，试考虑配制安钠加时应选择的浓度，并计算小白鼠每 10 g 体重需注射此种溶液的 ml 数。

八、药理学实验常用仪器、设备及器械

(一) RM-6000 型多导生物信号采集系统

1. 功能和结构简介

(1) 仪器的功能：RM-6000 多道仪系统(polygraph system)是一种比较先进的记录仪。属于贵重仪器，使用前必须了解其性能和使用方法。一台 RM-6000 多道仪系统可装备 8 个插入式放大器(图 1-1-26 和图 1-1-27)，可同时扫描显示、描笔式记录四道记录指标和数字式实时显示血压、心率等指标，可联机使用而扩展功能和提高效率。选用换能器和放大器可适应多种实验指标的要求(达 10 多种)。用于记录多种压力、张力、流量和生物电指标如血压、心率、血流量、血管容积脉搏、心音、心电、脑电、肌电、肌收缩力等。

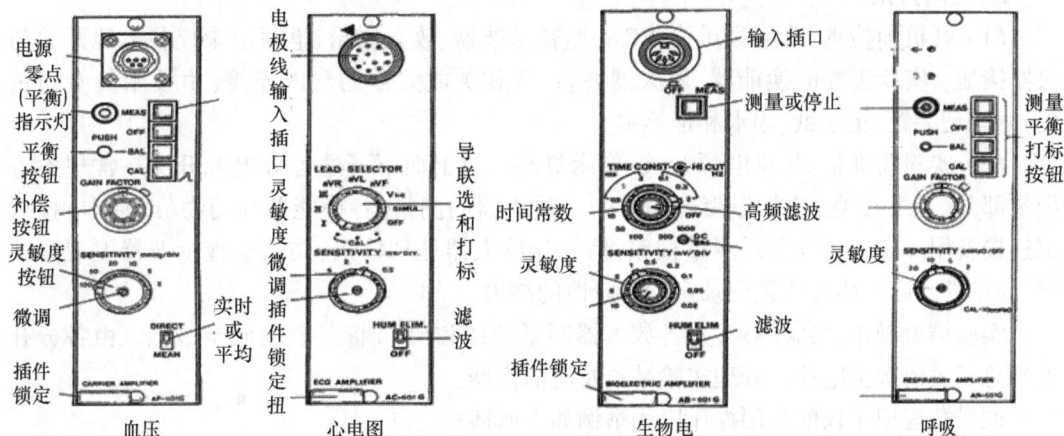

图 1-1-26　四种常用指标测量记录的放大器

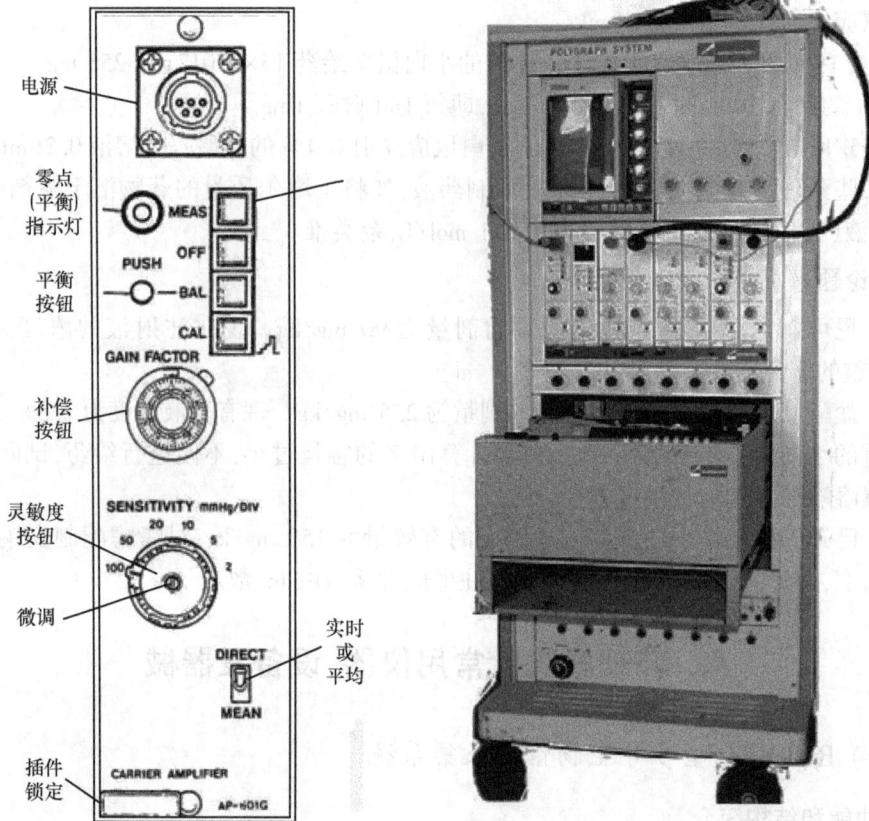

图 1-1-27　四导仪面板及血压放大器的面板图

（2）RM-6000 型多导生物信号采集系统各放大器为标准插口的插入式结构,可按实验需要将放大器插入其中 8 个插口位置,由调节部分的按钮指定放大和观察记录的插入位置,通过内插式导程选择板的连接线可以进行放大器之间的信号传递,组合成功能更加强大和便于应用的系统。

2. 使用方法

（1）开机前检查:总电源开关、VC 一监视示波器、放大器箱、笔写记录仪各电源开关与仪器接地。实验需要的换能器、放大器齐备,各相关放大器的盒内连接（由技术员专门负责）。描记装置:记录纸、墨水和描笔尖。

（2）实验前准备:开总电源开关,指示灯亮—自上而下开通各分电源开关—常规检查记录部分（走纸开关,零线或基线和打标）。放大器的测量:各换能器与动物（或标本）按规定连接备用。按下各放大器测量按钮,信号经放大器处理输出,先从监视示波器上观察波形,如正常则启动描记装置记录实验各阶段的结果。

实验结束操作:实验结束,关各放大器测量按钮和（或）将灵敏度调至最低。由各分开关到总开关依次关电源。处理实验结果及清洁仪器。

四导药理记录仪的常用操作应用举例如下所述。

动脉血压:描记动脉血压,选用载波放大器 AP-601G。平均动脉压可通过接线盒内的导线连接在另一放大器上显示。

血压换能器的使用:血压的变化通过动物动脉插管内的液体传递到换能器的压力感应膜上,进而转化为电信号的变化,所以实验前须用含抗凝剂的液体排空血压换能器及其动脉插管中的气体。排气的方法是:血压换能器上有位置一直、一斜两个三通管接口,动脉插管固定在直的一侧。清楚三通管旋钮的三方向开和一方向关装置。动脉插管端向上,两接口三通均开,从斜接口端三通口插入装有抗凝液体的注射器,将注射器内的生理盐水缓缓向血压换能器内注入,把管腔内的气体向动脉插管排出至液体流出,使血压换能器和全部管道无气泡。按住斜接口端三通口的另一出口,旋扭将三通管通向压力换能器的方向关闭(防止气体从此开口再进入)。注意:在排除血压换能器内的气体时,动脉插管端三通管必须与外界相通;注入液体要缓慢以免压力负荷过高而损坏压力换能器。

血压放大器的使用:使用前先备好换能器,然后进行以下调定,此时放大器按钮置"OFF"。

零点(平衡)调节:血压放大器指示灯为红色,血压换能器的插管通大气,按下平衡按钮(BAL),放大器的指示灯由红色变绿色,放大器已将换能器的压力默认为零血压。注意:在记录过程中,不能随意按此平衡钮,以免仪器重新置零点,当时动脉血压为新的零血压,使测定无法继续。

定标和灵敏度选择等:定标按钮(CAL)按下后,内标电压输出使(显示器显示)笔写记录仪记录笔应纪录 20mm 幅度的放大[如不在 20mm,请技术员对灵敏度旋钮(SENSITIVITY)中心的微调校正调节]。灵敏度按钮在 100~2mmHg 范围可选,选定值记录纸上为 1cm。一般动物血压约 120mmHg 所以宜选 100~50mmHg(13.3~6.65kPa)/DIV。波形开关:在"DIRECT"测量瞬时血压;在"MEAN"测量平均血压变化。

心率:记录心率,选用心率计数器 AT-601G。用动脉脉搏波或心电 R 波触发记录每分钟的心跳频率。

心率计数器的使用:使用前心率计数器放大器按钮置"OFF"。据被测动物的心跳频率,可设定上限(UPPER)和下限(LOWER)警报数。按下上限警报钮(UP)或下限警报钮(LO),调节"UPPER"或"LOWER"旋钮,即可分别设定上限或下限的心跳警报数。选择合适的灵敏度,一般选 100BEAT/min。接连接盒的 CAL 钮,此时心率计数器可显示 100,记录仪可偏转 10 mm(灵敏度为 100 时)。

血流量:记录动脉血流量,选用电磁血流量计。如把电磁流量计的输出线接于多导生物信号采集系统的资料记录连接板的第四导输入插口上,并按下其按钮。这样,电磁血流量计的信号才能输入到多导生物信号采集系统上显示并在笔写记录仪上记录出来。

(二) BL-420 生物机能实验系统

1. 概述　BL-420 生物机能实验系统是四川成都泰盟科技有限公司的产品。它是配置在微机上的四通道生物信号采集、放大、显示、记录与处理系统。它由以下几个部分构成:
①PC 机;②BL-420 生物信号采集、放大硬卡;③BL-420 系统前面板;④换能器以及电极等;⑤BL-420 生物信号采集与分析软件。

BL-420 生物机能实验系统硬件是一台程序可控,带四通道生物信号采集与放大功能,并集成高精度、高可靠性及宽适应范围的程控刺激器于一体的设备。生物信号采集与分析软件利用计算机强大的图形显示与数据处理功能,可同时显示四通道从生物体内或离体器官中探测到的生物电信号或张力、压力等生物非电信号的波形,并可对实验数据进行存储、分析及打印(图 1-1-28)。

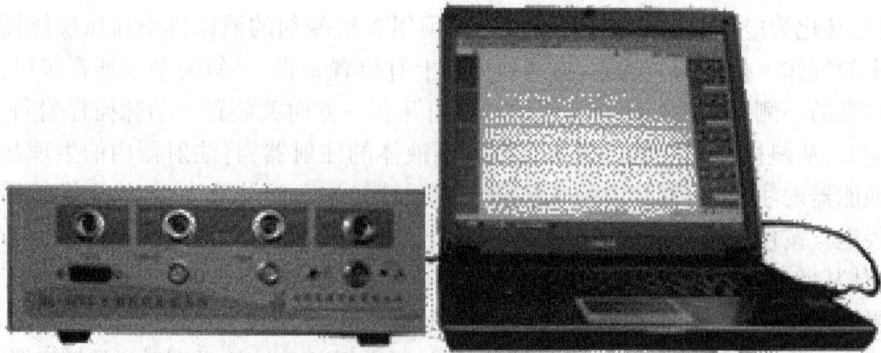

图 1-1-28　BL-420 系统的前面板示意图

2. BL-420 生物机能实验系统的主要特点　系统的软件设计的仪器模拟图形化用户界面很友善,直观与操作简便(图 1-1-29)。信息区的控制按钮非常类似以前的多道仪,但 BL-420 的四个通道都可独立调节显示速度,能同屏幕观察频率差别很大的信号,这是其他仪器做不到的最有特色的功能。用于教学,系统内含药理学实验所需的所有实验模块,预设置了各实验的条件参数,可用快捷方式选定实验条件,对于不熟悉电脑的人员采用实验项目菜单也可快捷开始实验。

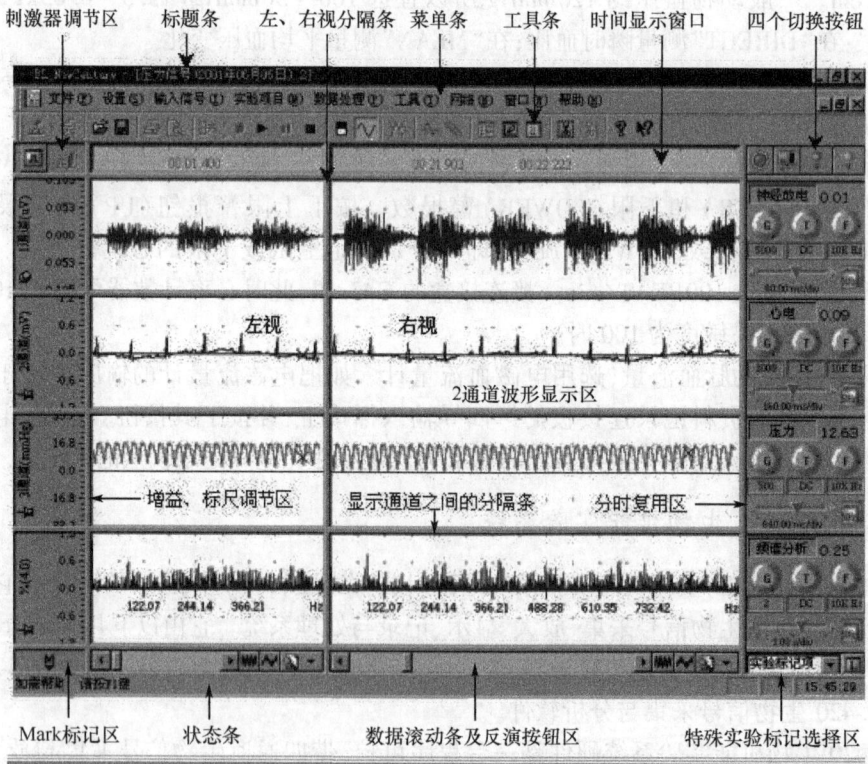

图 1-1-29　BL-420 生物信号采集与分析软件主界面

3. 软件应用的说明　BL-420 生物信号采集与分析软件的主界面如图 1-1-30 所示。

图 1-1-30 BL-420 生物信号采集与分析软件主界面

本系统软件有 9 个 Windows 风格的顶级菜单选项(图 1-1-31),它们分别是:文件、设置、输入信号、实验项目、数据处理、工具、网络、窗口及帮助。菜单操作的总原则:①当打开某一个顶级菜单项之后,会发现其中有一些菜单项以灰色浮雕方式显示,这种灰色浮雕式显示的菜单表示在当前状态这些菜单命令不能被使用。②当打开某一个顶级菜单项之后,可能会在该菜单的最下面发现两个向下指的黑色小箭头,表明该菜单有一些不常用的命令被掩藏。如果想看见这个菜单中所有的命令项,只需将鼠标移动到这两个向下指的小箭头上,菜单将自动展开以显示这个菜单上的全部命令。

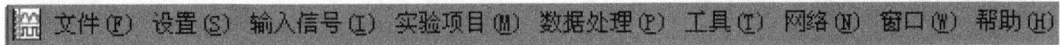

图 1-1-31 BL-420 生物信号显示与处理软件的顶级菜单

(1)文件菜单:"文件"下拉式菜单(图 1-1-32)。

文件菜单中包含有打开、另存为、保存配置、打开配置、打开上一次实验配置、高效记录方式、安全记录模式、打印、打印预览、打印设置、退出等命令。软件的菜单命令配合操作界面中的控制区按钮可完成所有实验操作。下面介绍几个主要菜单命令。

1)"另存为":"另存为"命令只在数据反演时起作用,该功能可以将人们正在反演的数据文件另外起一个名字进行存储,或者将该文件存储到其他目录的位置(图 1-1-33)。

当人们将一个文件另存为其他文件时,其可以对另外存储的文件进行二次采样,即降低原有数据的采样率,比

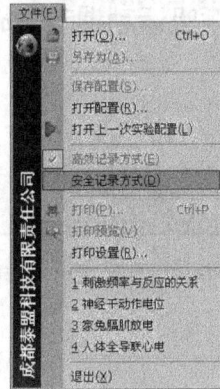

图 1-1-32 文件下拉式菜单

如,原始数据的采样率为1000Hz,二次采样点数设置为5,那么二次采样后的数据采样率为1000/5 = 200Hz。

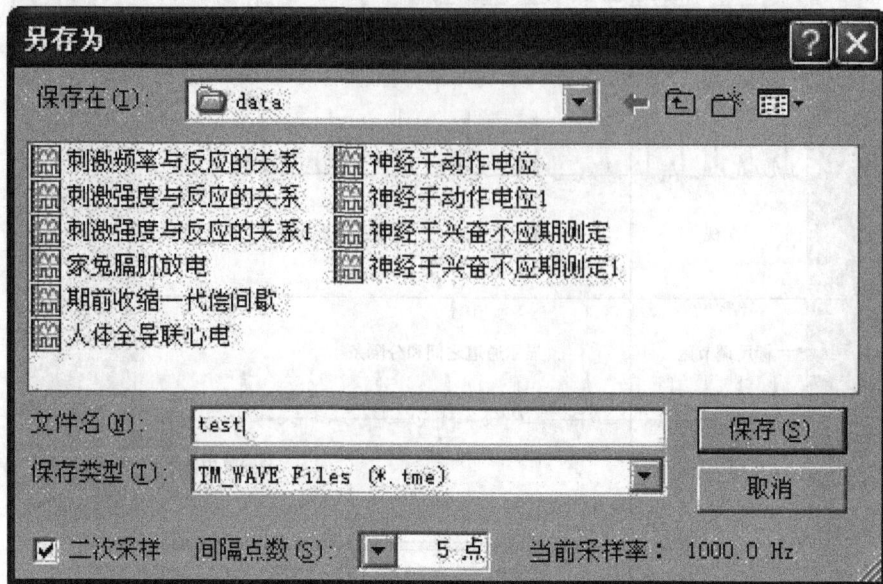

图 1-1-33　另存为对话框

2)"打开配置":选择"打开配置"后弹出一个如图 1-1-34 所示"自定义模块选择对话框"。从列表中选择原来存储的实验模块,然后按"确定"按钮,统将自动按照这个实验模块存储的配置进行实验设置同时启动实验。

3)"保存配置":在 BL-420S 生物机能实验系统中,可以用于自定义自己的实验模块。方法如下:首先根据实验,自己设计的实验模块,通过通用"输入信号"菜单选择相应通道的相应生物信号,然后启动波形采样并观察实验波形,通过调节增益、时间常数、滤波和刺激器等硬件参数及扫描速度来改善实验波形,在人们满意自己的实验波形后,选择"保存配置"命令,系统会自动弹出"另存为"对话框,参见图 1-1-35,人们只需在这个对话框中输入自定义实验模块的名字,然后按下"保存"命令按钮,则人们当时选择的实验配置就被保存起来,以后人们可以通过"打开配置"来启动自定义实验模块。

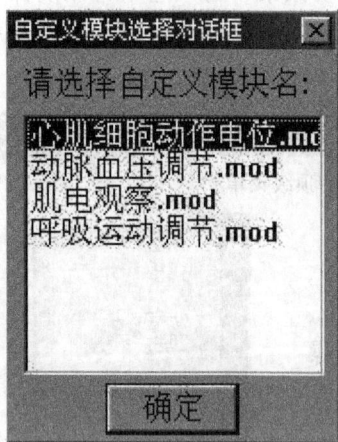

图 1-1-34　自定义模块选择对话框

自定义实验模块的名字以 . mod 为后缀名,原则上人们可以定义无限个自己的实验模块,它只受到 Windows 操作系统对文件管理的限制。

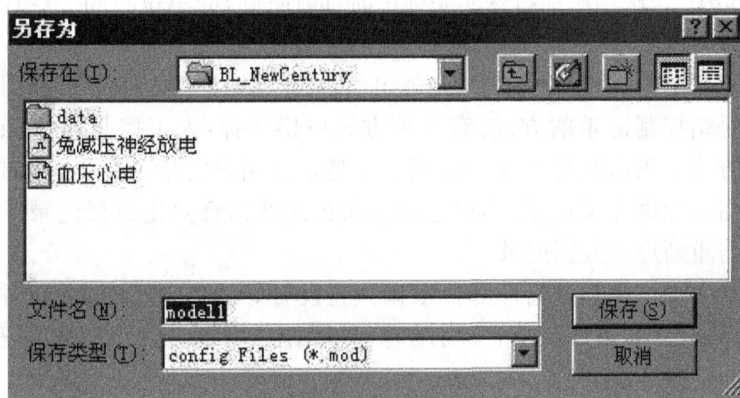

图 1-1-35　保存配置对话框

（2）设置菜单:"编辑"下拉式菜单项(图 1-1-36)。

设置菜单中包括工具条、状态栏、实验标题、实验人员、实验相关数据、记滴时间、光标类型、通用标记时间显示开关、特殊标记时间显示开关、设置记录时间、扫描显示方式、显示方向和定标等菜单选项,其中工具条、显示方向和定标等菜单选项还有二级子菜单。选择性介绍菜单命令。

1）"工具条":选择该菜单选项,将弹出工具条菜单的子菜单,该子菜单内包含三个子命令:标准工具条、图形剪辑工具条和定制。

2）"状态栏":状态栏菜单命令是一个开关命令,用于打开和关闭软件窗口底部显示信息的状态栏。

3）"实验标题":可以通过该命令来改变实验标题,并且可以为同一个实验设置第二个实验标题。

4）"实验人员":该命令用于设定实验人员名字,它对学生实验中的网络打印特别有用,否则,学生将很难从网络打印中找到自己打印的实验图形,因为很多学生都共享一台网络打印机。

选择该命令,将弹出"实验组及组员名单输入"对话框,参见图 1-1-37。

实验分组选择是指不同班级的学生可能使用同一台BL-420 生物机能实验系统来完成实验,如果不进行分组,则每次只能保存一组同学的名字,那么下组同学来实验时

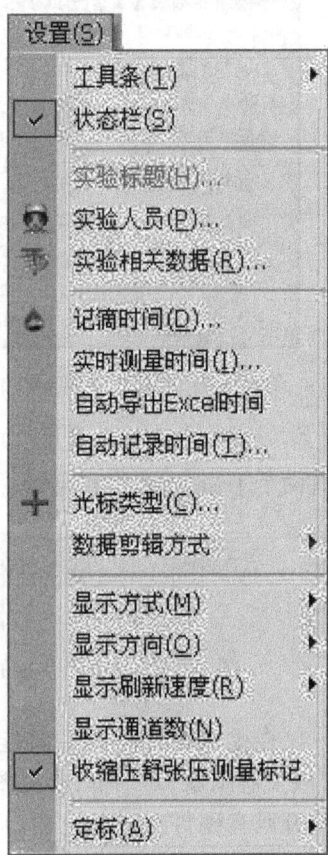

图 1-1-36　编辑下拉式菜单

会重新输入本组名字,这时,上一组同学的名字将丢失。打印组号是指打印出来的实验组号,对某一台系统而言它是相对固定的。

5）"记滴时间":选择该命令,将弹出"记滴时间选择"对话框。它用于选择统计记滴的单位时间,即每次在选定的时间间隔内统计尿滴数。如果选择"影响尿生成的因素"实验模块,那么软件不仅能实时地统计尿滴的总数,也能统计单位时间的尿滴数。

在实时实验中,每次当添加特殊实验标记时,即使计时的单位时间已经经过一段时间,也将重新开始计时,以统计下一个单位时间内的尿滴数。

6)"自动记录时间":选择该命令,会弹出"设置记录时间"对话框,参见图1-1-38。

控制方式是指控制记录的方式,有三种方式可供选择:人工控制、间隔记录和条件记录。人工控制方式是指系统是否开始数据记录是根据用户的指令执行,比如,刚开始实验时计算机自动启动数据记录功能,用户选择一次记录按钮将停止数据记录,当用户再一次选择该按钮时将重新启动数据记录。

间隔记录和条件记录都是指计算机根据预先设置好的启动和停止记录条件自动启动和停止记录,间隔记录和条件记录的区别在于:间隔记录可多次启动和停止记录,而条件记录仅启动和停止记录一次。

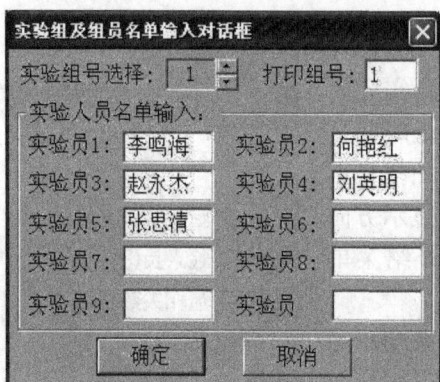

图1-1-37 实验组及组员名单输入对话框

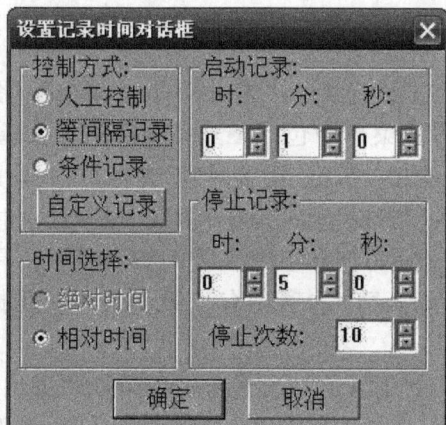

图1-1-38 设置记录时间对话框

7)"定标":选择该菜单选项,将弹出定标菜单的子菜单,参见图1-1-39。该子菜单内包含有两个子命令:调零和定标。

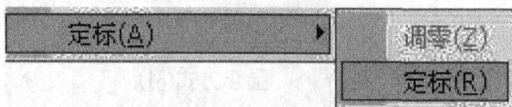

图1-1-39 定标菜单项的子菜单

A."调零":调零的具体操作步骤如下。

a.从"定标"子菜单中选择"调零"命令,此时会弹出一个提示对话框。

b.在提示对话框中按"确定"按钮,会弹出一个"放大器调零"对话框,参见图1-1-40,同时,系统打开所有硬件通道并自动启动数据采样和波形显示。此时人们可以通过"放大器调零"对话框进行调零处理。

例如,人们首先选择1通道进行调零处理,如果1通道的波形显示在基线下方,那么人们就按"增档"按钮,直到波形曲线被抬高到离基线最近的位置为止,以此类推,可以对2~4通道进行调零处理,当每个通道均调零

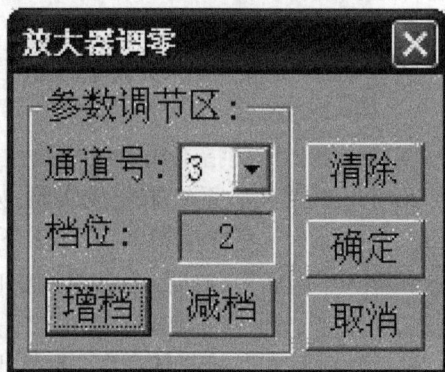

图1-1-40 放大器调对话框

完毕后,按"确定"按钮存储调零结果并且结束该次调零操作。

"放大器调零"对话框中的"清除"按钮用于清除人们上一次调零的结果,"取消"按钮用于结束该次调零操作,但不将该次调零的结果存储到磁盘上。

B. 定标:当人们选择定标命令后,将弹出一个"定标密码输入"对话框,请人们输入定标密码,默认的定标密码为 123456。

如果人们输入的密码不对,系统将禁止其进行定标操作(这主要是为了防止学生在实验中因误操作而造成原来定好的标值丢失)。

如果人们输入了正确的定标密码,将进入到定标过程中,此时,四个信号采集通道将自动启动数据采样,并且在 TM_WAVE 软件主界面的左下方将弹出一个"定标"对话框,参见图 1-1-41,人们通过选择定标对话框中不同参数就能够在一次定标过程中同时完成对四个通道的不同传感器信号的定标操作。

定标过程如下所述。

a. 首先对 1 通道进行定标,将"定标类型"参数设定为"定零值",然后将张力传感器插入到 1 通道上,并使其处于不加任何负载状态,通过观察 1 通道出现的波形,调节张力传感器的零点,使其输入信号处于离 1 通道基线最近的位置。当输入信号稳定后,用鼠标按下定标对话框中右下方的"定标"按钮完成定零值;

图 1-1-41 定标对话框

b. 将定标类型参数设定为"定标准信号",然后在张力传感器上挂一个砝码,砝码的大小可以在 1~20g 的范围内任意选择,比如人们选择 10g 重的砝码,然后在"定标值输入"编辑框中输入其在张力传感器上吊挂的砝码重量 10。观察 1 通道波形显示的位置,不能使其饱和(如果输入信号线处于窗口顶部,人们可以认为输入信号已经饱和),如果输入信号饱和,则可以通过减小 1 通道的增益或减小传感器上吊挂砝码的重量等方法来使传感器的输入处于非饱和状态。当输入信号稳定后,用鼠标按下"定标"对话框中右下方的"定标"按钮,完成 1 通道张力信号的定标。

c. 将通道选择参数设定为 2 通道,定标类型参数设定为"定零值",然后将同一个张力传感器插入到 2 通道的信号输入接口上,但需注意,此时,无论 2 通道的输入信号线是否在基线上,均不可再调节张力传感器的零点,否则,1 通道的定标值将不准确。重复步骤 2)、3)完成 2 通道的定标操作。一般而言,科研工作者为了获得精确的测量结果,不同的通道应该使用不同的传感器。

d. 使用与 2 通道定标同样的方法为 3 通道、4 通道定标。

e. 如果人们需要为其他传感器信号,如压力信号、温度信号、气体流量信号等定标,其定标方法与张力信号定标的方法完全一样,只是人们需要将"信号选择"参数改为其他信号的名称,同时连接不同的传感器即可。

f. 定标完成后,如果人们按"确定"按钮,定标结果将被存储到 tm_wave. cfg 配置文件中;如果人们按"取消"按钮,该次定标无效,定标结果将不被存储。以后,若人们不再进行定标操作,计算机将一直使用人们此次定标的结果;如果人们又重新进行定标,那么新的定标结果将被存储并将被系统所使用。

除了按照上面的步骤通过输入信号定标外,对于一些人们已经知道转换值的信号,比如成都泰盟软件有限公司生产 PT-100 免定标压力传感器,$1mV = 10mmHg$ 的转换值已经固

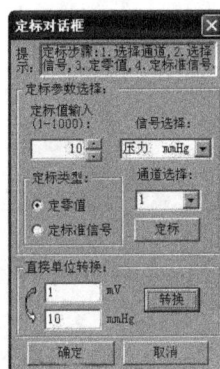

定，FT-100 免定标张力传感器，1mV＝1g 的转换值也已固定，人们可以直接输入转换值来实现定标操作，只需在"定标"对话框下面的"单位转换"组框中输入 mV 和要转换的信号值，然后按下"转换"按钮完成定标。

直接转换和信号定标是两种独立的定标方法，但两者达到的效果完全一样。

（3）输入信号菜单："输入信号"下拉式菜单项如图 1-1-42。

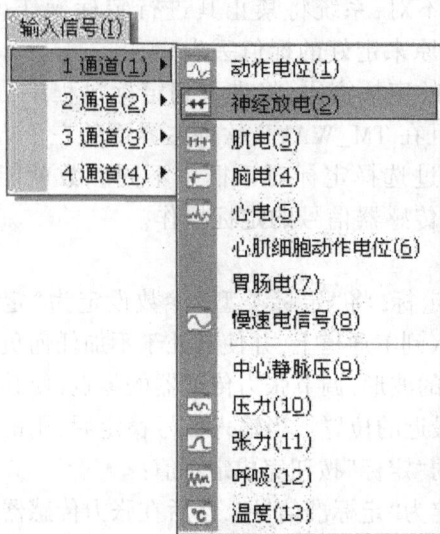

图 1-1-42　输入信号下拉式菜单

输入信号菜单中包含 1～4 通道的四个子菜单的命令。在每个通道子菜单中有"动作电位、神经放电、压力、张力"等药理指标的记录命令，且每个通道的输入信号选择都是一样的。通过各通道指标和参数灵活的搭配，系统的四个通道就组成各实验所需的配置。

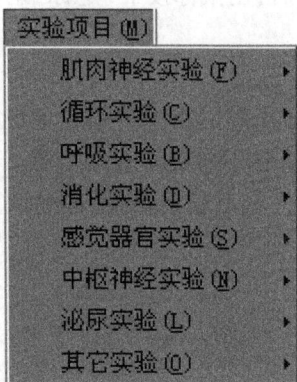

图 1-1-43　实验项目下拉式菜单

（4）实验项目菜单："实验项目"下拉式菜单（图 1-1-43）。

实验项目下拉式菜单中包含有 8 个菜单项，它们分别是肌肉神经实验、循环实验、呼吸实验、消化实验、感觉器官实验、中枢神经实验、泌尿实验及其他实验。

这些实验项目组将药理实验按性质分成类，在每一组分类实验项目下又包含有若干个具体的实验模块，当选择某一类实验，如肌肉神经实验时，则会向右弹出一个包含该类中具体实验模块的子菜单，参见图 1-1-44。可以根据自己的需要从中选择一个实验模块，当选择了一个实验模块之后，系统将自动设置该实验所需的各项参数，包括信号采集通道、采样率、增益、时间常数、滤波及刺激器参数等，并且将自动启动数据采样，使实验者直接进入到实验状态。当完成实验后，根据不同的实验模块，打印出的实验报告包含有不同的实验数据。实验项目菜单即是通过预实验的实践获得的较理想仪器参数条件配置与实验名称的列表。如上所述，使用者也可以通过实践将理想的实验条件存为配置文件，供以后调用其效果与使用此菜单相同，都可以大大节省设置时间和保持实验条件的一致性。

（5）数据处理菜单："数据处理"下拉式菜单（图1-1-45）。

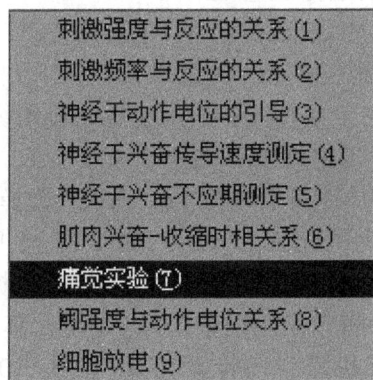

图 1-1-44　肌肉神经实验项目组中的具体实验模块　　　图 1-1-45　数据处理下拉式菜单

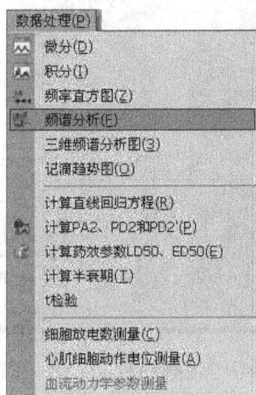

数据处理菜单中包括有微分、积分、频率直方图、频谱分析、三位频谱分析图、记滴趋势图、计算直线回归方程、计算 PA_2、PD_2、LD_{50}、ED_{50}、计算半衰期、t 检验、细胞放电数测量、心肌细胞动作电位测量和血流动力学参数测量命令。这里只介绍一下较常用的两点测量和区间测量。

1）微分

A. 微分原理：微分在数学上的意义是一个求比值极限的过程，其公式如式1-1-1所示。

$$\lim_{X \to X_o} \frac{Y - Y_o}{X - X_o} \tag{式1-1-1}$$

这个公式在物理学上所表达的意义是一个变化率的概念，即在 Xo 点相对于 X 的变化 $\Delta X(X-Xo)$，Y 的变化为 $\Delta Y(Y-Yo)$，ΔY 与 ΔX 的比值就表示了在 Xo 点 Y 值相对于 X 值的变化快慢，比值越大说明 Y 值在 Xo 点的变化越快，比值越小说明 Y 值在 Xo 点的变化越慢，当 X 无限趋近于 Xo 时，所得到的比值即为 Y 在 Xo 点的变化率。在物理中将 Y 赋予距离 S 的意义，将 X 赋予时间 T 的意义，则得到在 To 时刻速度的概念，将 Y 赋予速度 U 的意义，将 X 赋予时间 T 的意义，则得到在 To 时刻加速度的概念。

在生物机能实验中，求微分的目的是为了观察某一种生物信号的变化快慢。如果其微分值越大说明该生物信号的变化越快，反之则说明其变化较慢。

B. 微分命令：当人们选择该命令后，将弹出"微分参数设置"对话框，参见图1-1-46。

人们可以利用对话框中的调节按钮来设置微分参数，如果人们满意于此设置，请按"确定"按钮确认选择；如果人们不想显示微分图形或不满意于此设置，请按"取消"按钮撤销选择；当人们打开了微分通道之后，如果又想关闭它，只需再次选择微分命令，然后，在弹出的"微分参数设置"对话框中选择"关闭"按钮即可，只有在微分通道打开之后，"关闭"按钮才可以使用。

2）记滴趋势图：BL-420 系统可以记录尿滴，每一尿滴均可直观地显示在屏幕上，并且系统自动统计指定单位时间内的尿滴数。记滴趋势图可以将单位时间

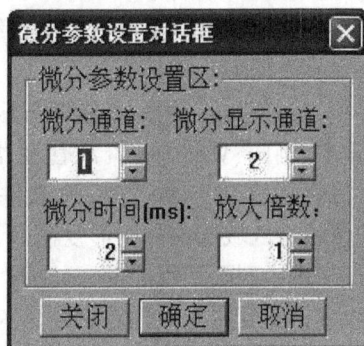

图 1-1-46　微分参数设置对话框

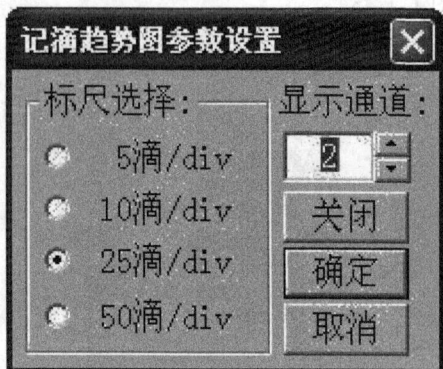

图 1-1-47 记滴趋势图参数设置对话框

内的尿滴数描绘成曲线,这样我们就可以查看动物尿量的趋势了,参见图 1-1-47。

选择"数据处理"中"记滴趋势图"命令,弹出"记滴趋势图参数设置"对话框,参见图 1-1-48。标尺选择表示记滴趋势图纵坐标上每一格代表的尿滴次数。

3)计算药效参数 LD_{50}、ED_{50}:选择该命令,将弹出"计算 LD_{50}(ED_{50})"对话框,参见图 1-1-49。按照要求在对话框中输入相关数据并选择正确的"有效实验组数",然后按"计算结果"按钮,计算机将自动计算出 LD_{50}(或 ED_{50})及其

95% 的可信限。

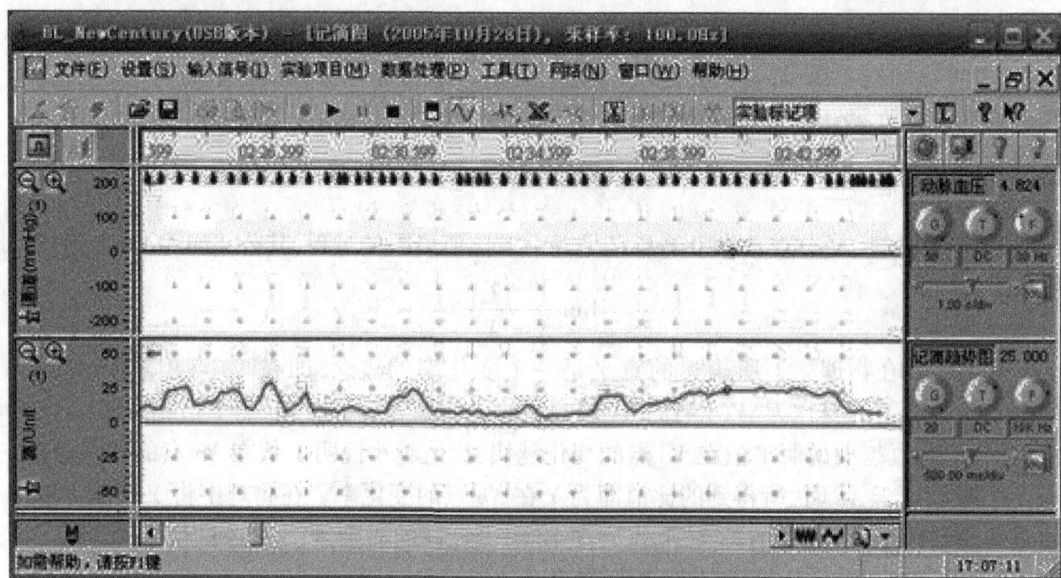

图 1-1-48 记滴趋势图(2 通道为记滴趋势图)

BL-420 软件采用最为精确的 Bliss 法进行 LD_{50} 的计算,在计算时,要求"死亡动物"数不能为 0 或与"动物总数"相同,计算机将自动忽略这样的输入数据。

(6)工具菜单:用鼠标单击顶级菜单条上的"工具"菜单项时,"工具"下拉式菜单将被弹出,参见图 1-1-50。

工具菜单的作用是集成 Windows 操作系统中的工具软件和其他 Windows 应用软件,如记事本、画图、Windows 资源管理器,计算器、Excel、Word 等。选择工具菜单上的某一个命令,将直接从 BL-New Century 软件中启动选择的 Windows 应用程序。比如,要启动画图软件,然后将区域选择的图形复制到画图软件中进行拼接,那么选择工具菜单中的画图命令将直接进入到画图程序,在画图的"编辑"菜单中选择"粘贴"命令,即可以将选择的图形连同数据一起复制到画图软件中。

(7)网络菜单:用鼠标单击顶级菜单条上的"网络"菜单项时,"网络"下拉式菜单将被弹出,参见图 1-1-51。

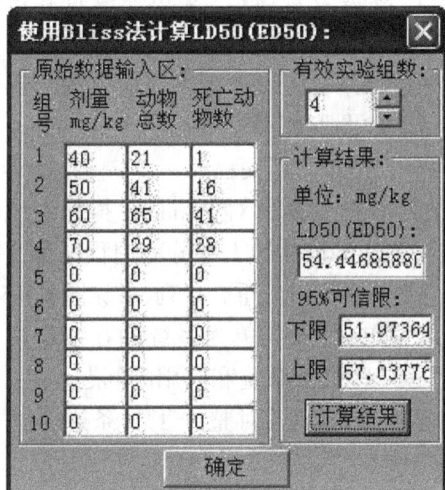

图 1-1-49　计算 $LD_{50}(ED_{50})$ 对话框

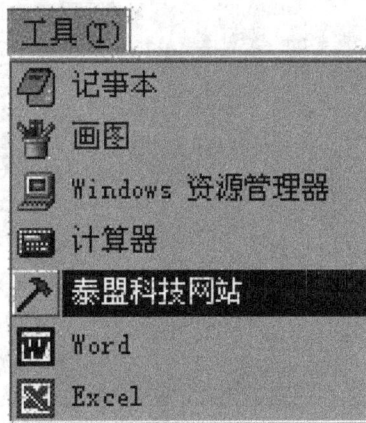

图 1-1-50　工具下拉式菜单

网络菜单中包括有连接、发送消息、请求消息、请求数据、停止数据、网络关机和设置地址命令。对学生机有效的命令是:连接、发送消息、设置地址 3 个命令;而对教师机有效的命令包括:发送消息、请求信息、请求数据、停止数据和网络关机 5 个命令。这是使用网络支持教学的一个小软件,具体内容这里就不一一解述,想进一步了解者可参照 BL-420 软件界面中的帮助选项。

(8) 窗口菜单:用鼠标单击顶级菜单条上的"窗口"菜单项时,"窗口"下拉式菜单将被弹出,参见图 1-1-52。

实验模块参数对话框:窗口菜单中包括有参数设置窗口、X-Y 输入窗口、图形剪辑窗口、层叠、平铺、排列图标和正在使用窗口 7 个命令。选择性介绍如下所述。

1) 参数设置窗口:"参数设置窗口"命令的设计目的是为了在实验过程中改变某些有自选参数设置的实验模块的初始参数设置。

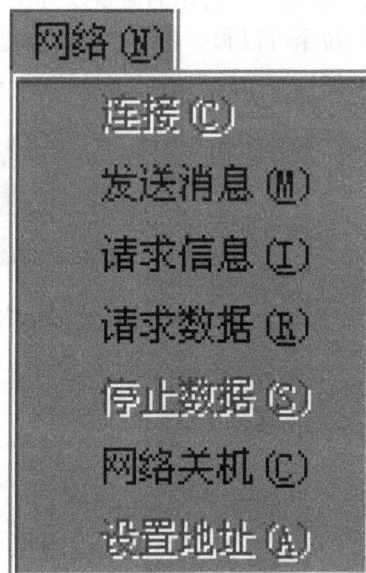

图 1-1-51　网络下拉式菜单

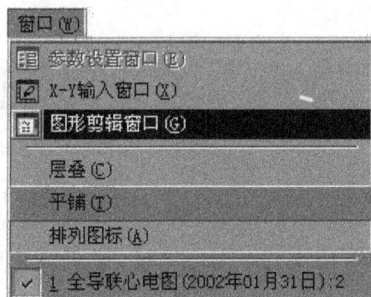

图 1-1-52　窗口下拉式菜单

参数设置窗口是针对某些有自选参数设置的实验模块而言的,这正如添加特殊实验标记一样,只有在需要参数设置的实验模块中,参数设置窗口菜单选项才有效。正是由于这个命令针对的是不同的实验模块,因此,其每次弹出的对话框不是固定的,而是针对选定实验模块的。比如,进行"刺激强度与反应的关系"实验,那么,选择"参数设置窗口"命令将弹出"设置刺激强度与反应的关系"对话框,参见图 1-1-53。在实验过程中,如果需要改变该实验模块初始设置的实验参数,

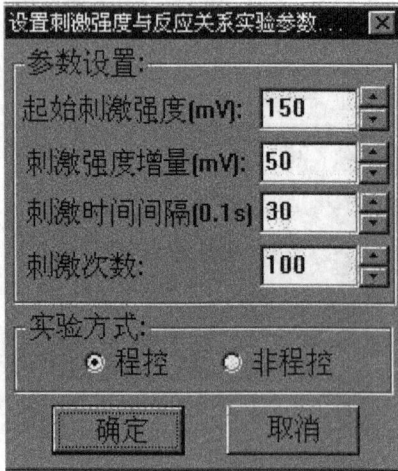

图 1-1-53　设置刺激强度与反应关系

那么可以通过"参数设置窗口"菜单命令打开这个对话框,重新输入实验参数。

2)图形剪辑窗口:图形剪辑窗口命令用于进入图形剪辑窗口。此图形剪辑窗口相当于 Windows 里的画图,里面只是稍作改造而已。

3)层叠:层叠命令是针对 Windows 操作系统窗口中的通用命令,Windows 的大部分应用程序都支持这个命令。它是将多个窗口重叠排列,参见图 1-1-54。

(9)帮助菜单:帮助菜单为系统的在线帮忙系统,提供和解答一些关于系统和应用的问题。

4. 工具条　首先笔者对整个工具条进行简单介绍,参见图 1-1-55。

工具条和命令菜单的含义相似,它也是一些命令的集合。但是它和命令菜单又有些差异,具体来讲,它是把一些常用的命令以方便、直观(图形形式)的方式直接呈现在使用者面前,它所包含的命令可以和命令菜单中的重复,也可以不同,但是它所包含的命令应该是常用的,这是图形化操作系统提供给用户的另一种命令操作方式。

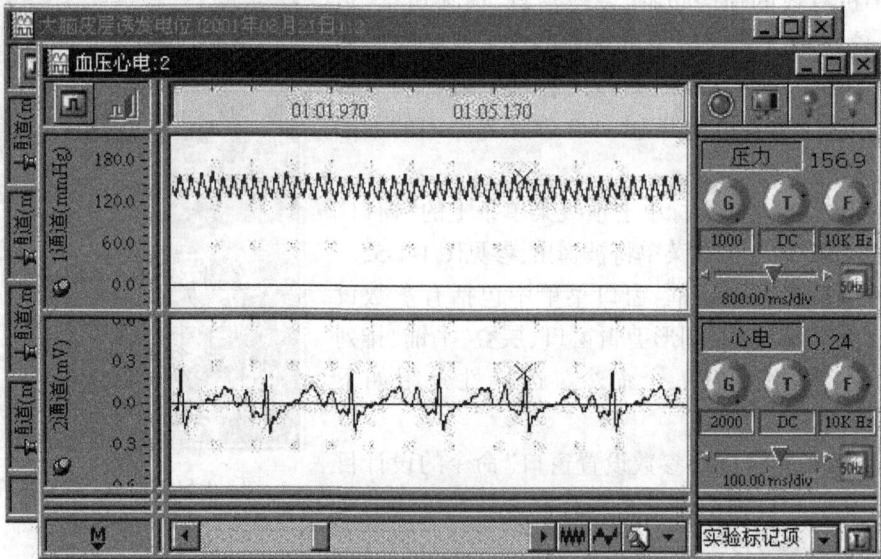

图 1-1-54　层叠窗口示意图

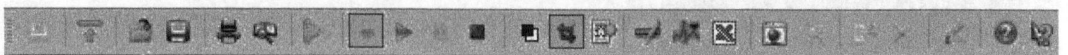

图 1-1-55　工具条

工具条上的每一个图形按钮被称为工具条按钮,每一个工具条按钮对应一条命令,当工具条按钮以雕刻效果的图形方式显示时,表明该工具条按钮不可使用,此时,它对用户的输入没有反应;否则,它将响应用户输入。

　　BL-420 软件的工具条上一共有 24 个工具条按钮,也就是说它们代表着 24 条不同的命令。这些命令(从左向右)分别代表着系统复位、拾取零值、打开、另存为、打印、打印预览、打开上一次实验设置、数据记录、开始、暂停、停止等命令。下面将对主要工具条按钮命令做介绍,当在做实验时,可能更多的是使用工具条命令而非不常用的菜单命令,因此,有必要对工具条命令做全面而深入地了解。

　　■系统复位

　　选择系统复位命令将对 BL-420S 生物机能实验系统的所有硬件及软件参数进行复位,即将这些参数设置为默认值。

　　■拾取零值

　　选择拾取零值命令是在系统运行时,传感器无法调零情况下,软件强行将其信号回归至零位。

　　■打开反演数据文件

　　该命令与"文件"菜单中的"打开"命令功能相同,请参阅本章前面的相关章节。

　　■另存为

　　该命令与"文件"菜单中的"另存为"命令功能相同,请参阅本章前面的相关章节。

　　■打印

　　该命令与"文件"菜单中的"打印"命令功能相同,请参阅本章前面的相关章节。

　　■打印预览

　　该命令与"文件"菜单中的"打印预览"命令功能相同,请参阅本章前面的相关章节。

　　■打开上一次实验设置

　　该命令与"文件"菜单中的"打开上一次实验设置"命令功能相同,请参阅本章前面的相关章节。

　　■记录

　　"记录"命令是一个双态命令,所谓双态命令是指每执行该命令一次,其所代表的状态就改变一次,这就好像是一盏电灯的开关,这种命令通过按钮标记的不同变化来表示两种不同的状态。当记录命令按钮的红色实心圆标记处于蓝色背景框内时,说明系统现在正处于记录状态,否则系统仅处于观察状态而不进行观察数据的记录。

　　■启动

　　选择该命令,将启动数据采集,并将采集到的实验数据显示在计算机屏幕上;如果数据采集处于暂停状态,选择该命令,将继续启动波形显示。

　　■暂停

　　选择该命令后,将暂停数据采集与波形动态显示。

　　■停止实验。

　　选择该命令,将结束当前实验,同时发出"系统参数复位"命令,使整个系统处于开机时的默认状态,但该命令不复位您设置的屏幕参数,如通道背景颜色、基线显示开关等。

　　■切换背景颜色

　　选择该命令,显示通道的背景颜色将在黑色和白色这两种颜色中进行切换。

　　■格线显示

这是一个双态命令,当波形显示背景没有标尺格线时,单击此按钮可以添加背景标尺格线;当波形显示背景有标尺格线时,单击此按钮可以删除背景标尺格线。

■ 同步扫描

这是一个双态命令,当这个按钮按下时,所有通道的扫描速度同步调节,这时,只有第一通道的扫描速度调节杆起作用;当不选择同步扫描时,各个显示通道的扫描速度独立可调。

另外,数据分析通道的扫描速度一般与被分析通道的扫描速度同步调节。

■ 区间测量

该命令用于测量任意通道波形中选择波形段的时间差、频率、最大值、最小值、平均值、峰峰值、面积、最大上升速度(d_{max}/dt)及最大下降速度(d_{min}/dt)等参数,测量的结果显示在通用信息显示区中。

区间测量的具体操作步骤如下所述。

1)选择本菜单命令项或选择工具条上的区间测量命令,此时将暂停波形扫描。

2)将鼠标移动到任意通道中需要进行区间测量的波形段的起点位置,单击鼠标左键进行确定,此时将出现一条垂直直线,它代表人们选择的区间测量起点。

3)当移动鼠标时,另一条垂直直线出现并且它随着鼠标的左右移动而移动,这条直线用来确定区间测量的终点。当这条直线移动时,在通道显示窗口的右上角将动态地显示两条垂直直线之间的时间差,单击鼠标左键确定终点。

4)此时,在两条垂直直线区间内将出现一条水平直线,该直线用来确定频率计数的基线,参见图1-1-56,该水平基线将随着鼠标的上下移动而移动,并且该水平直线所在位置的值将显示在通道的右上角,按下鼠标左键确定该基线的位置,完成本次区间测量。

5)重复上面的步骤"2)~4)"对不同通道内的不同波形段进行区间测量。

6)在任何通道中按下鼠标右键都将结束该次区间测量。

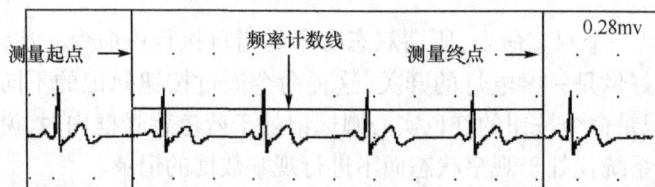

图 1-1-56 区间测量示意图

■ 心功能参数测量

该命令用于手动测量一个心电波形上的各种参数,包括心率、R 波幅度、ST 时段等 13个参数。这是一个开关命令,只有在命令打开状态下方可测量。

■ 选择波形放大

在实时实验或波形反演时,如果人们想查看某一段波形的细节,可以使用这个命令。具体的操作方法是:先从波形显示通道中选择想放大的波形段,当使用区域选择功能选择波形段后,这个命令变得可用,用鼠标单击此命令,将弹出波形放大对话框,

■ 数据剪辑

数据剪辑是指将人们选择的一段或多段反演实验波形的原始采样数据按 BL-420S 的数

据格式提取出来,并存入到指定名字的 BL-420S 格式文件中。

✖ 数据删除

数据删除命令与数据剪辑命令的功能相似,均是从原始数据文件中选取有用数据,然后将有用数据另存为一个与原始数据格式相同的其他文件。但它们选择数据的方法不同,数据剪辑利用选取的波形构成一个新的数据文件,是在大量的原始数据中选择少量的有用数据;数据删除则是将选取的波形全部从原始文件中剔除,用剩余的原始数据构成一个新的数据文件,适用于从原始数据文件中剔除少量的无用数据。

▬ 添加通用标记

在实时实验过程中,当人们单击该命令,将在波形显示窗口的顶部添加一个通用实验标记,其形状为向下的箭头,箭头前面是该标记的数值编号,编号从 1 开始顺序进行,如“20↓”,箭头后面则显示添加该标记的时间。

BL-420 软件其他部分说明。

(1)顶部窗口:顶部窗口位于工具条的下方,波形显示窗口的上面。顶部窗口由 4 部分组成,他们分别是:当前选择通道的光标测量数据显示,启动刺激按钮,特殊实验标记编辑及采样率选择按钮,参见图 1-1-57。

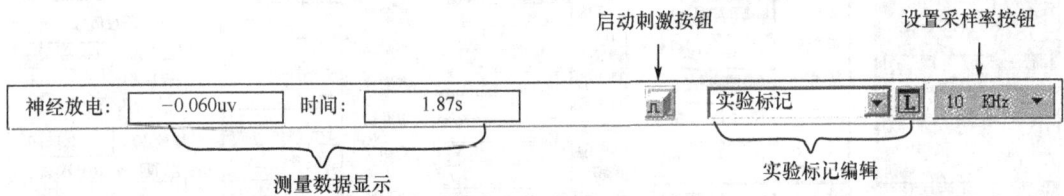

图 1-1-57 顶部窗口

(2)标尺调节区:BL-420 软件显示通道的最左边为标尺调节区,参见图 1-1-58。每一个通道均有一个标尺调节区,用于实现调节标尺零点的位置及选择标尺单位等功能。

(3)Mark 标记选择区:Mark 标记选择区在 TM_WAVE 软件窗口的左下方,位于标尺调节区的下面,参见图 1-1-59。

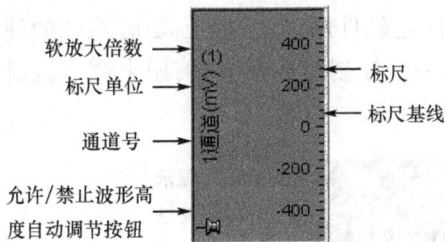

图 1-1-58 标尺调节区

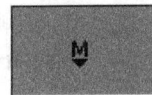

图 1-1-59 Mark 标记选择区

Mark 标记是用于加强光标测量的一个标记,该标记单独存在没有意义,它只有与测量光标配合使用时才能完成简单的两点测量功能。如果测量光标与 Mark 标记配合,那么当测量光标移动时,它将测量 Mark 标记和测量光标之间的波形幅度差值和时间差值(测量的结果前加一个 Δ 标记,表示显示的数值是一个差值)。

(4)分时复用区:在软件主界面的最右边是一个分时复用区,参见图 1-1-60。在该区域内包含有五个不同的分时复用区域:控制参数调节区、显示参数调节区、通用信息显示区、专用信息显示区及刺激参数调节区;它们通过分时复用区底部的切换按钮进行切换。◎按钮用于切换到控制参数调节区,█按钮用于切换到显示参数调节区,█按钮用于切换到通用信息显示区,█按钮用于切换到专用信息显示区,█按钮用于切换到专刺激参数调节区。

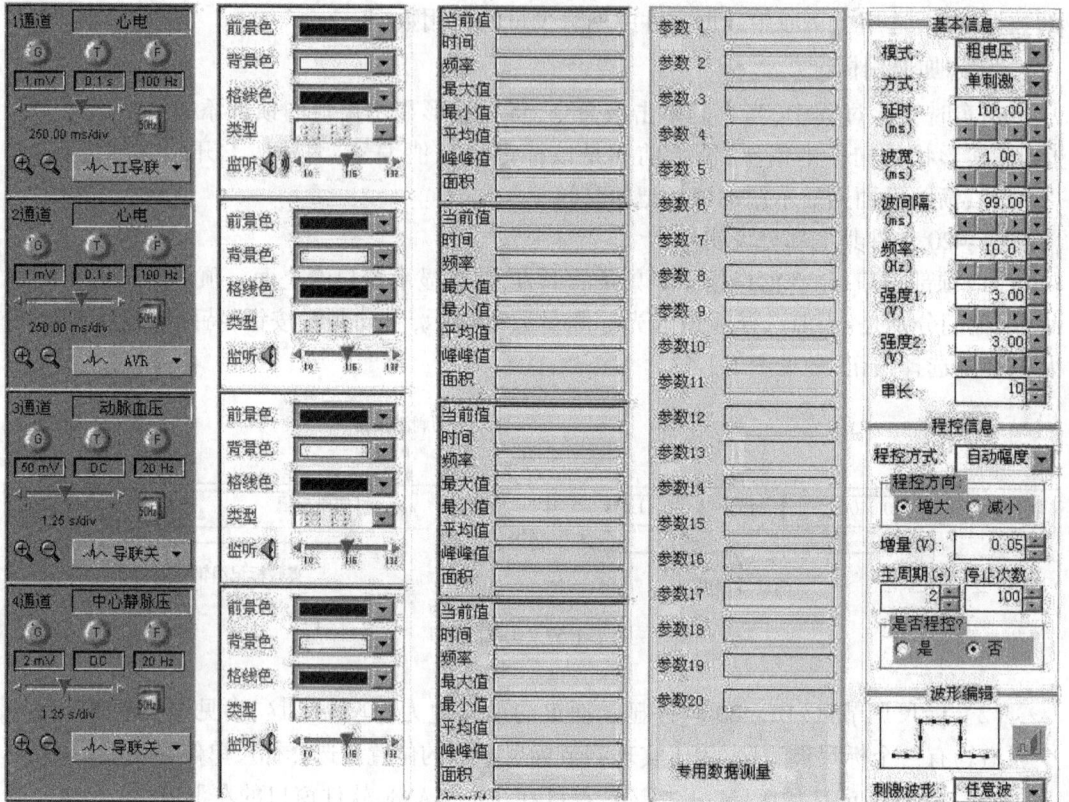

图 1-1-60 分时复用区

(5) 控制参数调节区:控制参数调节区是软件用来设置 BL-420S 系统的硬件参数及调节扫描速度的区域,对应于每一个通道有一个控制参数调节区,用来调节该通道的控制参数,参见图 1-1-61。

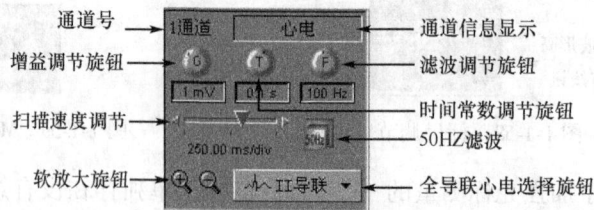

图 1-1-61 一个通道的控制参数调节区

(6) 显示参数调节区:用来调节每个显示通道的显示参数及硬卡中该通道的监听器音量。本来监听音量是属于硬件参数的调节范畴,应该设计在控制参数调节区域内,但考虑到控制参数调节区域内调节旋钮太多,已经无法放置下监听音量调节器,而且监听音量调节器使用的频率很低,仅在神经放电实验中使用,所以将该硬件参数的调节设计到不太常用的显示参数调节区的底部,参见图1-1-62。

(7) 通用信息显示区:用来显示每个通道的数据测量结果,参见图1-1-63。

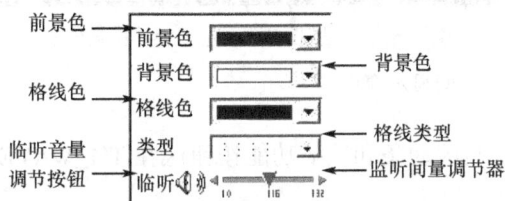

图 1-1-62　显示参数调节区

图 1-1-63　通用信息显示区

(8) 专用信息显示区:用来显示某些实验模块专用的数据测量结果,参见图1-1-64。有些实验模块,如血流动力学实验模块、心肌细胞动作电位实验模块等,需要测量的参数是专门设计的,此时通用信息已经不能满足它们的需要,所以为这些实验专门设计了特殊的分析方法,分析结果则显示在专用信息显示区中。

刺激参数调节区中列举了要调节的刺激参数,在讲解刺激参数调节前,人们应该先了解一下刺激器中各个参数的意义,参见图1-1-65。

(9) $t1$(延时):刺激脉冲发出之前的初始延时(范围:0~6s,单位:ms)。

(10) $t2$(波间隔):双刺激或串刺激中两个脉冲波之间的时间间隔(范围:0~6s,单位:ms)。

(11) $t3$(延时2):在连续刺激中,连续刺激脉冲之间的时间间隔,可与 $t1$ 相等,也可以不等(范围:0~6s,单位:ms),在显示中,该参数将被换算为频率,换算公式如式1-1-2所示。

$$F = 1/(t3+w) \qquad 式1-1-2$$

其中,F 为频率(单位:Hz),t3 和 w 的单位是 s。

(12) W(波宽):刺激脉冲的宽度(范围:0~2000ms,单位:ms)。

(13) H1(强度1):单刺激、串刺激中的刺激脉冲强度,或双刺激中第一个刺激脉冲的强度(范围 0~35V,单位:V)。如果人们选择的刺激模式为电流刺激,那么它表示第一个刺激脉

图 1-1-64　专用信息显示区

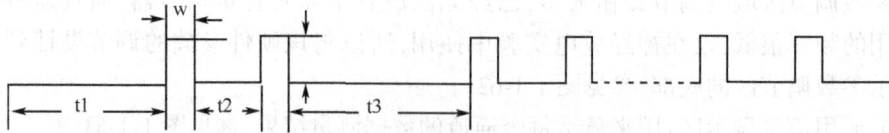

图 1-1-65　刺激器参数分析示意图

冲的电流强度(范围 0 ~ 10mA,单位:mA)。

(14) H2(强度2):双刺激中第二个刺激脉冲的强度(范围 0 ~ 35V,单位:V)。如果人们选择的刺激模式为电流刺激,那么它表示第二个刺激脉冲的电流强度(范围 0 ~ 10mA,单位:mA)。

(15) 时间显示窗口说明:BL-420S 生物机能实验系统软件在显示窗口底部加入了一个时间显示窗口,用于显示记录波形的时间,参见图 1-1-66。

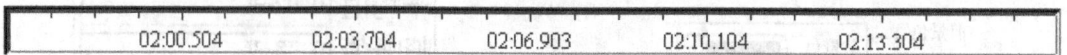

图 1-1-66　时间显示窗口

(16)滚动条和数据反演功能按钮区说明:滚动条和反演功能按钮区在 TM_WAVE 软件主窗口通道显示窗口的下方,参见图 1-1-67。

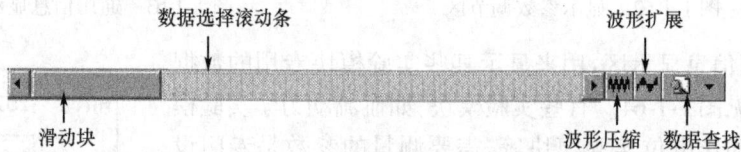

图 1-1-67　滚动条和数据反演功能按钮区

注:压缩;扩展;![](反演数据查找菜单按钮

(17) 状态条说明:状态条用于显示提示信息、键盘状态及系统时间等,参见图 1-1-68。

图 1-1-68　状态条

(三) PowerLab 系统

PowerLab 系统由澳大利亚 ADinstrument Pty Ltd 公司出品。它是一种 Windows 操作平台的电脑化的生物信号数据采集和分析系统,有 2、4、8 和 16 通道各种型号可供按实验需要应用(图 1-1-69)。PowerLab 系统作为高品质的系列产品,目前在国内还属于科研应用为主的贵重仪器。

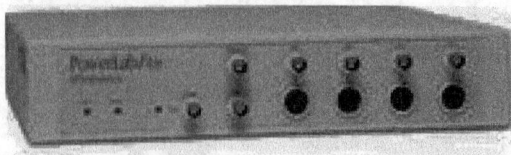

图 1-1-69　PowerLab/4sp 主机

PowerLab 系统为独立于电脑的外置式仪器,由信号处理和功能放大两部分。与计算机组合以后,信号处理部分可将 < 10mV 的各种仪器信号进行数据的转换和多种分析处理。功能放大为专用的放大器组件,型号多样而适合不同实验需求购买

需要的组件,逐步建设成实验系统。

(四) YLS-1A 多功能小鼠自主活动记录仪

操作规程如下所述。

(1) 时钟设定:按时钟键输入当前时间,每按一下时钟键分别切换输入时钟年、月、日、时、分、秒和退出时钟设定。输入为年、月、日时分隔符":"不显示,输入时、分、秒时显示":"。当前输入项在显示屏上闪动,按下面的"+"或"−"键改动当前显示数据,当按住"+"或"−"键不放约 0.8s 后,进入快速更改数据状态,显示数据快速变化,直到放开按键为止。

该仪器的时钟为永久性时钟,在断电状态下,机内的电池可使时钟运行 10 年,时钟的误差在 25℃ 下为每月小于 1min。

(2) 计数定时和方波输出延时设定:按定时键设置计数定时和方波输出延时,每按一下分别切换计数时间,时、分,计数记录时间间隔,时、分和方波输出延时,分、秒。在设置计数时间时、分时,时钟显示屏秒个位和十位显示 2 个"−",在设置打印记录时间间隔时,仅在秒的个位显示 1 个"−",十位不显示,以区分两个不同的输入项目。在设置方波输出延时时,在时钟的时高位显示一个方波标志:一个"ⁿ"形。当前的输入项在显示屏闪动,按下面的"+"或"−"更改当前显示数据,与时间设定一样,当按住"+"或"−"键不放约 0.8s 后,进入快速更改数据状态,显示数据快速变化,直到放开按键为止。

要注意的是因为存储器容量的限制,每个运行计数可以打印记录的中间数据最多只能是 21 组,所以在打印记录时间间隔时一定大于等于总计数时间的 1/21,最好在设置时把打印记录时间间隔设为总记录时间的 1/20 以内,如设定计数时间 10h,则打印记录时间间隔要大于等于 30min,否则打印记录数据要超过 20 组。

(3) 用于活动计数:使用活动计数时应关闭方波输出,按计数键开始活动计数,这时计数指示灯亮,时钟显示屏显示计数倒计时,活动计数显示屏显示活动计数、计数室显示屏指示计数室,对于 5 个计数室的计数数据可以手动切换,也可以自动切换,在显示计数的情况下,按轮询键(小于 1.5s)手动切换当前显示的计数室,按轮询键 1.5s 以上则切换到自主轮询状态,轮询指示灯亮,每隔 3s 自动切换当前显示的计数室,如果再按轮询键 1.5s 以上,又转到手动轮询状态。

在计数状态下按一下暂停键,暂停指示灯亮,这时计数过程暂停,活动不被记录,同时计数倒计时也暂停,这一功能主要用于在需要对小鼠作临时性的操作,可以避免操作的干扰信号被记录,在非计数状态下暂停键无效。

当倒计时到"0 时 0 分 0 秒"时计数过程自动结束,倒计时未到时间,也可以按结束键,手动强制结束计数。

(4) 活动计数的数据记录与打印:该仪器一直保存最后一次的计数记录。仪器通电后即显示最后一次记录数据的最后结果,可以随时把记录结果通过打印机打印出来,按一下打印键(不超过 5s),打印最后一次的计数记录。如果按住打印键,超过 5s 钟,将打印前一次的记录结果。注意:请在计数结束后按打印键,打印结果,否则将得不到完整打印结果。

(五) 离心机操作规程

操作规程如下所述。

1. 离心前

（1）先检查离心机转头是否有裂痕。若有裂痕则不能使用该转头。

（2）将要离心的物质和离心管在天平上平衡。

（3）将平衡好的离心管对位放置，盖好离心机盖。

（4）接通电源。

（5）按说明书设定离心转速、离心时间、离心温度。

（6）转速设定不能超过转头允许的最大转速。

2. 离心中

（1）人员不得随意离开，时刻注意离心机的声音，若有异常必须立即停止离心。

（2）注意观察离心转速、离心温度是否达到要求。

3. 离心后

（1）必须等离心机完全停止运转后，再打开离心机盖，取出离心管。

（2）擦去离心腔内的水珠，以及转头上的液体。

（3）盖好离心机盖，关闭离心机上的电源开关，切断电源，离心结束。

（六）传感器（或换能器）

1. 传感器的定义、作用和分类　医用传感器是把机体药理活动的信息转换成与之有确定函数关系的电信息的变换装置。它是医学仪器中与机体进行直接耦合的环节，其功能是把机体药理信息拾取出来，以便进一步实现传输、处理和显示（图1-1-70）。

2. 药理学实验中最常用的几种传感器

（1）压力传感器图：用半导体应变片或电阻丝应变片制作。它们通常安装于惠斯登（Wheatstone）电桥的线路中（图1-1-71）。图中 $R_1 \sim R_4$ 分别为4个电阻，在正常情况下 $R_1 = R_2$，$R_3 = R_4$，所以在 Y 点和 Z 点之间不存在电位差（e_0），此为电桥平衡。如果 R_1 和 R_4 的阻值增加，而同时 R_2 和 R_4 的阻值降低，那么 Y 点和 Z 点之间便可记录到与电阻的变化成比例的电位差图。

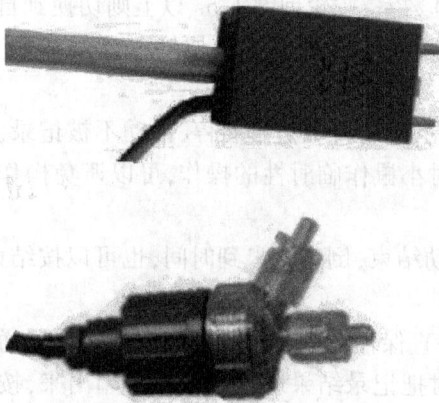

图 1-1-70　张力传感器和压力传感器　　　　图 1-1-71　惠斯登电桥电路

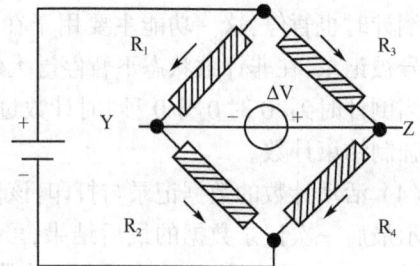

压力传感器是用一种力敏元件电阻丝应变片制成。力敏元件具有压阻效应，受拉伸长时阻值增大，受压缩短时阻值变小的特性。压力换能器主要由承受压力的压力室和应变片组成。压力室用金属波纹片或橡皮薄膜制作，整体的压力室端有两个开口，用于灌注压缩性极小的液体排气及连接插管，另一端内装丝应变惠斯登电桥和与仪器相连的标准插口。

1）用途和原理:压力传感器主要用于测量血压、心内压、颅内压、胸腔内压、胃肠道内压、眼内压等。传感器内部有一平衡电桥,该电桥由敏感元件组成,它可以把压力的变化转化为电阻率的变化。当外界无压力时,电桥平衡,传感器输出为零。当外界压力作用于传感器时,敏感元件的电阻值发生变化,引起电桥失衡,导致传感器产生电信号输出。电信号的大小与外加压力的大小呈线性相关。

2）使用方法和注意事项

A. 将传感器与主机接好,启动并预热 15～20min 后,将系统调到零位即可开始测压。

B. 注意传感器的工作电压与供电电压是否一致。

C. 传感器有一定的测压范围,使用时应注意被测压力的大小。对超过检测范围的待测压力不能进行测量。

D. 进行液体耦合压力测量时,先将传感器透明球盖内充满抗凝剂稀释液,注意将传感器透明球盖及测压导管内的气泡排净,以免引起压力波形失真。注液时应首先检查导管是否通畅,避免阻塞形成死腔,引起高压而损坏传感器。

E. 进行无菌测量时,推荐使用浸泡法或气体熏蒸法消毒,避免使用煮沸法消毒。

F. 不要用手指或硬物猛压感压膜片,以免损坏传感器。

G. 避免猛力撞击或击打传感器。

H. 测量过程中如需进行零位校准,可以采用两个医用三通阀分别接于传感器两个接嘴上,其中一个用来沟通大气压即可。

I. 进行液体耦合测压时应使传感器处于固定的位置,尽可能保持液压导管的开口处与传感器的感压面在同一水平面上或有一个固定的距离,从而避免静水柱误差的引入。

J. 在压力传感器构成闭合测压管道系统时,严禁用注射器从侧管向闭合测压管道内用力推注,以免损坏传感器。用后清洗传感器并置于干燥无毒无腐蚀的容器内。

（2）张力传感器

1）用途与原理:主要用于记录肌肉收缩曲线。其工作原理与压力传感器相似。张力传感器把张力信号转换电信号输入。

2）使用方法

A. 传感器的安装方向说明:根据测量方向、将传感器的固定杆固定在合适的支架上,既要保证方向和力的敏感梁(弹簧片)的平面垂直,又要保证传感器的受拉方向正确。测力方向指向弹簧片引出口间隙较大的一方。

B. 传感器的标定:将传感器固定在合适的支架上,将固定杆的固定平面向下并使梁保持水平,将传感器与主机接好通电预热 10min 后按等重量(满量程的五分之一)加砝码到满量程,这时在记录器上得到相应的等距离的标定线(注意:在正式标定前,先用满量程砝码预压两次。传感器的辅助调零电位器在传感器外壳侧面沉孔中)。

C. 用毕后,从架上拆下传感器,清理干净。严禁用超负荷的力量拆卸传感器。

3）注意事项

A. 测力时过负荷量不超过满量程的 20%。

B. 传感器内不得灌入液体,否则将可能损坏。

C. 传感器避免打击和撞击,调零时不得用力太大,否则电位器易损坏;传感器不得摔打或抛扔,以免损坏。

D. 使用时,应保证测力的方向正确。

E. 二次仪表式传感器电源变更时,应重新标定。

(3)热敏电阻式呼吸频率传感器:在临床或科研工作中,有时并不需要测量全部的呼吸参数,而只要测量呼吸频率,以此作为一种监视指标。这种单一功能的传感器因为不要求严格的定量测量,所以方法原理都比较简单。

图1-1-72是热敏电阻式呼吸频率传感器的测量线路图。其中桥臂电阻 R_1 和 R_2 为标准电阻,且 $R_1=R_2$,R_4 为调零电阻。热敏电阻 R_3 是电桥的一个测量臂,它放在呼吸气流的通路中。呼吸气流流过热敏电阻时,改变了传热条件,使热敏电阻的温度随呼吸周期发生周期性变化,从而使热敏电阻的阻值发生周期性的变化。经过测量电桥,又将热敏电阻阻值的变量转换成与呼吸周期同步的交变电压信号。电桥输出的这个变电压信号频率即为呼吸频率。

使用前调节 R_4 值,使它与热敏电阻的静态阻值相等,这时电桥处于平衡状态,输出为零。所谓静态,是指没有呼吸气流通过的静止状态。因为热敏电阻具有较高的温度灵敏度,易受环境温度的影响,环境温度不同时热敏电阻静态阻值也不一样,所以每次使用时都应该事先根据环境温度的变化调节电阻 R_4。桥路中的电阻 R_5 是用来调节电桥灵敏度的。

图1-1-73是热敏电阻式呼吸频率传感器的结构示意图。热敏电阻安放在夹子的平直片前端外侧,使用时,只要将夹子轻轻夹住鼻翼,并使热敏电阻置于鼻孔之中即可。

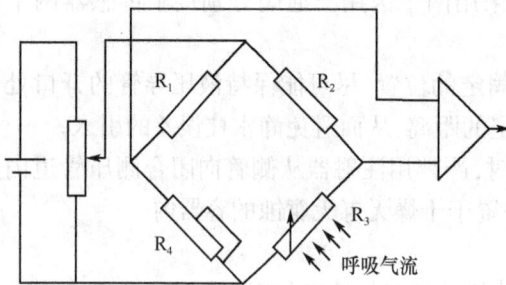

图1-1-72 热敏电阻式呼吸传感器线
路图及结构示意图

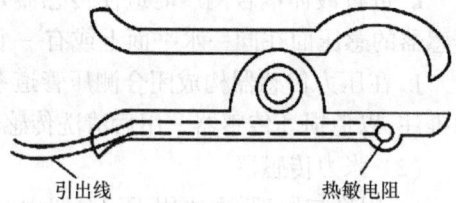

图1-1-73 热敏电阻式呼吸频率传感
器结构示意图

(七)常用实验手术器械的使用

1. 蛙类手术器械

(1)金属探针:用于破坏蛙类的脑和脊髓。

(2)剪刀:普通粗剪刀用于剪皮肤、肌肉和骨等粗硬组织;细剪刀或眼科剪刀用于剪神经、血管和心包膜等细软组织。禁用眼科剪刀剪皮肤、肌肉或其他粗硬物。

(3)镊子:圆头镊子对组织损伤较小,用于夹捏组织和牵提切口;有齿镊子用于夹捏骨头和剥脱蛙皮;眼科镊子有直、弯两种,可用于分离神经、血管和夹捏细软组织。但切不可用镊子直接夹捏或牵提神经血管。

(4)玻璃分针:用于分离血管、神经等组织,不可用力过猛,以防折断。

(5)蛙心夹:使用时将蛙心夹的一端夹住蛙心尖部,另一端借助缚线连于换能器,以描记心脏的舒缩活动。

(6)蛙板:用于固定蛙类,以便进行解剖和实验。板上有多个圆孔,用以在镜下观察蛙舌、肠系膜微循环。制备神经肌肉标本时,可将蛙腿用大头针固定在蛙板上,并应在蛙腿下垫一块玻璃片进行操作。

(7) 锌铜弓(锌铜叉):制备神经肌肉标本时常用它对标本施加刺激,以检查其兴奋性,或用它来刺激神经以判断支配肌肉的神经分支。

2. 哺乳类手术器械

(1) 手术刀:用于切开皮肤和脏器。常用手术刀由刀片和刀柄组成。根据手术的部位与性质,可以选用大小、形状不同的手术刀片。刀片宜用血管钳夹持安装,避免割伤手指(图1-1-74)。刀柄一端为一良好的钝性分离器,可以用于分离组织,或用以显露手术视野深部。常用的执刀方法有4种(图1-1-75)。

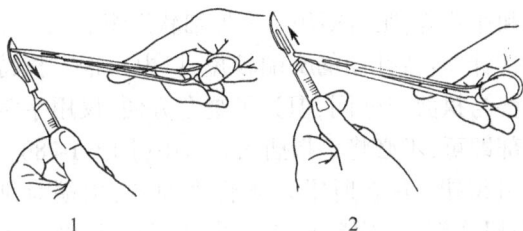

图1-1-74 安装、取下刀片法
1. 安刀片法;2 取刀片法

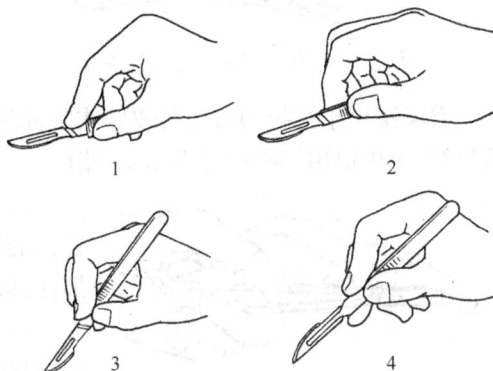

图1-1-75 执刀方法
1. 执弓式;2 握持式;3 执笔式;4 反挑式

1) 执弓式:是一种常用的执刀方法,动作范围广而灵活,用于腹部、颈部或腹部的皮肤切口。

2) 握持式:用于用力较大、切口范围较广的切口,如切开较长的皮肤、截肢等。

3) 执笔式:用于用力轻柔而操作精巧,小而精确的切口,如眼部手术,局部神经、血管,作腹膜小切口等。

4) 反挑式:使用时刀口朝上,常用于向上挑开组织,以免损伤深部组织。

(2) 剪刀:有手术剪刀、眼科剪刀、普通粗剪刀。又有大小、类型(直弯、尖头及圆头)长短之分。持剪的方法是以拇指和无名指分别插入剪柄的两环中,中指放在无名指指环前面的外方柄上,食指轻压在剪柄和剪刀交界处(图1-1-76)。

1) 弯手术剪刀:用于剪毛;直手术剪刀用于剪神经、血管、脂肪、肌肉等组织。

2) 眼科剪:常用于剪包膜、神经,或剪开血管、输尿管以便插管,禁用眼科剪刀剪皮肤、肌肉、骨骼等。

3) 普通粗剪刀:用于剪毛、皮肤、骨骼或剪破组织。

(3) 止血钳:有大小、直弯、有齿、无齿之分。根据止血部位不同,所需的止血钳类型不同。执钳方法与手术剪同。

1) 直止血钳、无齿止血钳:主要用于手术浅部止血,也可用于浅部的组织分离。有齿止血钳主要用于强韧组织的止血、提起切口处的皮肤等,不能用于皮下止血。

2) 弯止血钳:主要用于手术深部组织或内脏止血,不宜用于夹持血管、神经及脆弱的组织。

3) 蚊式止血钳:适用于分离小血管及神经周围的结缔组织及小血管止血,不宜用于夹持大块或坚硬组织。

（4）镊子：分有齿和无齿两类，大小长短不一，可根据手术需要选用。执镊方法用拇指对食指和中指，不宜握于掌心内（图1-1-77）。

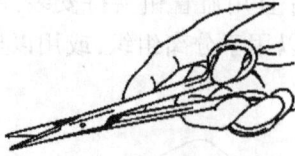

图1-1-76　执剪姿势图

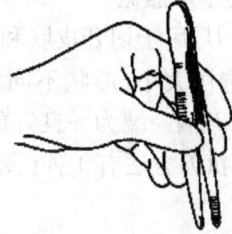

图1-1-77　执镊姿势

有齿镊用于牵拉切口处的皮肤或坚韧的筋膜、肌腱，不可用于夹捏内脏及血管、神经等软组织；无齿镊用于夹捏皮下组织、脂肪、黏膜和血管等；眼科镊用于夹捏细软组织。

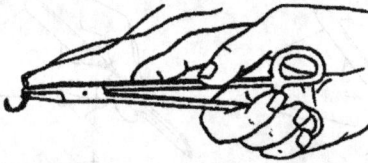

图1-1-78　执持针器姿势

（5）持针器：持针器的头端较短，口内有槽。执持针器的姿势与执剪刀略同，但为了缝合方便，仅用手掌握住其环部即可，不必将手指插入环口中（图1-1-78）。

（6）组织钳（爱立斯钳）：弹性大而软，尖端有细齿，对组织损伤轻微，用于夹持皮肤、皮下组织及手术野铺巾。

（7）缝针：有大小、直弯、圆三角之分。圆针用于内缝组织，三角针用于缝合皮肤。

（8）骨钳：有剪刀式和小碟式两种。用于打开颅腔和骨髓腔时咬切骨质，剪刀式适用于咬断骨质，小碟式适用于咬切骨片。

（9）颅骨钻：用于开颅钻孔用。

（10）动脉夹：用于夹闭动脉以阻断动脉血流，以便插动脉插管；还可用于兔耳缘静脉注射针头。

（11）各种插管："Y"形管为气管插管，可根据动物的气管大小而选择。用于急性动物实验时插入气管，以保证呼吸道通畅；用粗细不同的塑料管制成的插管，可作动脉、静脉、输尿管插管之用。

第二章 药理学总论实验

实验一 影响药物作用的因素

一、剂型对药物作用的影响

【目的】

比较两种剂型的士的宁对蟾蜍作用的差异。

【原理】

药物的剂型不仅对药物的代谢动力学有重要影响,有时还会引发药效学的改变。本实验通过不同剂型影响等剂量中枢兴奋药士的宁的吸收过程,从而引发药物作用效应的不同来考察药物剂型对药物作用的影响。

【实验材料】

(1)动物:蟾蜍2只。

(2)药品:0.2%士的宁水溶液,0.2%士的宁胶浆液(含羧甲基纤维素2.5%)。

(3)器材:天平,注射器,手术灯。

【方法与步骤】

(1)取蟾蜍2只,称重,以棉线系足作记号。

(2)胸淋巴囊内注射给药,1只给予0.2%士的宁水溶液,剂量10 mg/kg;另1只给予0.2%士的宁胶浆液,剂量亦为10 mg/kg。

(3)注射后,将蟾蜍置于手术灯下,经常加以触动,直至出现强直性惊厥。

(4)分别记录两只蟾蜍的潜伏期及惊厥程度。

【结果与处理】

将上述观察到的结果填入表1-2-1,并对全班各组的潜伏期数据进行统计分析。

表1-2-1 两种剂型对蟾蜍惊厥的影响

剂型	体重/g	潜伏期/min	惊厥程度
水溶液			
胶浆液			

二、给药途径对药物作用的影响

【目的】

观察不同给药途径对药物作用的影响。

【原理】

药物的给药途径不仅对药物的代谢动力学有重要影响,有时还会引发药效学的改变。不同的给药途径其药物吸收快慢不一,生物利用度也不完全一样。同为中枢兴奋药,可引起动物兴奋、惊厥或死亡。本实验通过不同给药途径给予等剂量的二甲氟林,观察其药效学特征来考察给药途径对药物作用的影响。

【实验材料】

(1) 动物:小鼠3只,体重18～22 g,同一性别。

(2) 药品:0.04% 二甲氟林溶液。

(3) 器材:天平,注射器,手术灯。

【方法与步骤】

动物称重,标记。每鼠给药剂量均为 8 mg/kg。甲鼠灌胃给药,乙鼠皮下注射,丙鼠则为腹腔注射。仔细观察动物反应,记录各鼠的潜伏期和惊厥程度。

【结果与处理】

将上述观察到的结果填入表1-2-2,并结合全班的实验结果填入表1-2-3,比较三种给药途径与药物反应的出现时间和惊厥程度,进行统计分析。

表1-2-2　不同给药途径对药物作用的影响

鼠号	剂量/(mg/kg)	给药途径	潜伏期/min	惊厥程度
甲				
乙				
丙				

表1-2-3　不同给药途径对动物产生惊厥作用潜伏期的影响/min

给药途径	1	2	3	4	5	6	7	8	$\bar{x} \pm s$
灌胃									
皮下注射									
腹腔注射									

三、肝脏功能状态对药物作用的影响

【目的】

(1) 观察肝功能状态对药物作用的影响。

(2) 学习筛选保护肝功能药物的方法。

【原理】

四氯化碳是一种肝脏毒物,其中毒动物常被作为中毒性肝炎的动物模型,用于筛选保肝药。戊巴比妥钠是镇静催眠药,主要经肝代谢。本实验主要用四氯化碳诱导肝功能障碍,从而影响戊巴比妥钠的药物代谢动力学,进而影响药物作用。

【实验材料】

（1）动物:小鼠2只。

（2）药品:四氯化碳原液,0.3%戊巴比妥钠。

（3）器材:天平,注射器,手术灯。

【方法与步骤】

（1）取性别相同、体重相近的2只小鼠在实验前24 h,分别皮下注射四氯化碳原液和生理盐水0.1 ml/10 g。

（2）2只小鼠分别腹腔注射0.3%戊巴比妥钠0.2 ml/10 g。

（3）观察动物的翻正反射消失情况,记录两只小鼠翻正反射消失的潜伏时间(从腹腔注射该药到翻正反射消失的时间间隔)和持续时间(从翻正反射消失到翻正反射恢复的时间间隔)。

（4）实验结束后,颈椎脱臼处死,解剖小鼠,比较2只小鼠肝脏的大小、颜色及充血程度。

【结果与处理】

将上述观察到的结果填入表1-2-4,并结合全班的实验结果填入表1-2-5,比较不同肝功能状态对药物作用的影响,进行统计分析。

表1-2-4　不同肝功能状态对药物作用的影响

鼠号	剂量/(mg/kg)	肝脏状态	潜伏期/min	睡眠时间/min	肝脏解剖情况
甲					
乙					

表1-2-5　不同肝脏功能状态对动物产生睡眠的潜伏期的影响/min

肝脏状态	1	2	3	4	5	6	7	8	$\bar{x}\pm s$
生理盐水									
四氯化碳									

【注意事项】

（1）室温最好保持在24~25 ℃,如在20 ℃以下应给麻醉中的小鼠保温,否则动物因体温下降,代谢减慢,不易苏醒。

（2）因为四氯化碳有毒性,在使用时要注意安全。

【思考题】

（1）肝功能损伤对戊巴比妥钠的麻醉作用有何影响?

（2）简述肝功能不良的患者用药应注意的问题?

实验二　不同给药途径对药物作用的影响(尼可刹米)

【目的】

（1）掌握尼可刹米的药理作用。

（2）掌握小鼠的捉持、标记、灌胃、皮下注射和腹腔注射方法。

（3）掌握不同给药途径对药物作用的影响。

【原理】

大剂量的尼可刹米可兴奋脊髓,令动物惊厥甚至死亡。而给药途径不同,药物吸收速度有差别,药物反应的潜伏期和程度亦有区别。

【实验材料】

（1）动物:小鼠6只,体重18~22 g,性别相同。

（2）药品:2.5% 尼可刹米溶液,给药剂量为0.1 ml/10 g。

（3）器材:鼠笼、天平、注射器(1 ml)、针头(5号)、小鼠灌胃器。

【方法与步骤】

取小鼠6只,称重、标记后,每只小鼠给尼可刹米的剂量都为2.5 mg/10 g(给药体积为0.1 ml/10 g)。1号、2号小鼠给药方式为腹腔注射,3号、4号小鼠给药方式为皮下注射,5号、6号小鼠给药方式为灌胃。小鼠惊厥先兆表现为竖尾、跳跃、尖叫、相互撕咬等,以小鼠后脚伸直、直立跳跃为惊厥指标。

【结果与处理】

不同给药途径对尼或刹米作用的影响见表1-2-6。

表1-2-6　不同给药途径对尼可刹米作用的影响

鼠号	鼠重/g	尼可刹米用量/ml	给药途径	药物作用潜伏期/min	动物反应
1					
2					
3					
4					
5					
6					

【注意事项】

（1）捉持小鼠时,注意不要被小鼠抓伤或咬伤。

（2）小鼠灌胃时,注意不要刺破食管和胃壁。

（3）小鼠腹腔注射时,针头刺入要避免损失内脏。

【思考题】

给药途径不同,一般情况下对药物作用会产生什么影响?在哪些情况下可令药物的作用产生质的差异?

实验三　不同给药途径对药物作用的影响(硫酸镁)

【目的】

观察不同给药途径对药物药理作用的影响。

【原理】

给药途径不同,不仅影响到药物作用的快慢、强弱及维持时间的长短,有时还可改变药物作用的性质,产生不同的药理作用。硫酸镁口服基本不吸收而发挥容积性导泻作用,注射给药则 Mg^{2+} 竞争性地与 Ca^{2+} 受点结合,产生骨骼肌松弛、降压和中枢抑制作用。

【实验材料】

(1)动物:昆明种小鼠24只,雌雄各半。

(2)药品:10% 硫酸镁溶液、生理盐水。

(3)器材:注射器、鼠笼。

【方法与步骤】

将小鼠随机分成2组,每组12只,称重后标记,甲组小鼠腹腔注射硫酸镁溶液 2.0 g/kg (10% 硫酸镁溶液 0.2 ml/10 g),乙组小鼠以同样剂量进行灌胃给药,观察并记录小鼠出现的症状,将结果填表 1-2-7。

【结果与处理】

表 1-2-7 硫酸镁不同给药途径对药物作用的影响

鼠号	体重/g	药物及剂量	给药途径	给药后反应
甲组				
乙组				

【注意事项】

如果灌胃小鼠也出现抑制,甚至呼吸麻痹而死亡,可能为技术操作失误所致。

【思考题】

(1)分析小鼠产生不同反应的原因。

(2)注射硫酸镁中毒时可用什么药物解救?

实验四 不同剂量对药物作用的影响

【目的】

观察不同剂量的戊巴比妥钠对中枢神经系统作用的差异。

【原理】

镇静催眠药巴比妥类是中枢神经系统抑制药。巴比妥类药物对中枢神经系统的抑制作用在一定范围内可随着剂量的增大而呈现出明显的药效变化。镇静作用的指标主要是动物自发活动减少;催眠作用则是以动物的共济运动失调为指标,当环境安静时,可以逐渐入睡。至于翻正反射的消失可以代表催眠作用,又可反映催眠药的麻醉作用。

【实验材料】

(1)动物:小白鼠3只,体重 18~22 g。

(2)药品:0.2%、0.4%、0.8% 戊巴比妥钠溶液。

(3)器材:天平,钟罩,注射器(1ml),针头(5号)。

【方法与步骤】

（1）取小白鼠3只，编号、称体重，观察并记录正常活动，检查翻正反射情况。

（2）腹腔注射药物。1号鼠：0.2%巴比妥钠20 mg/kg（按0.1ml/10 g给药）；2号鼠：0.4%戊巴比妥钠40 mg/kg（按0.1ml/10 g给药）；3号鼠：0.8%戊巴比妥钠80 mg/kg（按0.1ml/10g给药）。

（3）给药后，观察并比较小鼠活动情况，记录翻正反射消失及恢复时间。

【结果与处理】

将实验结果整理记入表1-2-8。

表1-2-8　不同剂量戊巴比妥钠对中枢神经系统的抑制作用

编号	体重	药物剂量	给药时间	翻正反射消失时间/min	翻正反射恢复时间/min	睡眠潜伏期/min	睡眠持续期/min
1							
2							
3							

【注意事项】

翻正反射是指清醒状态下的人和动物处于不正常体位时，可通过一系列动作将体位恢复常态的反射活动。用手轻轻地将小鼠侧卧或仰卧，小鼠能立即翻正体位、恢复正常姿势，说明翻正反射存在。将小鼠置于背卧位时，如超过30～60 s不能翻正者，即认为翻正反射消失，进入睡眠。从给药到翻正反射消失的时间为睡眠潜伏期，翻正反射消失到翻正反射恢复的时间为睡眠持续期。

【思考题】

（1）药物剂量对药物作用的速度、强度有何影响？

（2）了解药物的量效关系对临床用药有何意义？

实验五　药酶诱导剂及抑制剂对戊巴比妥钠催眠作用的影响

【目的】

以戊巴比妥钠催眠时间作为肝药酶体内活性指标，观察苯巴比妥及氯霉素对戊巴比妥钠催眠时间的影响，从而验证它们对肝药酶的诱导及抑制作用。

【原理】

苯巴比妥可诱导肝药酶活性，使戊巴比妥钠在肝微粒体的氧化代谢加速，药物浓度降低，表现为戊巴比妥钠药理作用减弱，即催眠潜伏期延长，催眠时间缩短。而氯霉素则相反，能抑制肝药酶活性，导致戊巴比妥钠药理作用增强，即催眠潜伏期缩短，催眠时间延长。

【实验材料】

（1）动物：小鼠，体重18～22 g。

（2）药品：生理盐水、0.75%苯巴比妥钠溶液、0.5%氯霉素溶液、0.5%戊巴比妥钠溶液。

（3）器材：架盘、药物、天平、秒表、注射器（1 ml）。

【方法与步骤】

（1）取小鼠6只，随机分为药酶诱导组（甲）、药酶抑制组（乙）和对照组（丙）。甲组按75 mg/kg腹腔注射苯巴比妥钠，乙组及丙组均按0.1ml/kg腹腔注射生理盐水，每天1次，共2天。

（2）于第3天，甲、乙、丙3组分别腹腔注射50 mg/kg的戊巴比妥钠，但乙组腹腔注射前半小时，腹腔注射50 mg/kg的氯霉素。

【结果与处理】

（1）观察小鼠反应，记录各组小鼠腹腔注射时间、翻正反射消失及恢复时间，计算戊巴比妥钠催眠潜伏期（从腹腔注射该药到翻正反射消失的间隔时间）及睡眠时间（从翻正反射消失到翻正反射恢复的间隔时间）。上述数据记入自行设计的表内。

（2）根据实验结果，说明苯巴比妥钠及氯霉素对戊巴比妥钠催眠作用的影响。

【注意事项】

（1）0.5%氯霉素溶液的配制方法：以干燥注射器吸取市售氯霉素注射液（0.25 g/2 ml）1 ml，加入24 ml蒸馏水中，边加边振荡，充分混匀后即成。若稀释液有结晶析出，可在水浴中温热溶解后使用。吸取氯霉素注射液的注射器应预先干燥，否则氯霉素可能在注射器中析出结晶，并堵塞注射器针头。

该溶液亦可采用琥珀氯霉素粉针剂配制，每支0.69 g（相当于纯氯霉素0.5 g），加生理盐水100 ml溶解即成。

（2）本实验过程中，室温不宜低于20 ℃，否则由于温度较低，戊巴比妥钠代谢减慢，使动物不易苏醒。

【思考题】

（1）试解释苯巴比妥钠及氯霉素对戊巴比妥钠催眠时间的影响。

（2）试讨论药酶诱导剂及药酶抑制剂与其他药物合用时，将会产生的药物相互作用及临床应注意的问题。

实验六　药物的协同作用

【目的】

观察药物之间的协同作用，了解合并用药时应注意药物的相互作用。

【原理】

两个或两个以上药物合用时，由于发生相互作用，有时会致药物原有作用增强。

【材料】

（1）动物：小鼠3只，体重18～22 g，雌雄不限。

（2）药品：0.05%氯丙嗪溶液，0.04%戊巴比妥钠液。

（3）器材：天平、1 ml注射器、5号针头、鼠罩。

【方法】

取小白鼠3只，编号、称重，甲、乙两鼠腹腔各注射0.1%氯丙嗪溶液0.1 ml/10 g，丙鼠腹腔注射生理盐水 0.1 ml/10 g, 观察小白鼠的活动状态, 10 min 后, 取已注射氯丙嗪小白鼠中的任一只和注射生理盐水的丙鼠, 分别腹腔注射 0.2% 戊巴比妥钠溶液 0.1 ml/10 g, 记录给药时间, 观察三只鼠翻正反射消失所需时间和翻正反射消失维持时间。

【结果】

将上述结果记入表 1-2-9, 并对结果进行分析比较。

表 1-2-9　药物协同作用的实验结果

鼠号	第一次给药		第二次给药		
	药物	药物反应	药物	翻正反射消失所需时间	翻正反射消失维持时间
1	0.05% 氯丙嗪				
2	0.05% 氯丙嗪		戊巴比妥钠		
3	生理盐水		戊巴比妥钠		

【思考题】

联合用药时, 药物的相互作用类型分几种? 简述其临床意义。

实验七　苯海拉明对组胺的竞争性拮抗作用及 pA_2 值的测定

【目的】

观察组胺对小肠收缩的影响, 测定苯海拉明的拮抗参数 pA_2 值。

【原理】

组胺作用于豚鼠回肠的 H_1 受体, 引起肠肌收缩。当加入 H_1 受体拮抗药苯海拉明后, 若提高组胺的浓度, 仍能达到未加拮抗药前的收缩高度, 则表示苯海拉明对组胺呈竞争性拮抗。pA_2 是一种用以表示竞争性拮抗药作用强度的指标, 其意义为能使激动药在提高到原来浓度 2 倍时, 就能产生原来浓度的效应所需的拮抗药摩尔浓度的负对数值($-\lg [B]$), pA_2 值越大, 说明拮抗药的作用越强。

【实验材料】

(1) 动物: 豚鼠 1 只, 体重 300 g 左右, 雌雄均可。

(2) 药品: 台氏液, 磷酸组胺溶液(3×10^{-7} mol/L, 3×10^{-6} mol/L, 3×10^{-5} mol/L, 3×10^{-4} mol/L, 3×10^{-3} mol/L), 苯海拉明溶液(3×10^{-9} mol/L, 3×10^{-8} mol/L, 3×10^{-7} mol/L, 3×10^{-6} mol/L)。

(3) 器材: 恒温水浴, 麦氏浴槽, "L" 形通气管, 空气泵, 剪刀, 镊子, 培养皿, 量筒, 微量加样器(100 ~ 500 μl), BL-420 微机型生物机能实验系统(或其他记录装置), 张力换能器等。

【方法与步骤】

取豚鼠一只, 击头处死, 立即剖腹, 剪下空肠或回肠上半段, 每段 2 ~ 3 cm, 放入充有 95% O_2 和 5% CO_2 台式液的培养皿中, 然后剪去肠系膜, 用吸管吸取台式液, 轻轻冲去肠腔内容物后,用丝线将两端对角结扎,一端固定于通气管的小钩上,然后将肠管放入盛有 30ml 台式液的麦氏浴槽内,恒温水浴的温度保持在(37 ± 0.5 ℃),并通 O_2(或空气),另一端用线系在张力换能器头上,调整系的松紧,使肠管受到相当 1 g 负荷的拉力,待肠管稳定 10 min 后,描记一段基线。再依次在麦氏浴槽内加入下列几组药液,每次加药后,观察肠管收缩情况 1 ~ 2 min,如果不出现反应,继续按顺序加入下一剂量;如出现收缩,则待其收缩峰达高峰后,再加入下一剂量。重复上述操作直至收缩达最大值(增加剂量不能进一步加强收缩力)为止,放出浴槽中的液体,用台式液冲洗 2 次,再加入台式液至固定高度。等基线恢复到用药前的水平后,再加入第 2 组药液进行试验。

(1)依次加入不同量的磷酸组胺:3×10^{-7} mol/L 0.1 ml、3×10^{-6} mol/L 0.1 ml、3×10^{-5} mol/L 0.1 ml、3×10^{-4} mol/L 0.1 ml、3×10^{-3} mol/L 0.1 ml,使浴槽中磷酸组胺的最终浓度达到 10^{-9} mol/L(3×10^{-7} mol/L $\times 0.1/30 = 10^{-9}$ mol/L)、10^{-8} mol/L、10^{-7} mol/L、5×10^{-7} mol/L、10^{-6} mol/L、10^{-5} mol/L,描记不同浓度磷酸组胺所致的肠管收缩曲线。

(2)在浴槽中加入 3×10^{-7} mol/L 盐酸苯海拉明 0.1 ml,使其最终浓度为 10^{-9} mol/L。然后再分别加入不同浓度的磷酸组胺,描记当溶液中有 10^{-9} mol/L 的盐酸苯海拉明存在时,10^{-8} mol/L、10^{-7} mol/L、5×10^{-7} mol/L、10^{-6} mol/L、10^{-5} mol/L 等浓度磷酸组胺所致的肠管收缩曲线。

(3)按同样的方法,分别试验浴槽中盐酸苯海拉明浓度为 10^{-8} mol/L,10^{-7} mol/L 时对磷酸组胺(可试用 10^{-6} mol/L、10^{-5} mol/L、10^{-4} mol/L、5×10^{-4} mol/L 等浓度)的对抗作用。

描记完毕,以米尺测量每次加入磷酸组胺后的收缩曲线高度,将苯海拉明存在或不存在情况下,不同浓度的磷酸组胺所对应的肠管平滑肌收缩高度记录下来。

(4)计算盐酸苯海拉明对磷酸组胺竞争性拮抗作用的 pA_2 值。

1)由实测的磷酸组胺各浓度(D)及对应的药物效应强度 E(即收缩高度),来计算出药物与受体结合平衡状态下的解离常数 K,K 也即是量反应产生 50% 最大效应的药物浓度或剂量。先求出未加盐酸苯海拉明前磷酸组胺的 K 值,即组胺引起 50% 最大效应所需的克分子浓度,以(A_0)表示,再求出在苯海拉明存在时,组胺引起 50% 最大效应所需的克分子浓度,以(A_B)表示。

2)以 $\lg\left(\dfrac{[A_B]}{[A_0]} - 1\right)$ 为纵坐标,相应的苯海拉明摩尔浓度的负对数($-\lg[B]$)为横坐标,作图得一直线,此直线的方程式为:

$$pA_x = -\lg[B] + \lg\left\{\frac{[A_B]}{[A_0]} - 1\right\} \qquad (式1\text{-}2\text{-}1)$$

令 $\dfrac{[A_B]}{[A_0]} = X$,则

$$pA_x = -\lg[B] + \lg\{X - 1\} \qquad (式1\text{-}2\text{-}2)$$

$[B]$ 为拮抗药的克分子浓度

pA_x 表示在 $[B]$ 浓度的拮抗药存在时,激动药需加大 X 倍浓度,才能达到未加拮抗药时的效应,即以 pA_x 表示拮抗药的拮抗效能。

PA_2 表示当某浓度拮抗药存在时,需将激动药的浓度加大 1 倍,才能达到未加拮抗药时的效应,即当 $[A_B] = 2[A_0]$ 时,$\lg\left\{2\dfrac{[A_0]}{[A_0]} - 1\right\} = 0$,$pA_2 = -\lg[B]$。上式表示当 $\lg(X-1) = 0$ 时,

$\lg[B]$ 轴的截距即为 pA_2 值。

例如，以离体豚鼠回肠进行苯海拉明与组胺竞争性实验，所得结果如表 1-2-10，试计算 pA_2 值。

表 1-2-10 苯海拉明与组胺竞争性拮抗实验

组胺浓度/10^{-7}(mol/L)	苯海拉明浓度/(mol/L)			
	0	10^{-9}	10^{-8}	10^{-7}
	药物效应(E)/cm	药物效应(E)/cm	药物效应(E)/cm	药物效应(E)/cm
2.5	1.7			
5.0	3.8	1.0		
10.0	8.0	4.0	2.5	
50.0	9.0	7.0	6.0	4.6
100.0	10.0	9.0	8.0	6.5
500.0	9.8	9.2	8.5	
1000.0			10.0	9.5
5000.0				10.0

注:E 为磷酸组胺的效应，在本实验中即为回肠的收缩高度(cm)。

【结果及处理】

（1）用 Scott 比值法，分别求出单用组胺以及在苯海拉明存在时组胺的 K 值，即(A_0) 与(A_B)的值。如药物浓度用 C 表示，药物效应用 E 表示，结合解离常数用 K 表示，则量效关系公式可用下式表示：

$$E = \frac{C}{K+C} \times E_{\max} \qquad\qquad (式 1-2-3)$$

$$\frac{C}{E} = \frac{K+C}{E_{\max}} = \frac{1}{E_{\max}} \times C + \frac{K}{E_{\max}} \qquad\qquad (式 1-2-4)$$

令 $X=C$，$Y=\dfrac{C}{E}$，则 $Y = \left(\dfrac{1}{E_{max}}\right)X + \left(\dfrac{K}{E_{max}}\right)$

此为直线方程，求出回归线 b 及 a 后，$K = \dfrac{a}{b}$，$E_{\max} = \dfrac{1}{b}$。表 1-2-11 是单用组胺时用 Scott 比值法求 K 及 $E_{\max}$ 的方法。

表 1-2-11 单用组胺时用 Scott 比值法求 K 及 E_{max}

组胺浓度(C)/10^{-7}(mol/L)	药物效应(E)/cm	$Y=C/E$	计算结果
2.5	1.7	1.471×10^{-7}	
5.0	3.8	1.316×10^{-7}	$R=0.996\,33$
10.0	8.0	1.250×10^{-7}	$a=8.444\,64\times10^{-8}$
50.0	9.0	5.556×10^{-7}	$b=0.091\,65$
100.0	10.0	10.0×10^{-7}	

$$A_0 = K = \frac{a}{b} = \frac{8.444\,64 \times 10^{-8}}{0.091\,765} = 9.202\,4 \times 10^{-7}(\text{mol/L}), \quad E_{\max} = \frac{1}{b} = \frac{1}{0.091\,765} = 10.90$$

(cm)。

以此方法,分别计算出不同浓度苯海拉明存在时组胺的 K 值,即 A_B 的值。结果见表1-2-12。

表1-2-12　不同浓度苯海拉明存在时组胺的 K 值计算表

苯海拉明浓度/(mol/L)	组胺的 K 值/(mol/L)
0	$9.202\ 0 \times 10^{-7}$
10^{-9}	$26.031\ 8 \times 10^{-7}$
10^{-8}	$35.428\ 6 \times 10^{-7}$
10^{-7}	$74.327\ 4 \times 10^{-7}$

(2) 分别计算出 $\lg(X-1)$ 值,即:

$$\lg\left(\frac{[A_{B1}]}{[A_0]} - 1\right) = \lg\left(\frac{26.031\ 8 \times 10^{-7}}{9.202\ 0 \times 10^{-7}} - 1\right) = \lg(2.828\ 8 - 1) = 0.262\ 17$$

$$\lg\left(\frac{[A_{B2}]}{[A_0]} - 1\right) = \lg\left(\frac{35.428\ 6 \times 10^{-7}}{9.202\ 0 \times 10^{-7}} - 1\right) = \lg(3.849\ 9 - 1) = 0.454\ 83$$

$$\lg\left(\frac{[A_{B3}]}{[A_0]} - 1\right) = \lg\left(\frac{74.327\ 4 \times 10^{-7}}{9.202\ 0 \times 10^{-7}} - 1\right) = \lg(8.077\ 0 - 1) = 0.849\ 85$$

$pA_x = -\lg[B] + \lg\left\{\frac{[A_B]}{[A_0]} - 1\right\}$,此方程为直线方程,$-\lg[B]$ 为拮抗药苯海拉明浓度的负对数,$-\lg[B]$ 为 x,$\lg\left\{\frac{[A_B]}{[A_0]} - 1\right\}$ 为 y,pA_x 为直线方程在 x 轴上的截距,相当于 a,即当 $[A_B] = 2[A_0]$ 时,$\lg\left\{2\frac{[A_0]}{[A_0]} - 1\right\} = 0$,$pA_2 = -\lg[B]$。见表1-2-13。

表1-2-13　pA_2 的计算及结果

$-\lg[B]$ (X)	$\lg\left\{\frac{[A_B]}{[A_0]} - 1\right\}$ (Y)	计算结果
9	0.262 17	R = -0.980 81
8	0.454 83	a = 2.873 00
7	0.849 85	B = -0.293 84

$y = -0.293\ 84x + 2.873\ 00$,当 $y = 0$ 时,$x = \dfrac{2.873\ 00}{0.293\ 84} = 9.8$,即

$$pA_x = -\lg[B] = x = 9.8$$

【思考题】

简述药理学上竞争性拮抗与非竞争性拮抗的区别。

实验八　水杨酸钠血浆半衰期的测定

【目的】

掌握分光光度法测定水杨酸钠血药浓度的方法并计算其半衰期。

【原理】

水杨酸钠在酸性环境中成为水杨酸,与三氯化铁生成一种络合物,呈紫色。该络合物在波长 520 nm 下比色,其光密度与水杨酸浓度成正比。

【实验材料】

(1) 动物:家兔1只(约2.5kg)。

(2) 药品:10% 水杨酸钠或 10% 对氨水杨酸、0.02% 水杨酸钠标准溶液、10% 三氯醋酸、10% 三氯化铁、0.5% 肝素钠(用生理盐水配制)、蒸馏水。

(3) 器材:721 分光光度计、离心机、50 ml 烧杯、10 ml 试管、试管架、5 ml 注射器及针头、吸管(0.5 ml,1 ml,5 ml)、玻璃记号笔、吸球、计算器。

【方法与步骤】

按表 1-2-14 进行操作。

表 1-2-14　水杨酸钠血药浓度测定步骤

试管	10% 三氯醋酸 /ml	血 /ml	蒸馏水 /ml	操作提示	10% 三氯化铁 /ml	光密度 K 值	实测浓度 /(μg/ml)
对照管	3.5	1.0	1.0		0.5		
标准管	3.5	1.0		充分摇匀,离	0.5		
0 ~ 10min	3.5	1.0	1.0	心 5 min,取上	0.5		
30 ~ 60min	3.5	1.0	1.0	清液 3.0 ml	0.5		

(1) 取试管4支编号,各管中加入 10% 三氯醋酸 3.5 ml。

(2) 取兔1只,记录性别体重。注射器内壁用 0.5% 肝素钠润湿后由心脏(或麻醉后由颈动脉、股动脉,或用刀片划破耳缘静脉)取血 2.0 ml,分别放入 1 号管(对照管)和 2 号管(标准管)内各 1.0 ml,摇匀静置。

(3) 由耳缘静脉缓慢注射 10% 水杨酸钠 2.0 ml/kg。

(4) 给药后 0 ~ 10 min、30 ~ 60 min,先后取血 1 ml,分别置于 3 号和 4 号试管内,摇匀静置。记录取血的标准时间。

(5) 以 0.02% 水杨酸钠标准溶液 1 ml 放入 2 号试管内。其余各管加 1 ml 蒸馏水,摇匀。

(6) 将 4 支试管离心 5 min(1500 ~ 3000 r/min),精确吸取上清液 3.0 ml,分别加入另一编号相对应的试管中,每管加 10% 三氯化铁 0.5 ml,摇匀显色。

(7) 在分光光度计 520 nm 波长下,以 1 号管为对照测定其余各管的光密度值。

由标准管的光密度值(Y)和浓度(X)求比值 K,即 $K = \dfrac{X}{Y}$

再根据 $X = K \times Y$,由 Y_1 和 Y_2 求得 X_1 和 X_2,代入下式:

$$t_{1/2} = \frac{0.301}{(\lg X_1 - \lg = X_2)/\Delta t}$$ （式 1-2-5）

式中:X_1 和 X_2 分别为血药浓度值,Δt 为两次取血间隔时间。

另外,$t_{1/2}$ 也可用作图法求出。在半对数坐标纸上,以时间为横坐标,血浆药物浓度的对数值为纵坐标。将两次测算的 X_1 和 X_2 做点连线,即为药时曲线,在此线上找出血浆药物浓度下降一半所对应的时间,即为该药的半衰期。

【结果与处理】

将结果填入表 1-2-14 中。

【思考题】

测定药物的 $t_{1/2}$ 有何临床意义?

实验九 戊巴比妥钠对小鼠催眠作用的 半数有效量(ED_{50})测定

【目的】

(1)掌握测定药物半数有效量(ED_{50})和/或半数致死量(LD_{50})的方法、原理、实验步骤、计算过程及意义。

(2)测出药物的 ED_{50} 或 LD_{50} 及其相关参数,认识生物个体差异及衡量药物效应强弱或急性毒性大小的方法。

【原理】

半数有效量(50% effective dose,ED_{50})指药物引起 50% 实验动物出现阳性结果(反应)所需的剂量。如以动物死亡率来表示反应,则用半数致死量(50% lethal dose,LD_{50})或半数致死浓度(50% lethal concentration,LC_{50})表示,ED_{50} 或 LD_{50} 是表示剂量-反应的最常用的方法。

除 ED_{50} 的观察指标(药效)与 LD_{50} 的观察指标(死亡)不同外,两者的测定原理相同。

实验动物对药物的敏感性存在着个体差异。如以不同剂量对动物的死亡率制成曲线图,横轴表示剂量,纵轴表示死亡率,则见低剂量时动物死亡率变动很缓慢,在高剂量时死亡率变动更为缓慢,以致曲线的上部拖得很长。但出现 50% 死亡的附近,则由于剂量的变动引起死亡率的变动比较骤急,曲线呈陡直形式。说明 50% 死亡率是比较灵敏的指标。但在实验中,不可能一次实验正巧得到 50% 死亡率的剂量,故必须运用科学的实验设计和结果统计方法处理而求得。图 1-2-1 中,若用剂量与死亡率绘成的,呈一个长尾 S 型曲线。若用剂量与死亡数分布的曲线,即成为一个正态分布的曲线,这样就可以按正态曲线的原理处理。半数致死量曲线上死亡率为 50% 点的剂量浓度,这是计算 LD_{50} 的基本原理。

本实验的观察指标如下所述。

(1)ED_{50}:以翻正反射消失作为判断动物睡眠的指标。把受试小白鼠轻轻地置于仰卧位,如果在 30 s 内不能翻正,即认为小白鼠处于睡眠状态。记录并统计动物睡眠发生率。

(2)LD_{50}:在规定的观察 7 天的时间内记录动物的死亡数并统计动物的死亡率。

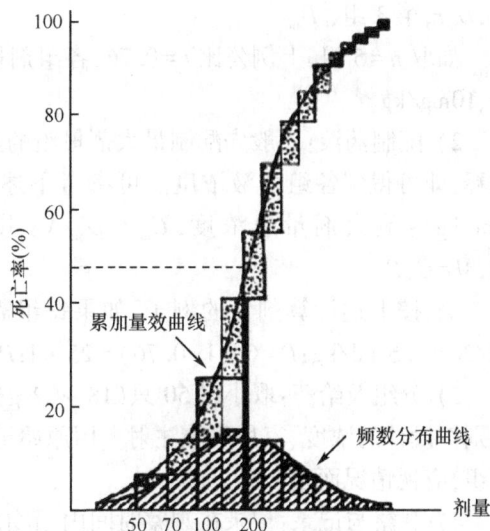

图 1-2-1 半数致死量

【实验材料】

（1）动物：小鼠，18～22 g，雌雄各半（雌鼠应无孕）。

（2）药品：戊巴比妥钠、苦味酸（标记动物用）。

（3）器材：注射器（1 ml）、针头（4 号）、小烧杯、小鼠罩、托盘、计算器或计算机。

【方法与步骤】

（1）实验准备及预试

1）给药途径：易溶于水的药物可作口服（灌胃）、皮下注射、腹腔注射或静脉注射。油剂可口服、皮下注射或肌内注射。不溶于水的药物可用1%羧甲基纤维素钠制成混悬剂灌胃。小鼠用药量一般为0.1～0.2 ml/10 g体重，灌胃每次不超过0.5 ml，腹腔注射每次不超过0.6 ml。

2）预试：其目的是找到该药0%（D_{min}）和100%（D_{max}）有效（或死亡）的大致剂量范围，以便正式实验时在此剂量范围内设置5～6个实验剂量组。预试方法常用几个剂量组（每组动物4只），如剂量比为1、3、9的三个组，使实验给药液容积相同而药液浓度不同。给药后观察动物有效（或死亡）情况，是否死亡应观察7天或更长（视药物而定）。如果剂量10 mg/kg无效（或无死亡），而剂量30 mg/kg及90 mg/kg均全部有效（或死亡），则D_{min}～D_{max}的大致范围为10～30 mg/kg，即可作正式实验。如果3组均全无效（或全不死）或全部有效（或全死亡）均则表示剂量选择不当，要再次预试，往下或往上找剂量范围。

因此预试的目的是确定如下数据（如上例子）：D_{max} = 30 mg/kg，D_{min} = 10 mg/kg，D_{max}/D_{min} = 30/10 = 3。

（2）正式实验

1）计算各组剂量：根据测出的动物全有效（或全死亡）剂量（D_{max}）、全无效（或全不死）剂量（D_{min}），在此范围安排5～8组剂量。设n为组数，r为公比（相邻两剂量之比，较小的剂量作分子）：

各组剂量计算：以上算得的r值小于1。求出r后，各组剂量分别为：第1组，D_m；第2组，$D_m r$；第3组，$D_m r^2$。

如取n=5组，上例公比r=0.76，各组剂量为30mg/kg、22.8mg/kg、17.3mg/kg、13.2mg/kg、10mg/kg。

2）配制药液：一般先配制最大剂量组的药液浓度（最浓药液），然后按一定的比例逐级稀释，即可得到各组药液浓度。可参考下述配药法［设每组需药液Vg（ml），给药体积为Vml/kg］：最大剂量组浓度，$C_m = D_m/V$；共需最浓药液体积，P = Vg/（1-r）；所需药量，$M = C_m P$。

例：按上述计算剂量的例子，如果每组需药液Vg=6 ml，给药体积V=20 ml/kg；C_m = 30/20=1.5 ml/kg；P=6/（1-0.76）=25 ml；P=1.5×25=37.5 mg。

3）分组及给药：取小鼠50只（18～22 g），每组雌雄各半，按体重随机分成5组。每组分别按设计的浓度、容积腹腔注射。用原始记录本记录给药时间。ED_{50}测定时是否要设对照组，应视情况而定。

4）观察与记录：记录在观察时间内动物的表现及动物中毒症状、死亡时间。整个实验应记录的事项：日期、药物名称、批号及制药单位、配药的溶剂、药液浓度、给药途径、给药容积及给药剂量、动物名称、性别及体重、实验时温室、给药时间、动物的表现或中毒症状及出现的时间、死亡时间、各组有效(或死亡)率、计算 ED_{50} 或 LD_{50}。

(3) 参数的计算:计算有关参数 ED_{50} 或 LD_{50} 及 95% 可信限有效剂量 ED_{95}。

从百分率-概率单位换算表,可将任一死亡率换算为相应的概率单位(机率单位)。如死亡率为 50% 时,概率单位为 5,其余类推。经过此换算,剂量对数与概率单位(即表示死亡率)作图已不是图 1-2-1 S 状曲线,而成为直线的关系。

【结果与处理】

(1) Bliss 法:又称正规概率单位法或 ED_{50}(或 LD_{50})正规法。本法把反应率转化概机率单位,并进行作业校正、加权直线回归、逐步逼近,是计算 ED_{50}(或 LD_{50})最精确的方法。新药研究时 ED_{50}(或 LD_{50})的计算规定在须用此法。本法剂量设计不必按几何级数,各组动物数不必相等,最大剂量组死亡率不必为 100%,最小剂量组死亡率不必为 0。

(2) 孙氏改进寇氏法(综合法):这是孙瑞元对寇氏法进行改进而成的一种方法。寇氏法是一种基于面积法求算 ED_{50}(或 LD_{50})的方法,计算简便,可用计数器计算。但剂量必须呈等比级数,各组动物数应基本相等,死亡率分布大致符合常态。经改良后的方法兼有面积法及概率单位法的特点,又称为综合法。该法计算简便,结果较准确,可计算所有 LD_{50} 参数。

(3) litchfie LD-Wilcoxon 法:这是一种概率单位图解法。计算较简便,可直接由剂量及死亡率作图,目测有关数据。现已少用。

(4) 序贯法(上下法):前述计算方法是基于"分组法"设计。序贯法的实验设计及实验步骤与分组法不同观点,剂量应按等比级数安排。该法优点是可节约动物 30% 左右,或试品来源有限时可考虑采用。缺点是对药效慢或判断反应需时较久的药物则不适用。

【作业】

(1) 参照本组实验测定的戊巴比妥钠 ED_{50} 及上述例子 LD_{50} 有关数据求出以下各值。治疗指数 $TI = LD_{50}/ED_{50}$;安全指数 $SI = LD_5/ED_{95}$;可靠安全系数 $SM = LD_1/ED_{99}$。

(2) 全班同学分成两组,分别设计及完成的 LD_{50}、ED_{50} 的测定。学习计算机内多媒体实例,模仿编制实际的实验结果文件,用该程序计算出上述所有的实验参数,以小组形式交流报告及上交存档。

【注意事项】

(1) 本实验为定量药物效价测定,要求较高的准确性,在实验过程中要求实验操作准确无误。

(2) 动物种类、体重范围、给药途径、实验观察时间等因素对 LD_{50} 及 ED_{50} 的测定结果都有影响,在报告结果时都应加以注明。

(3) 为了减少差错,最好由一人给药。

(4) 动物在实验前应禁食 12 h,但饮水不限。

(5) LD_{50} 实验因观察时间较长应设对照组,以了解非药物因素(动物健康状况、环境重条件等)是否会引起动物死亡。如对照组死亡率不为 0,则用下法校正死亡率经过三轮加权回归,符合要求的精度(0.001),由于回归显著性系数 $g > 0.01$ 应采用 Feiller 精确校正结果。

LD_{50} 及其 95% 可信限为:133.5 mg/kg 及 125.4 ~ 142.3 mg/kg;$LD_1 = 90.2$ mg/kg;$LD_5 = 101.2$ mg/kg;$LD_{95} = 176.2$ mg/kg;$LD_{99} = 197.6$ mg/kg。

【思考题】

(1) ED_{50} 或 LD_{50} 测定的原理是什么?

(2) 测定 ED_{50} 或 LD_{50} 有何意义?

(3) 为什么以前测定 ED_{50} 或 LD_{50} 时各组剂量常按等比级数安排?

(4) ED_{50} 或 LD_{50} 最精确的计算方法是什么?

(5) ED_{50} 或 LD_{50} 属量反应指标还是质反应指标? 试述量反应及质反应的表叙方法及统计数意义。

实验十　磺胺嘧啶不同给药途径给药后的药时曲线

【目的】

了解静脉注射磺胺嘧啶或肌内注射给药后,血药浓度随时间变化的规律。

【原理】

已知磺胺嘧啶等磺胺类药物在酸性环境下其苯环上的氨基($-NH_2$)将被离子化而生成铵类化合物($-NH_3^+$)。后者与亚硝酸钠反应可发生重氮化反应进而生成重氮盐($-N=N=^+-$)。该化合物在碱性条件下可与麝香草酚生成橙黄色化合物。在 525 nm 波长下比色,其光密度与磺胺嘧啶的浓度成正比。具体反应过程为:

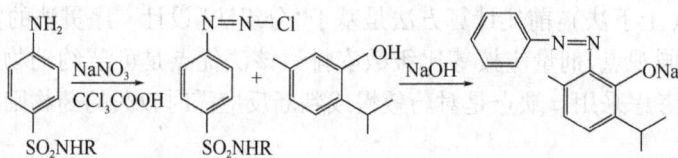

根据上述原理,在给受试家兔静脉注射或肌内给药一定剂量的磺胺嘧啶后,于不同时间点采集其静脉血样,采用比色法对各样品中磺胺嘧啶的血药浓度进行定量分析,并以血药浓度对相应时间作图,从而获得磺胺嘧啶的静脉给药和肌内给药后的药时曲线。

【实验材料】

(1) 动物:2.5kg 左右家兔 12 只。

(2) 药品:20% 磺胺嘧啶溶液、7.5% 三氯醋酸溶液、0.1% 磺胺嘧啶标准液、0.5% 亚硝酸钠溶液、0.5% 麝香草酚(用 20% NaOH 配制)溶液、1000 U/ml 肝素钠生理盐水、3% 戊巴比妥钠溶液、蒸馏水。

(3) 器材:721 分光光度计、离心机、动物秤、手术器械、动脉夹、血管插管、兔手术台、注射器(5 ml)及针头、移液器(0.01~1 ml)、吸头、试管、离心管、试管架、记号笔、药棉、纱布、计算机。

【方法与步骤】

1. 动物插管

(1) 麻醉:全身麻醉或局部麻醉均可。各兔(实验前禁食 12 h,不禁水)分别记录体重和性别,耳缘静脉注射 3% 戊巴比妥钠溶液 0.8~1.0 ml/kg 麻醉,仰位固定于兔手术台上。

(2) 手术:颈部手术区剪毛,切皮约 6 cm 左右,钝性分离皮下组织和肌肉,气管插管,分离出颈总动脉 2~3 cm,在其下穿两根细线,结扎远心端,保留近心端。

(3) 体内肝素化:耳缘静脉注射 1000 U/ml 肝素钠生理盐水溶液 1 ml/kg。

(4) 动脉插管:用动脉夹夹住动脉近心端,再于两线中间的一段动脉上剪一"V"形切口,插入血管插管,用线结扎牢固,以备取血用。

2. 采样及血药浓度测定　见表 1-2-15 流程图。

(1) 取血:打开动脉夹放取空白血样 0.4 ml,分别放入 1 号管(空白管)和 2 号管(标准管)各 0.2 ml 摇匀静置。而后静脉注射或肌内注射 20% 磺胺嘧啶溶液 1.5 ml/kg,分别于注射后 5、15、30、45、75、120、180、240、300 min 时,由动脉取血 0.2 ml 加到含有 7.5% 三氯醋酸溶液 2.7 ml 的试管中摇匀。标准管加入 0.1% 磺胺嘧啶标准液 0.1 ml,其余各管加蒸馏水 0.1 ml 摇匀。

(2) 显色:将上述各管离心 5 min(1500~2000 r/min),取上清液 1.5 ml,加 0.5% 亚硝酸钠溶液 0.5 ml,摇匀后,再加入 0.5% 麝香草酚溶液 1 ml 后溶液为橙色。

(3) 测定:于分光光度计在 525 nm 波长下测定各样品管的光密度值。

(4) 计算血中药物浓度:根据同一种溶液浓度与光密度成正比的原理,可用空白血标准管浓度及其光密度值求出样品管的磺胺嘧啶浓度。公式如下:

$$\frac{样品管光密度(OD)}{标准管光密度(OD')} = \frac{样品管浓度(\mu g/ml)}{标准管浓度(\mu g/ml)} \qquad (式1\text{-}2\text{-}6)$$

$$标准管浓度 = \frac{样品管光密度(OD) \times 标准管浓度}{标准管光密度(OD')} \qquad (式1\text{-}2\text{-}7)$$

$$血药浓度(\mu g/ml) = 样品管浓度 \times 稀释倍数(30) \qquad (式1\text{-}2\text{-}8)$$

【结果与处理】

将所得数据填入表 1-2-15 中,并用计算机软件绘制药物的药时曲线,同时进行模型分析并计算药代动力学参数。

表 1-2-15　磺胺类药物血药浓度测定的步骤

试管	时间/min	7.5% 三氯醋酸溶液/ml	血液/ml	蒸馏水/ml	0.5% 亚硝酸溶液/ml	0.5% 麝香草酚溶液/ml	光密度	浓度/(μg/ml)
空白管	0							
标准管	0							
给药后	5							
	15							
	30			充分摇匀后离心 5 min,取上清 1.5 ml		充分摇匀		
	45							
	60							
	90							
	120							
	180							
	240							
	300							

【注意事项】

（1）每次取血前要先将插管中的残血放掉。

（2）每吸取一个血样时，必须更换吸量管，若只用一支吸量管时必须将其中的残液用生理盐水冲净。

（3）将血样加到三氯醋酸试管中应立即摇匀，否则易出现血凝块。

【思考题】

磺胺嘧啶一次非血管内给药后的药时曲线有何特点？如何汇总各组数据计算药物的生物利用度？

实验十一　戊巴比妥钠半数致死量（LD_{50}）的测定

【目的】

（1）测定半数致死量（LD_{50}）的意义。

（2）掌握半数致死量测定的原理、方法和计算过程。

（3）了解动物随机分组的方法。

【原理】

药物半数致死量（LD_{50}）是指药物能使半数给药动物死亡的剂量。它是以动物死活与否作为指标，这种药效与剂量之间的关系属于质反应的量效关系，可绘制相应的量效关系曲线（如图1-2-1）。以死亡百分数为纵坐标，对数剂量为横坐标，可画出一条对称的"S"形曲线。曲线两端较平，中间部分斜率较大，在死亡百分数为50％处曲线斜率最大，说明这处剂量只要稍有改变即会出现死亡率明显差异，也即是说，这处药物毒性反应灵敏度是最高。LD_{50}是衡量药物毒性大小的主要指标，治疗指数（TI）＝LD_{50}/ED_{50}（半数有效量），此比值越大越安全。

LD_{50}测定方法很多，其基本程序都是将动物分成若干组。每组药物浓度不同使其产生不同的死亡率，再用统计方法求出LD_{50}。其中改良寇氏法，计算简单，结果较准确，可算出其他有关参数。序贯法则只适用于毒性应作用出现较快的药物，其优点是实验简便，可节约动物，但不能计算其他有关参数。

本实验采用改良寇氏法测定戊巴比妥钠的LD_{50}。本法要求戊巴比妥钠的剂量按等比级数排列，每组小鼠数量相等（一般10只），雄雌各半，剂量范围接近或等于0～100%死亡率之间，一般分为5个组。采用腹腔注射给药。

【实验材料】

（1）动物：小鼠25只，分为5组，每组5只，体重18～22 g，雌雄各半，实验前禁食12 h，不禁水。

（2）药品：等比级数戊巴比妥钠溶液（11.72 g/L、9.4 g/L、7.5 g/L、6.0 g/L、4.8 g/L、3.8 g/L）。

（3）器材：鼠笼、天平、注射器（1 ml）、针头（5号）。

【方法和步骤】

（1）小组编号：小鼠称重，将体重接近小鼠分一组，分别用苦味酸做好标记。然后随机在各个体重组中抽出1只小鼠,组成一个含有各种体重小鼠的实验组,如此类推,使5个实验组小鼠的平均体重及体重分布尽可能一致。

(2) 给药:第一组小鼠注射浓度为 11.72 g/L 的戊巴比妥钠溶液,给药剂量为 0.2 ml/10 g;第二组小鼠注射浓度为 9.4 g/L 的戊巴比妥钠溶液,给药剂量为 0.2 ml/10 g;依此类推。

(3) 观察记录:给药后观察小鼠的中毒表现,记录每组小鼠的死亡数,计算各组死亡率。一般观察时间为 24 h,最后 5 个组的结果都记录到同一个结果分析表上。

【注意事项】

(1) 本实验为定量药物的毒性测定,在实验过程中要做到动物分组要随机,给药剂量要准确无误。

(2) 动物品种、体重范围、给药途径、实验观察时间等因素对 LD_{50} 的测定结果都有影响,在分析实验结果时应加以说明。

(3) 本实验的数据处理较复杂,为方便计算可将实验结果输入 LD_{50} 的计算程序,就可得出 LD_{50} 及其相关参数值,并绘制出质反应的量效关系曲线。

(4) 改良寇氏法也可用于半数有效量(ED_{50})的测定,此时质反应的指标不是动物的死活,而是药物是否有效。

【结果与处理】

戊巴比妥钠 LD_{50} 测定结果见表 1-2-16。

表 1-2-16 戊巴比妥钠 LD_{50} 测定结果记录表

组别	剂量 D /(mg/kg)	动物数 n(只)	死亡数 F(只)	死亡率 P (F/n)	P^2
1					
2					
3					
4					
5					
LD_{50} =					

死亡率即运算 P 值,用小数值表示。

【思考题】

(1) LD_{50} 对药物开发有什么指导意义?

(2) 改良寇氏法测定 LD_{50} 的实验设计有哪些要求?

(3) 可不可以用改良寇氏法测定 ED_{50},为什么?

实验十二 普鲁卡因 LD_{50} 的测定

【原理】

药物给药剂量与动物死亡率间呈正态分布,以对数剂量为横坐标、累加死亡率为纵坐标作图,可得到一对称 S 型曲线,其两端较平坦,中间较陡,说明两端处剂量稍有变化时死亡率的改变不易表现出来,在 50% 死亡率处斜率最大,该处剂量稍有变动时,其死亡率变化最明显,即最灵敏,在技术上也最容易准确测得,故常选用 LD_{50} 值作为反映药物毒性的指标。若将死亡率换算成几率单位,则对数剂量与几率单位呈直线关系,用数学方法可拟合其回归方程式,可精确地计算 LD_{50} 及引起任何死亡率的剂量及相关数据。

【材料】

(1) 动物:小鼠,18 ~ 22g,雌雄各半(雌鼠应无孕)。

(2) 药品:盐酸普鲁卡因

(3) 器材:注射器(ml)、天平、小鼠笼、苦味酸。

【方法】

1. 预试验 目的是寻找引起 0% 和 100% 动物死亡的剂量范围,以便正式实验时确定各组剂量。一般是取小鼠 9 ~ 12 只,分 3 ~ 4 组,选择组距较大的一系列剂量给药,观察出现的症状并记录死亡数,找出引起 0% 及 100% 死亡率(至少应找出引起 20% ~ 80% 死亡率)的剂量范围,以保证量效曲线跨越足够的范围,普鲁卡因小鼠腹腔注射(ip)引起 0% 和 100% 动物死亡的剂量范围的参考值为:最小剂量(D_{min})121.3mg/kg,最大剂量(D_{max})290mg/kg。

2. 剂量计算及药液配制

(1) 剂量计算:根据预试结果找出 D_{max} 及 D_{min},设正式实验剂量组数为 n,剂量公比为 r,则

r,r 值的计算公式为:

$$r = \sqrt[n-1]{\frac{D_{min}}{D_{min}}}$$

各组剂量为 $D_{max} \cdot rk^{-1}$,k 为第几组,一般选用 4 ~ 7 组动物,r 为 0.6 ~ 0.8 为宜。

例 已知普鲁卡因 $D_{min} = 121.3mg/kg$, $D_{max} = 290mg/kg$

当 n=6 时,r=0.84,各组剂量为:

1) 290mg/kg

2) 290mg/kg×0.84=243.6mg/kg

3) 290mg/kg×0.84^2=204.6mg/kg

4) 290mg/kg×0.84^3=171.9mg/kg

5) 290mg/kg×0.84^4=144.4mg/kg

6) 290mg/kg×0.84^5=121.3mg/kg

(2) 药液配制 D_{max}:最高浓度药液(母液)的配制

小鼠腹腔注射体积为 0.1ml/10g=20ml/kg,每组药液量为 4ml 左右,为留有余地,各组动物所需药液体积为 6ml。

求出所需母液体积(V)及母液所需药量(M)

V=各组动物所需 D_{max} 药液体积/(1-r)=6/(1-0.84)=37.5ml

M=V×D_{max}/(20ml/kg)=37.5×(290mg/kg)/(20ml/kg)=543.75mg

各剂量组药液按下法稀释:

543.75mg+生理盐水至 37.5ml,混匀→每一组取 6ml
↓

31.5ml+生理盐水 6ml,混匀→第二组取 6ml

↓

31.5ml+生理盐水 6ml,混匀→第三组取 6ml

↓

31.5ml+生理盐水 6ml,混匀→第四组取 6ml

↓

31.5ml+生理盐水 6ml,混匀→第五组取 6ml

↓

31.5ml+生理盐水 6ml,混匀→第六组取 6ml

(3) 动物分组:将小鼠雌、雄分开。分别称重,同一重量段(如 18.0 ~ 18.9g)小鼠放入一个笼内,标记小鼠。雌、雄小鼠分别按重量顺序分层随机分为 6 组,使不同性别和体重的小鼠能均匀分配于各组,每组 10 只。

(4) 给药:各组动物分别腹腔注射相应浓度的药液 0.2ml/10g,立即仔细观察,记录动物反应情况,死亡时间和数目,在 24h 内作多次观察,以后每天观察 1 次以上,连续观察 7 ~ 14 天。按 Bliss 法计算 LD_{50} 和 95% 可信限。

【结果】

结果记录于表 1-2-17。

表 1-2-17　小鼠腹腔注射普鲁卡因的实验结果

组别	剂量(mg/kg)	动物数(x)	死亡动物数(只)	死亡率(只)	LD_{50} 及 95% 可信限(%)
1					
2					
3					
4					
5					
6					

按 Bliss 法计算 LD_{50} 和 95% 可信限。Bliss 法计算较为繁杂,现多采用计算机软件进行计算。如 BL-420 生物机能实验系统就带有计算 LD_{50} 的程序,只要按提示输入相应有剂量和死亡率数据,就会给出 LD_{50} 及 95% 可信限等参数,非常方便。

【注意】

1. 动物分组要做到随机性,实验中能控制的因素尽量使之均衡化,难以控制的因素应力求严格随机化。分组时应先将不同性别分开。然后随机分配,此法称为分层随机分组法。

2. 给药途径的选择,药物及给药途径应以静脉注射、腹腔注射和灌胃给药为主,选取的途径必须包括推荐临床给药途径。

3. 影响 LD_{50} 的因素较多,如实验动物的品系、性别、年龄、营养状态、饥饱程度以及环境因素中室温、湿度、光照、时辰(上、下午)等。当进行两药和毒性比较时,应尽可能在相同条件下进行,以减少抽样误差。

4. 在试验过程中应详细记录动物的中毒症状及可能致死原因,必要时解剖死亡动物肉眼观察,如发现有组织病变时,可进行病理组织学检查,通常动物死亡多出现在给药后 1 ~ 2 日内,但全部试验应观察 7 日以上,如遇有迟发性或进行性中毒反应时,需根据实际情况延长观察时间。若发现中毒反应和死亡动物性别差别,则应选择比较敏感的性别进行试验。

5. 当受试物毒性小,以最大浓度和最大体积给药后仍测不出致死毒性时,可测定最大耐受量:即用临床试验的给药途径,以动物能耐受的最高浓度、最大容积的剂量 1 次或 1 日内连续 2 ~ 3 次给予动物(小白鼠至少 20 只,雌雄各半),连续观察 7 天,详细记录动物反应情况,以不产生死亡的最大剂量为最大耐受量。

6. LD_{50} 测定方法很多,较常用的有寇氏法(Karber 法)、加权几率单位法(Bliss 法)、目测机率单位法、综合法、序贯法等。其中 Bliss 法被认为是目前最经典、最精确的方法,受到我国《新药临床前毒理学研究指导原则》的推荐,计算相当复杂,现可用计算机和相应软件来完成,可化繁为简。

【思考题】

1. 测定 LD_{50} 的意义和原理是什么?
2. 结合实验,谈谈影响 LD_{50} 结果的因素有哪些?
3. LD_{50} 的 95% 可信限的含义是什么?

第三章 传出神经系统药物的实验

实验一 有机磷药物的中毒及其解救

【目的】

观察有机磷药物中毒的症状。根据阿托品和碘解磷定对有机磷中毒的解救效果,初步分析两药的解毒原理。

【原理】

有机磷药物为含有有机磷酸酯结构的化合物,主要用作农业或环境卫生杀虫剂。当有机磷药物进入机体后,可与胆碱酯酶(AChE)发生不可逆性的结合,生成难以水解的磷酰化AChE,使AChE失去水解乙酰胆碱(ACh)的能力,造成ACh在体内的大量堆积,从而引起一系列的中毒症状,包括M样症状、N样症状、中枢症状。可用M受体阻断剂阿托品、AChE复活药碘解磷定解救。

【材料】

(1) 动物:家兔2只。

(2) 药品:5%精制美曲膦脂(敌百虫)溶液,0.2%硫酸阿托品溶液,2.5%碘解磷定溶液。

(3) 器材:兔固定箱,注射器,测瞳尺,木夹,干棉球,酒精棉球。

【方法与步骤】

(1) 取家兔2只,以1、2编号,称其体重,观察下列指标:活动情况、呼吸(频率、幅度、节律是否均匀)、瞳孔大小、唾液分泌、尿粪排泄、肌张力及有无肌震颤等。分别记录之。

(2) 将两兔分别固定于箱内,以蘸有酒精的棉球涂擦耳廓,使耳缘静脉扩张。当充血明显时,两兔分别按100 mg/kg(5%溶液2.0 ml/kg)的剂量,由一侧耳缘静脉注射5%敌百虫溶液。密切观察给药后家兔各项生理指标的变化,加以记录。

(3) 当两兔出现明显的中毒症状(如肌肉无力、肢体瘫软、肌肉震颤、呼吸加深加重、瞳孔缩小、唾液分泌增加、大小便次数增多等),立即给予解救药物:1号兔静脉注射硫酸阿托品2 mg/kg(0.2%溶液1 ml/kg),2号兔静脉注射碘解磷定50 mg/kg(2.5%溶液2 ml/kg)。然后每隔5 min,再检查各项生理指标一次,观察两兔中毒症状是否减轻,并注意比较1号兔和2号兔各项指标的异同。

【注意事项】

(1) 敌百虫的精制,可利用其在沸水中溶解度增加,冷却后可析出结晶的性能来进行。取粗制敌百虫溶解于沸水中,保温过滤。将滤液放冷,滤取结晶,干燥后即得。

(2) 给家兔静脉注射敌百虫溶液,注射速度不宜过快,应控制在1.5 ml/min左右,否则动物容易出现急性中毒死亡。如给药15 min后尚未出现中毒症状,可追加适量敌百虫溶液。

（3）本实验是为分析阿托品和碘解磷定解毒机制而设计。在临床实际应用中,需将阿托品与碘解磷定配合应用,才能获得最好的解毒效果。为防止动物死亡,在实验结束时也应给两兔分别补注碘解磷定与阿托品。

（4）敌百虫可以被皮肤吸收,手接触后应立即用自来水冲洗,且勿用肥皂,因其在碱性环境中可转变为毒性更大的敌敌畏。

【结果与处理】

结果与处理见表 1-3-1。

表 1-3-1 敌百虫中毒及解救实验现象

兔号	体重	观察阶段	活动情况	呼吸情况	瞳孔大小	唾液分泌	大小便次数及性状	肌张力及震颤
1		给药前						
		给敌百虫后						
		给阿托品后						
2		给药前						
		给敌百虫后						
		给碘解磷定后						

【思考题】

（1）分别给予阿托品和碘解磷定解救后,两兔的症状有何不同? 为什么?

（2）试根据本次实验结果,分析研究有机磷农药的中毒机制及阿托品和碘解磷定的解毒原理。

（3）将本实验方法用于有机磷解毒剂的筛选时,最好选用哪些指标?

实验二 传出神经药物对猫（或兔）血压的影响

【目的】

学习麻醉动物急性血压实验的装置和方法,观察传出神经药物对猫（或兔）血压的影响。分析各受体的激动剂与拮抗剂的相互作用,以了解各药的作用机制。

【原理】

肾上腺素与乙酰胆碱的拟似药与阻断药作用于心血管的相应受体引起心血管功能发生相应的改变。

【材料】

（1）动物:猫（或兔）1 只。

（2）药品:6% 肝素钠注射液,生理盐水,20% 乌来糖溶液（或 3% 戊巴妥钠溶液）,0.002% 盐酸肾上腺素溶液,0.01% 重酒石酸去甲肾上腺素溶液,0.001% 盐酸异丙肾上腺素溶液,0.2% 盐酸麻黄碱溶液,0.001% 氯乙酰胆碱溶液,0.1% 氯乙酰胆碱溶液,0.01% 硝酸毛果芸香碱溶液,0.1% 水杨酸毒扁豆碱溶液,1% 硫酸阿托品溶液,1% 盐酸酚妥拉明溶液,0.1% 盐酸普萘洛尔溶液。

（3）器材:手术台,手术刀,手术剪,眼科剪,止血钳,动脉插管,动脉夹,压力换能器,生物信号采集系统,静脉插管,注射器,三通阀,铁支架,螺旋夹,弹簧夹,棉绳,纱布。

【方法与步骤】

（1）麻醉:取猫或兔1只,称重,耳缘静脉注射5~6 ml/kg 20%乌来糖溶液或戊巴妥比钠30 mg/kg,使之麻醉。背位固定于手术台上。

（2）手术:剪去颈部的毛,正中切开颈部皮肤,分离气管。在气管上作一"T"形切口,插入气管插管,结扎固定。气管插管一端与呼吸换能器相连,记录呼吸情况。在气管一侧的颈总动脉鞘内分离颈总动脉(注意有迷走神经伴行,应将其与颈总动脉分离)。在颈总动脉下方近、远心端各穿一根线,远心端结扎;用动脉夹夹住近心端,在靠近结扎处用眼科剪剪一"V"形小口,向心方向插入装有肝素钠溶液的动脉插管,结扎并固定于动脉插管上。动脉插管与压力换能器相连并连接在生物信号采集系统上;慢慢松开颈总动脉夹,记录血压变化。

在任意侧的腹股沟部位,用手触得股动脉搏动处,剪去毛,纵切皮肤3~4 cm,分离出股静脉。在静脉下穿两根线,第一根结扎静脉的离心端,第二根以备结扎静脉插管。在第一根线结扎处的上方,将静脉剪一小口,插入与滴定管相连的静脉插管,结扎固定。从滴定管放入生理盐水2~3 ml,检查静脉插管是否畅通,有无漏液(家兔可用耳缘静脉插头皮针抗凝备用,以代替以上操作)。

（3）给药:先描记一段正常血压曲线,然后依次向静脉插管相连的橡皮管内注射以下药物。注意每次给药后立即推入生理盐水2 ml,以将余药冲入静脉内。观察给药后所引起的血压变化。待血压恢复原水平或平稳以后,再给下一药物。

1）观察拟肾上腺素药对血压的影响

A. 盐酸肾上腺素4 μg/kg(0.002%溶液0.2 ml/kg)。

B. 重酒石酸去甲肾上腺素20 μg/kg(0.01%溶液0.2 ml/kg)。

C. 盐酸异丙肾上腺素2 μg/kg(0.001%溶液0.2 ml/kg)。

D. 盐酸麻黄碱0.4 mg/kg(0.2%溶液0.2 ml/kg)。

2）观察拟胆碱药对血压的影响及M受体阻断药对拟胆碱药作用的影响

A. 硝酸毛果芸香碱20 μg/kg(0.01%溶液0.2 ml/kg)。

B. 氯乙酰胆碱1 μg/kg(0.001%溶液0.1 ml/kg)。

C. 水杨酸毒扁豆碱0.1 mg/kg(0.1%溶液0.1 ml/kg)。

D. 氯乙酰胆碱,剂量为"B"项之1/2,试与"B"项的结果作对比。

E. 硫酸阿托品2 mg/kg(1%溶液0.2 ml/kg),3 min后再给下药。

F. 氯乙酰胆碱,剂量同"B"。

3）观察α和β受体阻断药对拟肾上腺素药作用的影响

A. 盐酸肾上腺素4 μg/kg(0.002%溶液0.2 ml/kg)。

B. 盐酸酚妥拉明0.1 mg/kg(0.1%溶液0.1 ml/kg)。

C. 盐酸肾上腺素8 μg/kg (0.002%溶液0.4 ml/kg,即"A"项用量之2倍),试与"A"项的结果作对比。

D. 盐酸普萘洛尔0.5 mg/kg(0.1%溶液0.5 ml/kg)。

E. 盐酸肾上腺素,剂量同"C",试与"C"项的结果作对比。

4）大剂量乙酰胆碱对血压的影响:氯化乙酰胆碱1 mg/kg [0.1%溶液1 ml/kg,即"2)

中 B"项用量之 1000 倍]

【注意事项】

（1）本实验中给药顺序的安排虽皆有所依据,但亦可由指导教师酌情增删、调动。

（2）本实验中药的剂量皆按盐类计算,必要时需根据预试结果适当增减。

（3）本实验亦可用家兔进行。但家兔对药物的耐受性较差,且有些反应很不典型。

（4）如以酚苄明(2 mg/kg)代替酚妥拉明,能更好地看到肾上腺素升压作用之翻转,但酚苄明静注以后,须经 20～30 min,才充分显效。

【结果与处理】

复制血压曲线,标明血压值、所给药物的名称和剂量。分析各药的相互作用,解释给药前后出现的血压变化。

【思考题】

（1）试讨论肾上腺素、去甲肾上腺素、异丙肾上腺素和麻黄碱对心血管系统作用之异同。

（2）本实验中怎样验证乙酰胆碱的 M 样作用、N 样作用?

（3）本实验的结果能否充分证明毒扁豆碱对胆碱酯酶的抑制作用?

（4）为什么本实验的结果可以说明肾上腺素既作用于 α 受体,又作用于 β 受体?

实验三　传出神经药物对兔眼瞳孔的作用

【目的】

观察拟胆碱药、抗胆碱药及拟肾上腺素药对瞳孔的作用,并分析药物对瞳孔作用的机制。

【原理】

瞳孔的大小取决于眼虹膜上的瞳孔括约肌和瞳孔开大肌的张力。瞳孔括约肌上分布有 M 受体,受胆碱能神经支配,引起瞳孔括约肌向眼中心方向收缩,瞳孔缩小。瞳孔开大肌上主要分布的是 α 受体,受肾上腺素能神经支配,瞳孔开大肌向眼外周方向收缩,瞳孔扩大。凡能影响这两种神经或所支配受体功能的药物,均能影响瞳孔的大小。

照射一侧瞳孔,引起两眼瞳孔缩小的反应称为瞳孔对光反射。照射侧的反应称直接对光反射,未照射侧的反应称间接对光反射。瞳孔对光反射的神经传导通路:视网膜→视神经→视交叉→两侧视束→顶盖前区→两侧动眼神经副核→动眼神经→睫状神经节→瞳孔括约肌收缩(M 受体激动)→两侧瞳孔缩小。瞳孔对光反射的情况见图 1-3-1。

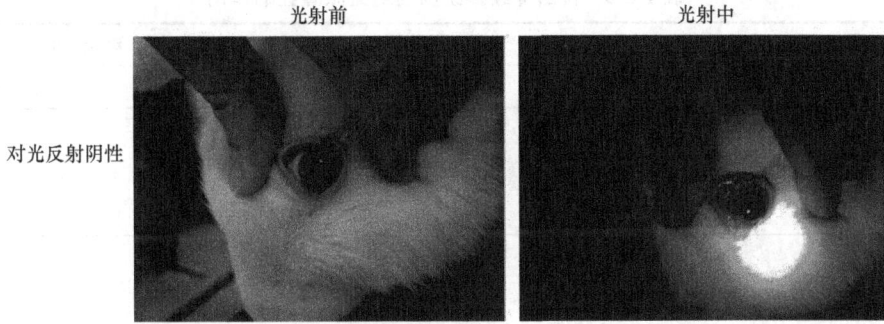

图 1-3-1 家兔瞳孔对光反射现象

【材料】

(1) 动物:家兔 2 只。

(2) 药品:1% 硫酸阿托品溶液,1% 硝酸毛果芸香碱溶液,0.5% 水杨酸毒扁豆碱溶液,1% 盐酸去肾上腺素溶液。

(3) 器材:兔固定箱,手电筒,测瞳尺。

【方法与步骤】

取家兔 2 只,于适度的光照下,用测瞳尺测量两眼瞳孔的大小(mm)。另用手电筒光试验对光反射,即突然从侧面照射兔眼,如瞳孔随光照而缩小,即为对光反射阳性,否则为阴性。

在家兔的结膜囊内滴药:用左手拇指、食指将下眼睑拉来成杯状,同时用中指压住鼻泪管,滴入 2 滴药液。使其在眼睑内保留 1 min,使药液与角膜充分接触。然后将手放开,任其溢出(表 1-3-2)。

表 1-3-2 给予的实验药物

兔号	左眼	右眼
1	1% 硫酸阿托品溶液	1% 硝酸毛果芸香碱溶液
2	1% 盐酸去肾上腺素溶液	0.5% 水杨酸毒扁豆碱溶液

滴药后 15 min,在同样的光照下,再测两兔左右眼的瞳孔大小和对光反射。右眼再给予阿托品,15 min 后再次检查瞳孔大小和对光反射。

【注意事项】

(1) 测瞳时不能刺激角膜,光照强度及角度须前后一致,否则将影响测瞳结果。

(2) 观察对光反射只能用闪光灯光。

(3) 本实验只检查家兔照射侧眼睛的直接对光反射。

【结果与处理】

结果与处理见表 1-3-3。

表 1-3-3 传出神经系统药物对兔眼瞳孔的作用

兔号	眼睛	药物	瞳孔大小／mm		对光反射	
			用药前	用药后	用药前	用药后
1	左	阿托品				
		毛果芸香碱				
	右	再滴阿托品				
2	左	去肾上腺素				
		毒扁豆碱				
	右	再滴阿托品				

【思考题】

（1）试从实验结果分析阿托品和去肾上腺素的散瞳作用有何不同？

（2）本次实验结果能否证明毛果芸香碱和毒扁豆碱缩瞳机制之不同？为什么？

实验四 传出神经系统药物对家兔离体肠管的作用

【目的】

学习离体肠平滑肌器官的实验装置和方法,观察传出神经系统药物对离体肠平滑肌的作用。

【原理】

家兔小肠平滑肌上存在α、β、M 受体,受去甲肾上腺素能神经和胆碱能神经的双重支配。当去甲肾上腺素能神经兴奋的时候,小肠平滑肌抑制,蠕动减弱;当胆碱能神经兴奋的时候,平滑肌收缩,蠕动增强,此作用可被阿托品等 M 受体阻断剂所阻断。

将家兔离体肠管,以接近于在体情况的适宜环境,其保持良好的生理特性,并记录其收缩频率、幅度和张力,以此判断药物对离体肠运动的影响。

【材料】

（1）动物:家兔 1 只,雌雄不拘,体重2.5 ~ 3.0kg。

（2）药品:台氏液,0.01% 肾上腺素溶液,0.001% 盐酸乙酰胆碱溶液,0.02% 磷酸组胺溶液,0.02% 氯苯那敏溶液(扑尔敏),0.05% 硫酸阿托品溶液,1% 酚妥拉明溶液。

（3）器材:离体实验装置(离体平滑肌槽)一套(包括麦氏浴管、万能支架、恒温水浴等),生物信号采集系统和张力换能器(装置示意图见图 1-3-2)。手术器械及注射器等。

【方法与步骤】

1. 制备标本 提起家兔后肢将其倒悬,用木槌猛击头部致昏迷。立即开腹,在十二指肠及其邻近部位剪 20 ~ 30cm 长的肠段,用台氏液冲洗肠段中的内容物,然后剪成数小段(每段长约 2cm),置于 38.0 ℃ 的台氏液备用。

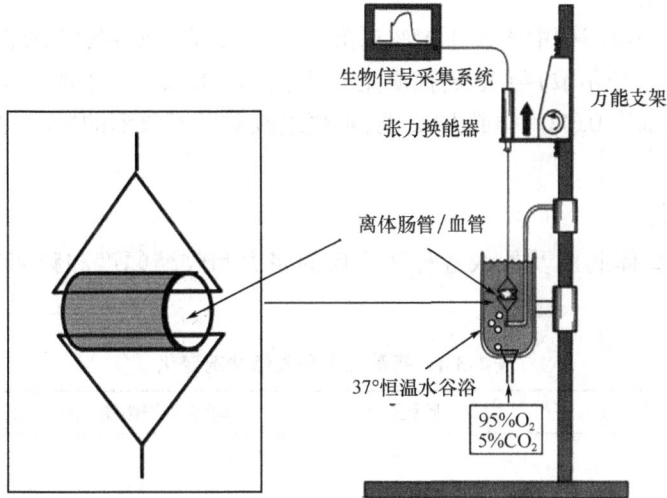

图 1-3-2　离体平滑肌槽实验装置示意图

2. 安装标本

（1）装浴槽:电热浴槽放在托盘上,装入约 1/2 自来水并架好温度计;灌流浴槽加入室温台氏液,并放置通气管或将浴槽连接超级恒温水浴,调温 38℃。

（2）装标本:用丝线分别系住肠环的对角线(注意不能把肠环口全部扎紧),置于盛有20 ml 台氏液的平滑肌槽内,一端吊于"L"形的钩上,另一端接在张力换能器的线钩上。调节换能器的位置及松紧度,使肠环保持一定的张力(注意:悬挂肠环时,不要过度牵拉肠环)。

（3）供氧:连接通气管与加氧泵胶管,加氧泵悬挂铁支架上,注意避免振动对实验的影响。通入 95% O_2 及 5% CO_2 的混合气体,调节气流速度,以每秒 2 个气泡为宜。

（4）连接记录系统:将张力换能器与 BL-420 系统连接。

3. 软件操作　开机并启动相关实验系统。

（1）选取实验项目中消化实验的"平滑肌理化特性"。

（2）扫描速度 4.00s/min,G、T、F 值可取默认值(50,DC,30Hz),必要时将 G 值增大。

4. 观察项目　观察肠段收缩情况,比较给药前后肠段收缩频率、幅度和张力的变化(基线的高低变化表示肌肉张力的变化)。注意,每一实验项目均应做好标记。

（1）38 ℃ 台氏液(正常对照):调节浴槽水温至 38 ℃。观察 38 ℃ 台氏液时肠段的收缩情况。并用烧杯调制好 38 ℃ 台氏液备用。

（2）肾上腺素:往灌流浴槽中滴入 0.01% 肾上腺素 1~2 滴,观察肠段收缩的变化。用38 ℃ 台氏液冲洗灌流浴槽至肠段恢复正常收缩。

（3）酚妥拉明与肾上腺素:往灌流浴槽中滴入 1% 酚妥拉明 3~4 滴,观察肠段收缩变化,再加 0.01% 肾上腺素 1~2 滴,观察肾上腺素对肠段收缩影响并与"(2)"比较,反复冲洗同上。

（4）乙酰胆碱:往灌流浴槽中滴入 0.001% 乙酰胆碱 1~2 滴,观察肠段收缩的变化。

（5）阿托品与乙酰胆碱:往灌流浴槽中滴入 0.05% 硫酸阿托品 4~5 滴,观察肠段收缩有何变化,再加入 0.001% 乙酰胆碱 1~2 滴,观察乙酰胆碱对肠段收缩的影响,并与"(4)"

比较,反复冲洗同上。

（6）组胺：往灌流浴槽中滴入 0.02% 磷酸组胺 1~2 滴,观察肠段收缩的变化。

（7）氯苯那敏(扑尔敏)与组胺：往灌流浴槽中滴入 0.02% 氯苯那敏 4~5 滴,观察肠段收缩有何变化,再加入 0.02% 组胺 1~2 滴;观察组胺对肠段收缩的影响,并与"（6）"比较,反复冲洗同上。

【结果与处理】

记录出正常离体肠肌及加入各种药物后的张力和收缩幅度和频率变化情况填入表1-3-4。

表1-3-4　肠管张力和收缩情况变化

编号	药物	肠肌张力/g	肠肌收缩幅度/mm	肠肌收缩频率/(次/min)
1	台氏液	—	—	—
2	肾上腺素			
3	酚妥拉明+肾上腺素			
4	乙酰胆碱			
5	阿托品+乙酰胆碱			
6	组胺			
7	氯苯那敏+组胺			

【注意事项】

（1）实验应在合适的条件下进行,气体供给应持续进行。

（2）注意控制浴槽内温度在38℃,避免温度过高。

（3）肠管标本操作应轻柔,不要过度牵拉标本,以保持标本活性。

（4）每次实验效果明显后立即冲洗肠段至使之恢复,至少冲洗两次。冲洗前应提前准备好38℃的台氏液。

（5）水浴温度、肠肌张力及输入空气速度均可影响实验结果,应注意调节于最佳状态。

（6）上述各药用量是参考剂量,若效果不明显,可以增加药物剂量。

【思考题】

（1）肠管受什么神经支配,分别产生什么效应;肠管上有哪些受体,激动、阻断它们分别产生什么效应?

（2）实验中的各种药物对家兔的离体肠管的作用如何?机制是什么?

实验五　传出神经系统药物对家兔离体主动脉环的作用

【目的】

掌握离体胸主动脉环的取材方法,学习离体血管的实验方法及药物对离体血管的作用。通过学生自己设计给药顺序,掌握设计药物相互作用的基本方法。

【原理】

家兔主动脉同时受到去甲肾上腺素能神经和胆碱能神经的双重支配。相应的神经释放的递质与血管平滑肌上相应的受体结合而产生心血管效应,使血管平滑肌发生收缩或者舒张等变化,从而引起血流动力学的改变。

【材料】

1. 动物　家兔1只。

2. 药品　生理盐溶液(physiological salt solution,PSS),60 mol/L KCl PPS,10^{-4} mol/L 去肾上腺素溶液,10^{-4} mol/L 乙酰胆碱溶液,1% 酚妥拉明溶液,0.005% 盐酸异丙肾上腺素溶液,0.003% 盐酸肾上腺素溶液,0.1% 盐酸普萘洛尔溶液,1% 硫酸阿托品溶液。

3. 试液配备

(1) Krebs-Henseleit (K-H) 缓冲液:NaCl 120mmol/L、KCl 4.76 mmol/L、CaCl$_2$ 2.5 mmol/L、MgSO$_4$ 1.18 mmol/L、NaH$_2$PO$_4$ 1.18 mmol/L、NaHCO$_3$ 25 mmol/L、葡萄糖 5.5 mmol/L。

(2) PSS:NaCl 154.7 mmol/L、KCl 5.4 mmol/L、葡萄糖 11.0 mmol/L、CaCl$_2$ 2.5 mmol/L,Tris 6.0 mmol/L。

(3) 60 mol/L KCl PPS:NaCl 100.1 mmol/L、KCl 60.0 mmol/L、葡萄糖 11.0 mmol/L、CaCl 2.5 mmol/L、Tris 6.0 mmol/L。

4. 器材　离体实验装置(离体平滑肌槽)一套(包括麦氏浴管、万能支架、恒温水浴等),生物信号采集系统和张力换能器(装置示意图见图1-3-2)。手术器械及注射器等。

【方法与步骤】

(1) 主动脉环的制备:猛击家兔头部致死,迅速开胸,分离、摘取胸主动脉,置于冷 K-H 缓冲液中,充以95% O$_2$ 和5% CO$_2$ 的混合气体。小心剔除血管周围结缔组织及脂肪组织,避免损伤血管内皮。截取5 mm 的血管环,将其悬挂于两个不锈钢挂钩上,一端固定于浴槽,另一端连接张力换能器,并与生物信号采集系统相连,记录血管张力变化。血管环置于盛有20 ml K-H 液的37 ℃ 恒温器官浴槽中,并持续充以95% O$_2$ 和5% CO$_2$ 的混合气体,调节气流速度为1~2个泡/秒。加2 g 张力负荷,不断调整张力水平,使之维持在2 g 左右(低于1.8 g 或高于2.2 g 开始调整),稳定1 h(每隔15 min 换37 ℃ K-H 液)。

(2) 活化与内皮功能测试:先用60 mmol/L KCl PSS 溶液使血管环平滑肌去极化,重复2~3次至血管环收缩达坪值;换 K-H 液洗脱4次(每15 min 换37 ℃ K-H 液,20 ml/次),末次换液后,继续累计加入 KCl PSS 溶液刺激3次,每次观察约15 min(以每次达到最大收缩为准)。冲洗后重新平衡血管环,再用终浓度为 1×10^{-6} mol/L 去肾上腺素溶液20 μl 预收缩血管,待张力上升并稳定后,加入终浓度为 $1 \times 10^{-8} \sim 3 \times 10^{-6}$ mol/L 累积浓度乙酰胆碱溶液舒张血管(累积加入乙酰胆碱 1×10^{-4} mol/L 母液2μl、4μl、14μl、40μl、140μl,使终浓度分别为 1×10^{-8} mol/L、3×10^{-8} mol/L、1×10^{-7} mol/L、3×10^{-7} mol/L、1×10^{-6} mol/L),检测血管环的内皮完整性。凡对乙酰胆碱诱导的最大舒张大于80%的血管环被认为内皮完整。

(3) 由学生根据药物的性质自行设计给药的顺序和方案,自行设计表格记录实验结果,并对结果进行讨论分析。

【注意事项】

(1) 取主动脉环时不要过度牵拉主动脉,取下后立即放入冷冻的饱和以95% O$_2$ 和5% CO$_2$ 的混合气体饱和的 K-H 液中。

(2) 加药时不要触及连接张力换能器的线。

（3）注意给药的浓度，加入的母液浓度要与终浓度区别。

（4）自己设计给药方案和给药浓度。

【思考题】

（1）根据实验结果分析，主动脉的舒缩受什么神经支配？由哪些受体发挥什么生物效应？

（2）为什么要在实验前检测内皮功能？内皮功能与哪个药物的作用最密切相关？

（3）从实验可知，作用于去甲肾上腺素能神经的各种药物对家兔的主动脉环有何影响？比较其作用。

实验六　新斯的明对筒箭毒碱和琥珀胆碱肌松作用的影响

【目的】

学习麻醉大鼠腓神经-胫前肌肉标本的制备方法；观察新斯的明对除极化型和非除极化型两种骨骼肌松弛药物肌松作用的影响。

【原理】

新斯的明为易逆性胆碱酯酶抑制药，可使胆碱酯酶暂时失去活性，导致乙酰胆碱堆积，从而激动胆碱 M、N 受体。琥珀胆碱为除极化型肌松药，能与运动终板膜 N_2 受体结合，产生与乙酰胆碱相似但较持久的除极化，干扰乙酰胆碱对运动终板 N_2 受体的正常兴奋作用，导致骨骼肌松弛。筒箭毒碱为非除极化型肌松药，与乙酰胆碱竞争结合运动终板膜 N_2 受体，导致骨骼肌松弛。

【材料】

（1）动物：大鼠 1 只（体重 150～200g）。

（2）药品：20% 乌来糖，2% 普鲁卡因，生理盐水，0.005% 氯化筒箭毒碱，0.03% 氯化琥珀胆碱，0.01% 溴化新斯的明。

（3）器材：大鼠手术台，气管插管，手术剪，眼科镊，玻璃分针，BL-420 生物机能实验系统，电刺激装置，保护电极，注射器，针头，纱布，棉球，棉线。

【方法与步骤】

（1）仪器安装：调试电刺激装置和 BL-420 生物机能实验系统。

（2）腓神经-胫前肌肉标本的制备：取大鼠 1 只，称重后，腹腔注射 20% 乌来糖溶液 1.2 g/kg（0.6 ml/100g）麻醉。将大鼠背位固定于手术台。从后肢踝关节正前方向上剪开小腿皮肤，剪断踝关节前部横韧带，分离胫前肌肌腱，沿肌腱分离胫前肌，在胫前肌肌腱处扎线，于远端切断肌腱。分离腓神经，安装电极以备进行电刺激实验。在髋关节后外侧约 0.5 cm 处切开皮肤，暴露出一段坐骨神经，用预先浸有普鲁卡因的棉线放置于坐骨神经上进行传导麻醉，1～2 min 后，将放置普鲁卡因棉线部分的神经切断。

（3）将胫前肌与生物信号处理采集系统和换能器相连，腓神经安装保护电极。每隔 5 s 给予 1 次单刺激，选择适当的刺激强度，观察给药前正常的肌肉收缩曲线，连续记录 5 min。

（4）腹腔注射 0.005% 氯化筒箭毒碱 0.2 mg/kg（按 0.4ml/100g），待肌肉收缩振幅下降 50% 时，立即从舌下静脉匀速注射 0.01% 溴化新斯的明 0.1 mg/kg（按 0.1 ml/100g），观察并记录给药后的肌肉收缩曲线变化。

（5）待肌肉收缩曲线基本恢复正常后腹腔注射 0.03% 氯化琥珀胆碱 1.2～2.4 mg/kg（0.4～0.8 ml/100g）。待收缩振幅下降 50% 时,立即从舌下静脉匀速注射 0.01% 溴化新斯的明 0.1 mg/kg(按 0.1 ml/100g),观察并记录给药后的肌肉收缩曲线变化。

【结果与处理】

描记肌肉收缩曲线,标注所给药物名称,分析各药物作用和药物相互影响。

【注意事项】

（1）静脉注射新斯的明时速度不宜过快。

（2）给药过程中密切注意动物呼吸变化,必要时进行人工呼吸。

【思考题】

新斯的明对筒箭毒碱和琥珀胆碱所致骨骼肌松弛作用有何影响? 为什么?

第四章　作用于中枢神经系统药物的实验

实验一　普鲁卡因与丁卡因表面麻醉作用的比较

【目的】

学习筛试表面麻醉用药的方法,了解普鲁卡因与丁卡因作用的区别。

【原理】

局部麻醉药是一类以适当的浓度应用于局部神经末梢或神经干周围的药物,该类药物能暂时、完全和可逆地阻断神经冲动的产生和传导,在意识清醒的条件下可使局部痛觉等感觉暂时消失,同时对各类组织无损伤性影响。表面麻醉是将穿透性极强的局部麻醉药涂于黏膜表面,使黏膜下神经末梢麻醉。

【实验材料】

(1) 动物:家兔。

(2) 药品:1% 盐酸普鲁卡因溶液,1% 盐酸丁卡因溶液。

(3) 器材: 兔固定箱,剪刀,滴管。

【方法与步骤】

取家兔 1 只,检查两眼情况(需无眼疾),放入固定箱内,剪去两眼睫毛。用兔须以均等的力量轻触角膜的上、中、下、左和右 5 个位点,全部阳性(5 次都不霎眼)时记 5/5,全部阴性(5 次都霎眼)时记 0/5,其余类推。

滴药时要用拇指和食指将家兔眼睑拉成杯状,中指压住鼻泪管,然后在两眼滴药。左眼:1% 盐酸普鲁卡因溶液 2 滴,右眼:1% 盐酸丁卡因溶液 2 滴,轻轻揉动眼睑,使药液与角膜充分接触,并在眼眶中存留 1 min,然后放手任其自溢。滴药后每隔 5 min 测试角膜反射 1 次,到 30 min 为止。同时观察有无结膜充血等反应。记录并比较两药的作用。

【结果与处理】

结果与处理见表 1-4-1。

表 1-4-1　普鲁卡因与丁卡因表面麻醉作用比较

兔眼	滴入药物	滴药前角膜反射	5 min	10 min	15 min	20 min	25 min	30 min
左	1% 盐酸普鲁卡因							
右	1% 盐酸丁卡因							

【注意事项】

(1) 滴药时必须压住鼻泪管,以免药液流入鼻腔,经鼻黏膜吸收而致中毒,并影响实验结果。

(2) 用以刺激角膜的兔须宜软硬适中。实验中应使用同一根兔须,以保证触力均等。

【思考题】

(1) 影响药物表面麻醉效果的因素有哪些?

（2）表面麻醉用于哪些场合？有哪些常用药物？使用中需注意什么问题？

实验二　药物对小鼠自发活动的影响

【目的】

（1）观察尼可刹米、地西泮对小鼠自发活动的影响。

（2）掌握小鼠多功能自主活动记录仪的使用方法。

【原理】

地西泮能增强 GABA 能神经功能,产生镇静作用,使小鼠自发活动减少。小鼠多功能自主活动记录仪利用小鼠在活动计数盒中自发活动时阻断光束的次数,转换成光电脉冲信号,经微电脑处理后将额定时间内的自发活动数,由数字显示管定量显示并记录下来,用于观察药物对小鼠活动变化的影响。尼可刹米能提高呼吸中枢的兴奋性,使小鼠自发活动增多。

【实验材料】

（1）动物:小鼠 6 只,体重 18 ~ 22 g。

（2）药品:2 g/L 地西泮溶液(给药体积为 0.1 ml/10 g)、25 g/L 尼可刹米溶液(给药体积为 0.1 ml/10 g)、生理盐水(给药体积为 0.1 ml/10 g)。

（3）器材:小鼠多功能自主活动记录仪、鼠笼、天平、注射器(1 ml)、针头(5 号)。

【方法与步骤】

（1）开启小鼠多功能自主活动记录仪,按实验要求设置好参数。

（2）取小鼠 6 只,称重,标记后,依次放入活动计数盒中,观察各鼠自发活动 2 min。

（3）6 只小鼠分别腹腔注射下列药物:地西泮 0.2 mg/10 g(2 只,给药体积为 0.1 ml/10 g)、尼可刹米 2.5 mg/10 g(2 只,给药体积为 0.1 ml/10 g)、生理盐水给药体积为 0.1 ml/10 g(2 只)。

（4）给药后,将小鼠重新放回计数盒中,在第 10 min、20 min、30 min、40 min 再分别按上法测定各鼠在计数盒中 2 min 内的自发活动次数。每次计数后要及时将实验结果打印以便保存。

【结果与处理】

结果与处理见表 1-4-2。

表 1-4-2　药物对小鼠自发活动的影响

鼠号	鼠重/g	药物	用量/ml	2 min 内活动计数(X)				
				给药前	给药后/min			
					10	20	30	40
1		生理盐水						
2								
3		尼可刹米						
4								
5		地西泮						
6								

【注意事项】

（1）腹腔注射给药的时间应同时进行，以避免时间差对动物自发活动产生的影响。

（2）使用小鼠多功能自主活动记录仪要按照规程设定相关参数，不能随意调整，由于微电脑不能保存太多数据，所以每次计数完毕要及时打印实验数据。

（3）活动计数盒的位置要摆放正确，不然光束无法进入盒内，影响计数结果。

【思考题】

本实验适用于观察哪几类药物的作用？

实验三 镇静催眠药的协同作用和对抗中枢兴奋药的作用

【目的】

通过实验认识药物相互作用的协同作用和拮抗作用，学习镇静催眠药的筛选方法。

【原理】

镇静催眠药依剂量的递增而表现为镇静、催眠及麻醉作用。镇静催眠药合用时作用加强，且可对抗中枢兴奋药引起的惊厥行为。

【实验材料】

（1）动物：小鼠 5 只。

（2）药品：0.4% 地西泮溶液，0.2% 戊巴比妥钠溶液，0.4% 二甲氟林溶液。

（3）器材：注射器，天平，钟罩。

【方法与步骤】

取性别相同，体重相近的小白鼠 5 只，编号，称重，然后作下述处置。

1 号鼠腹腔注射地西泮 0.8 mg/10 g（0.4% 地西泮溶液 0.2 ml/10 g）。

2 号鼠皮下注射戊巴比妥钠 0.4 mg/10 g（0.2% 戊巴比妥钠溶液 0.2 ml/10 g）。

3 号鼠先腹腔注射地西泮 0.8 mg/10 g，10 min 后，再皮下注射戊巴比妥钠 0.4 mg/10 g。

4 号鼠皮下注射二甲氟林 0.8 mg/10 g（0.4% 二甲氟林溶液 0.2 ml/10 g）。

5 号鼠先腹腔注射地西泮 0.8 mg/10 g，10 min 后再皮下注射二甲氟林 0.8 mg/10 g。

将 5 鼠分别置于钟罩内，比较所出现的药物反应及最终结果。

【结果与处理】

按表 1-4-3 表格记录实验结果。

表 1-4-3 镇静催眠药的协同作用和对抗中枢兴奋药的作用

小鼠（编号）	体重/g	第一次给药		第二次给药		两类相互作用类型
		名药及剂量	给药后反应	名药及剂量	给药后反应	
1						
2						
3						
4						
5						

【注意事项】

（1）注射药物比较多，每次注射之前应充分洗净注射器，以免影响药效。

（2）镇静催眠药均属于中枢抑制药，动物实验时其作用往往不能区分。镇静作用指标主要是自发活动减少；催眠作用则以动物的共济失调为指标，当环境安静时，可以逐渐入睡。翻正反射的消失可以代表催眠作用，又可反映催眠药的麻醉作用。

（3）实验环境需安静，室温以 20~25 ℃ 为宜。

【思考题】

（1）在合并用药过程中各药可以通过哪几种方式发生相互作用，引起哪几种后果？

（2）给小鼠预先注射地西泮对于戊巴比妥钠和二甲氟林的药理作用各有何影响？

实验四　苯巴比妥抗惊厥作用

【目的】

（1）观察巴比妥类药物的抗惊厥作用；

（2）学习制作动物惊厥模型的方法。

【原理】

惊厥是大脑运动神经元异常放电导致全身骨骼肌强烈的不随意收缩，表现为强直性或阵挛性抽搐。苯巴比妥抗惊厥的主要机制是增强大脑中 GABA 能神经的功能，提高惊厥发生的阈值，限制病灶异常放电。

【实验材料】

（1）动物：小鼠 4 只，体重 18~22 g。

（2）药品：5 g/L 苯巴比妥溶液（给药体积为 0.1 ml/10 g）、25 g/L 尼可刹米溶液（给药体积为 0.1 ml/10 g）、生理盐水溶液（给药体积为 0.1 ml/10 g）。

（3）器材：鼠笼、天平、注射器（1 ml）、针头（5 号）、生理盐水。

【方法与步骤】

（1）取小鼠 4 只，称重、标记后，2 只小鼠腹腔注射苯巴比妥溶液 0.1 ml/10 g，另 2 只腹腔注射生理盐水溶液 0.1 ml/10 g 作为空白对照。

（2）10 min 后，4 只小鼠都皮下注射尼可刹米溶液 0.1 ml/10 g，观察小鼠有无兴奋、竖尾、惊厥（以后脚伸直，直立跳跃为惊厥指标）和死亡的现象发生。

【结果与处理】

结果与处理见表 1-4-4。

表 1-4-4　苯巴比妥对尼可刹米致小鼠惊厥作用的影响

鼠号	鼠重/g	药物	用量/ml	中毒量尼可刹米反应		
				兴奋	惊厥	死亡
1		苯巴比妥				
2		苯巴比妥				
3		生理盐水				
4		生理盐水				

【注意事项】

（1）由于动物的个体差异，对较迟出现惊厥现象的小鼠，可以给予轻微的刺激加速惊厥出现，但需保持所受的刺激强度一致。

（2）注射过尼可刹米的小鼠比较兴奋，操作时要注意安全。

【思考题】

苯巴比妥抗惊厥的机制是什么？主要用于什么疾病的治疗？

实验五　氯丙嗪对小鼠基础代谢的影响

【目的】

以耗氧量为指标，观察氯丙嗪对小鼠基础代谢的影响。

【原理】

氯丙嗪为中枢多巴胺受体的拮抗药，具有多种药理活性。氯丙嗪能抑制体温调节中枢，使体温降低，体温可随外环境变化而变化。大剂量时，配合物理降温，使体温降低，基础代谢降低，器官功能活动减少，耗氧量减低而呈"人工冬眠"状态。小鼠在密闭容器中的存活时间可以反映动物消耗氧的能力。降低机体代谢的药物（如中枢抑制药）可延长小鼠在密闭容器中的存活时间。

【实验材料】

（1）动物：小鼠20只，体重18～22 g，雌雄各半。

（2）药品：凡士林，钠石灰，0.1%盐酸氯丙嗪溶液，生理盐水。

（3）器材：广口瓶，秒表。

【方法与步骤】

（1）取20只体重相近的小鼠，雌雄各半，随机分为2组，每组10只。

（2）腹腔注射给药：甲组0.1%盐酸氯丙嗪0.15 mg/10 g（即0.15 ml/10 g体重）。乙组生理盐水0.15 mg/10 g。

（3）给药后20 min，分别将各小鼠置于含25 g钠石灰的磨口广口瓶（125 ml）中。

（4）瓶口用涂有凡士林的瓶盖密封。

（5）观察和记录小鼠的死亡时间，并收集全实验室的结果进行统计，用 t 检验法检验是否有显著性差异。

【结果与处理】

按表1-4-5记录实验结果。

表1-4-5　氯丙嗪对小鼠耐缺氧反应的影响

组别	各鼠存活时间/min										$\bar{x} \pm SD$
	1	2	3	4	5	6	7	8	9	10	
生理盐水											
氯丙嗪											

【注意事项】

（1）钠石灰需新鲜,装置应密封,等容量。

（2）各小鼠体重应接近,因为能量代谢率正比于体表面积。

（3）观察瓶内小鼠死亡时间应观察到呼吸停止后5 min,以确证小鼠已经死亡。

（4）注意实验环境温度的恒定与一致。

【方法评价】

密闭容器小动物存活时间的测定是观察中枢抑制药增加脑血流量、提高中枢神经元摄氧能力等作用的常用初筛方法。该法简单,但特异性差。

【思考题】

从氯丙嗪对基础代谢的影响,结合其人工冬眠作用,讨论该药在这方面的临床应用。

实验六　药物的镇痛作用（扭体法）

【目的】

了解用腹腔注射刺激性物质,引起扭体（反应）,来筛选镇痛药的方法。

【原理】

本实验属化学刺激致痛模型。腹膜有广泛的感觉神经分布,把醋酸等化学刺激物注入腹腔,可使小鼠产生疼痛反应,表现为腹部两侧内凹、躯体扭曲和后肢伸展,此现象称为扭体反应。通过考察扭体反应的次数,可以反映镇痛药的疗效。吗啡属麻醉性镇痛药,本实验通过化学刺激致痛模型,评价药物的镇痛作用。

【材料】

（1）器材:小鼠笼、1 ml注射器。

（2）药品:0.1%吗啡、0.6%醋酸、生理盐水。

（3）动物:小白鼠4只,体重20~22 g,雌雄不限。

【方法】

取小白鼠4只,称重编号,观察其给药前的正常活动及姿态,1、2号小白鼠腹腔注射生理盐水0.2 ml/10 g,3、4号小白鼠腹腔注射0.1%吗啡0.2 ml/10 g。给药30min后,每鼠腹腔注射0.6%醋酸0.2 ml,然后观察20min内各鼠是否发生扭体反应。若出现,应记录扭体次数。

【结果】

汇总全实验室各组结果,将数据填入表1-4-6中并计算药物镇痛百分率。

表1-4-6　吗啡对小鼠扭体法致痛的影响

药物	动物数(n)	出现扭体反应动物数(n)	镇痛百分率(%)
吗啡			
生理盐水			

$$药物镇痛百分率 = \frac{对照组扭体动物数 - 给药组扭体动物数}{对照组动物数} \times 100\% \qquad （式1-4-1）$$

【注意】

醋酸溶液应在实验前临时配制。

【思考题】

利用热板法和扭体法评价药物的镇痛作用有何异同？

实验七 热板法观察药物的镇痛作用

【目的】

（1）观察罗通定和供试药的镇痛作用。

（2）了解热板法筛选镇痛药的方法。

【原理】

伤害因素引起的疼痛性刺激通过感觉纤维传入脊髓,最后到达大脑皮层,引起疼痛。将小鼠置于预先加热到55 ℃的恒温金属盘上,热刺激小鼠足部产生疼痛反应,以舔后足为"疼痛"的反应指标,以从小鼠放至热板上到出现舔后足的时间为痛阈值。通过测定小鼠给药前后痛阈值的变化,可以反映药物镇痛作用的强弱。

【实验材料】

（1）动物:小鼠,雌性,18~22 g。

（2）药品:0.4%的罗通定溶液、供试药溶液、生理盐水。

（3）器材:智能热板仪,注射器。

【方法与步骤】

（1）仪器准备:将智能热板仪温度设定为55 ℃,仪器升温至设定值。

（2）合格动物筛选:取雌性小鼠,逐一置热板仪上,并开始计时,观察小鼠对热刺激的反应。正常情况下,大多数小鼠放入10~20 s内开始有不安状态,但仅以小鼠舔后足作为痛阈值指标,当小鼠出现舔后足的动作,停止计时并记录时间,并将小鼠取出。5 min后重新测试,如果两次痛觉反应均在10~30 s内,则为合格。剔除不合格小鼠。按此方法挑选合格小鼠36只,称重,标号。

（3）将36只小鼠随机分成3组。分别腹腔注射以下药物:甲组,生理盐水0.1 ml/10 g;乙组,0.4%的罗通定溶液0.1 ml/10 g(即40 mg/kg);丙组,供试药溶液0.1 ml/10 g。

（4）给药后分别在5min、15min、30min、60 min各测痛觉反应一次,记录时间。如小鼠在60 s内无舔后足者,均按60 s计算,取出实验小鼠,不再继续刺激。

【结果与处理】

结果与处理见表1-4-7。

表1-4-7 罗通定和供试药镇痛作用比较

组别	体重/g	药物及剂量/(mg/kg)	痛阈值/s						
			给药前/min			给药后/min			
			第1次	第2次	平均	5	15	30	60
甲组									
乙组									
丙组									

$$痛阈提高百分率(\%) = \frac{用药后痛觉反应时间-用药前痛觉反应时间}{用药前痛觉反应时间} \times 100\% \quad (式1\text{-}4\text{-}2)$$

根据给药后不同时间点的痛阈提高百分率作图:横坐标表示时间,纵坐标表示痛阈提高百分率。其中用药前痛觉反应时间为合格鼠2次正常痛觉反应时间的均数。如用药后痛觉反应时间减去用药前痛觉反应时间为负值,则以0计算。

【注意事项】

(1) 室温以15~20℃为宜。

(2) 热板仪温度必须保持在55±0.5℃。

(3) 实验应选择雌性小鼠,因雄性小鼠在预热时睾丸下降,阴囊触及热板,反应过敏,易导致跳跃,影响实验准确性。

(4) 应选择痛阈值在10~30s的实验动物,凡特别喜跳跃的小鼠应淘汰。

(5) 此法对作用强度较弱的镇痛药不敏感。

【思考题】

简述罗通定镇痛作用机制及临床应用?

实验八　药物对抗中枢兴奋药惊厥的作用

【原理】

二甲氟林是直接兴奋呼吸中枢的中枢兴奋药,剂量过大时可引起整个中枢广泛兴奋,诱发惊厥,药物对二甲氟林所致惊厥反应的保护作用实验可用来初筛抗惊厥药和抗癫痫药。本实验观察抗惊厥药对二甲氟林所致惊厥反应的保护作用。

【材料】

动物:小鼠6只,体重18~22g,雌雄不限。

药品:0.07%二甲氟林、0.5%苯巴比妥钠、0.1%地西泮、生理盐水。

器材:电子秤、注射器。

【方法】

取小鼠6只,随机分为3组,标记称重。分别给予下列药物,观察各鼠反应及结果(痉挛、跌倒、强直或死亡)。

1. 生理盐水组　先以生理盐水0.1ml/10g腹腔注射,30min后以0.07%二甲氟林0.1ml/10g皮下注射,观察小鼠反应。

2. 苯巴比妥钠预处理组　先以0.5%苯巴比妥钠溶液0.1ml/10g腹腔注射,30min后以0.07%二甲氟林溶液0.1ml/10g皮下注射,观察小鼠情况,并与"1"鼠对比有何不同。

3. 地西泮治疗组　以0.07%二甲氟林0.1ml/10g皮下注射,待惊厥发作时,立即用0.1%地西泮0.1ml/10g腹腔注射,观察能否抑制惊厥。

【结果】

收集全实验室数据填入表1-4-8,并进行统计学处理。

表 1-4-8　药物抗二甲氟林致惊厥作用

动物分组	动物编号	二甲氟林后反应情况			
		阵挛	跌倒	强直	死亡
生理盐水	1				
	2				
苯巴比妥钠	3				
	4				
地西泮	5				
	6				

【注意】

条件许可,最好以戊四氮代替二甲氟林,戊四氮的惊厥反应典型。采用戊四氮惊厥法,小鼠皮下注射剂量为 85 mg/kg(最大也有用 150 mg/kg,此剂量已接近 LD_{98}),腹腔注射剂量为 100 mg/kg(最大 175 mg/kg)。实验时,不同种系小鼠有不同反应,故药物活性比较时,应选用同一品种。抗惊厥药物须预先准备好,以备抢救。

【评价】

(1)化学物质引起惊厥法,常选用小白鼠,也可采用大白鼠,猫或兔则可作特殊观察。本法操作简单,不需要特殊仪器设备,这种方法可以在一定种度上进行作用原理分析。

(2)士的宁、苦味毒、氨硫脲等引起惊厥模型,可用于抗惊厥药物的筛选。

(3)铝制剂、铁制剂、青霉素等注射动物脑内局部致慢性惊厥模型,作抗惊厥药物筛选。

【思考题】

试从以上结果讨论地西泮、苯巴比妥钠、二甲氟林的作用及临床应用。

实验九　中枢神经系统药物的设计性实验

【原理】

作用于中枢神经系统的药物主要影响递质和受体而发挥作用,而其药理效应主要表现是中枢神经系统功能的增强或抑制;通过观察动物的药物反应,可初步区分药物的特征。通过药物 ED_{50} 或 LD_{50} 的测定,分析其有效性和安全性。

【材料】

器材:分析天平、注射器、针头、烧杯、称量纸、灌胃针、鼠笼。

药品:中枢药物 3 种、安慰剂 2 种、非中枢药 3 种。

动物:小鼠,体重 18~22g,雌雄各半。

【方法】

分三次实验课完成。建议在实验课前带教老师告诉学生所要准备的内容和需要查阅的相关文献。

第一次课:由老师布置任务、鉴别和筛选药物。

（1）在所给的试样中鉴别和筛选出哪个编号的药物是中枢药物？

（2）确定实验药物、观察指标和设计实验方案。

并由老师简略说明：①实验设计的原则（重复、对照、随机），讲授半数有效量的测定方法，如何确定预实验的剂量分组。②实验观察根据实验设计要求，由学生自己来确定。列举本次实验所有提供的仪器和药品。③复习安全指数的意义及测量办法，讲授科学论文的格式以及写作方法。④复习 t 检验的相关知识以及计算方法。

余下时间由学生独立查阅资料、进行筛选实验设计和预试。

第二次课：由学生独立完成所选的药物 ED_{50} 或 LD_{50} 的测定。

（1）设计预实验的实施方法：探索 0% 最大无效量和 100% 最小有效剂量。

（2）正式实验中剂量组的设计，参照第二章实验九或实验十二的测定方法。教师随堂点评同学设计的实验方案并协助同学确立最终的实验方案。

（3）LD_{50} 的测定：实施实验。

第三次课：实验汇报，点评、总结。

【结果】

每个同学根据实验结果写出一份科学论文形式的实验报告。

【注意】

（1）预实验中的 0% 最大无效量和 100% 最小有效剂量务求准确，否则对后续正式实验有较大影响。

（2）实验前实验药品由老师编号，不能够告诉学生所含的是何药物。

（3）最后一次课要求学生制作 PPT 课件进行实验汇报和答辩，老师、学生共同点评和总结。

【评价】

通过本实验，由同学们在一定的实验条件和范围内，完成从选题、实验设计、亲自动手操作到结果分析和论文撰写全过程，使学到的基础理论知识与实践的感性认识更好地相结合，培养和提高学生发现问题、提出问题、分析问题和解决问题的能力，提高学生的动手能力、实践能力和团队协作能力。

第五章 作用于内脏系统药物的实验

实验一 普萘洛尔对小鼠常压耐缺氧能力的影响

【目的】

观察普萘洛尔对小鼠常压耐缺氧能力的影响,掌握抗心绞痛药物的初步筛选方法。

【原理】

本实验是研究抗心肌缺血药物的常用方法之一。

机体对缺氧的耐受力取决于机体的代谢耗氧率和代偿能力。普萘洛尔通过阻断β肾上腺素受体使心脏活动减弱,物质代谢减慢,使组织器官的耗氧量减少,因而可提高机体对缺氧的耐受力,延长机体组织在缺氧环境中的存活时间。异丙肾上腺素是β肾上腺素受体激动剂,其作用与普萘洛尔相反。

【实验材料】

(1) 动物:昆明小鼠 3 只,18～22 g。

(2) 药品:0.1% 盐酸普萘洛尔溶液,0.1% 盐酸异丙肾上腺素溶液,生理盐水,钠石灰。

(3) 器材:可以密闭的 500 ml 广口瓶,秒表,注射器。

【方法与步骤】

取性别相同、体重差别不超过1g的小鼠 3 只,称重标号,给 1、2 号鼠皮下注射盐酸异丙肾上腺素,3 号小鼠皮下注射生理盐水,15min 后 1 号鼠腹腔注射盐酸普萘洛尔,2、3 号鼠腹腔注射生理盐水。给药体积均为 0.2ml/10g 小鼠。再隔 3min,将 3 只小鼠一同放入容量 500ml 左右、底部置有 20g 新鲜钠石灰的广口瓶中,加盖密闭。密切注意瓶内小鼠的反应,以秒表记录各鼠从进入瓶中到呼吸停止时间,比较 3 只小鼠的存活时间。

【结果与处理】

结果与处理见表 1-5-1。

表 1-5-1 普萘洛尔提高小鼠常压耐缺氧能力的作用

鼠编号	给药及剂量	本小组小鼠存活时间/min	全班小鼠平均存活时间 $\bar{x}\pm s$
1			
2			
3			

【注意事项】

(1) 所用广口瓶须能密闭不漏气并配有磨口塞,瓶塞涂抹凡士林后应盖紧,以便密封。各组所用广口瓶须容量一致。

(2) 钠石灰因吸水与 CO_2 作用而变色后,应即更换。

（3）本法简便易行,已知抗心肌缺血药多能获阳性结果,可作抗心肌缺血药的初筛方法。但中枢抑制药可造成假阳性结果。

【思考题】

（1）结合本次实验结果,讨论普萘洛尔与异丙肾上腺素对心肌耐缺氧力的影响及其机制。

（2）试讨论本筛选方法的设计原理与优缺点。

实验二　药物对垂体后叶素所致急性心肌缺血心电图变化的影响

【目的】

观察抗心肌缺血药对垂体后叶素所致心肌缺血心电图变化的影响。

【原理】

垂体后叶素分泌增多可导致急性心肌缺血,大剂量静脉注射垂体后叶素,动物可因冠状动脉痉挛而致心肌缺血,出现异常心电图改变,主要表现在 ST 段与 T 波的异常及心律失常。硝酸甘油可舒张冠脉,改善侧支循环,对抗垂体后叶素所致心肌缺血。

【实验材料】

（1）动物:大鼠。

（2）药品:20% 乌拉坦、垂体后叶素、硝酸甘油、生理盐水。

（3）器材:BL-420 生物机能实验系统(或心电图机)。

【方法与步骤】

1. 麻醉及仪器连接　取大鼠 2 只,称重后,用 20% 乌拉坦 0.6ml/100g 腹腔注射麻醉,仰位固定于手术台上。连接针型电极分别插入肢体皮下(红色左下肢,白色右上肢,黑色右下肢),记录 II 导联心电图。

2. 记录及给药　首先描记甲、乙两鼠的正常心电图。然后,甲鼠舌下静脉注射垂体后叶素 1-2 U/kg(10s 内注完),并立即描记注射后 15s、30s、1min、2min、4min、10min、15min、20min 的心电图;乙鼠腹腔注射硝酸甘油 10mg/kg,5 min 后再经舌下静脉注射垂体后叶素,此后的心电图描记同甲鼠。

【结果与处理】

测量、比较同一只大鼠注射垂体后叶素后各时间点心率、ST 段、T 波的变化(与给药前相比),计算出变化率,从心电图判断有无心律失常;比较甲、乙两鼠注射垂体后叶素后心率、ST 段、T 波的变化率的差异,以及心律失常发生情况填写于表 1-5-2 内。

表 1-5-2　硝酸甘油对垂体后叶素所致大鼠心肌缺血的保护作用

组别	R-R 间期/ms		J 点/mV		T 波/mV		心率/次/min		心律失常类型	
	给药前	给药后	给药前	给药后	给药前	给药后	给药前	给药后	给药前	给药后
生理盐水										
硝酸甘油										

【注意事项】

（1）垂体后叶素稀释度和注射速度要固定一致。

（2）垂体后叶素引起的心电图变化可分为二期，如下所述。

第一期：注射后 5～20s，T 波显著高耸，ST 段抬高，甚至出现单向曲线。

第二期：注射后 30s 至数分钟，T 波降低、平坦、双相或倒置；J 点无明显改变；有时心律不齐，心率减慢，RR 间期及 RT 间期延长，持续数分钟或十几分钟。

【思考题】

（1）用垂体后叶素复制动物心肌缺血病理模型的原理及优点。

（2）阐述硝酸甘油抗心肌缺血的作用机制。

实验三 强心苷对心力衰竭心脏的作用

【目的】

学习离体蛙心灌流方法，了解离体器官的研究方法，理解心脏正常活动需要适当的理化环境。

【原理】

心脏的正常节律性活动必须在适宜的理化环境里才能维持，一旦适宜的理化环境被干扰或破坏，心脏活动就会受到影响。青蛙心脏离体后，用理化性质近似于血浆的任氏液灌流，在一定时间内，可保持节律性收缩和舒张。改变任氏液的组成部分，心脏跳动的频率和幅度会随之发生改变。

本实验观察强心苷类药物对离体蛙心的作用。强心苷可增加心肌细胞内 Ca^{2+} 浓度，使心肌收缩力增强，对衰竭心脏尤为显著。实验中可用无钙溶液灌注心脏，制作成心力衰竭的病理模型，然后检验强心苷的正性肌力作用。

【材料】

动物：青蛙 1 只。

药品：任氏液，无钙任氏液，2% $CaCl_2$，0.025% 毒毛花苷 K 任氏液。

器材：BL-420 生物机能实验系统，张力换能器，蛙类手术器械，蛙心夹，杠杆，蛙心插管，试管夹，棉线，双凹夹，铁支架，滴管。

【方法与步骤】

1. 离体蛙心制备

（1）取一青蛙，破坏脑和脊髓，暴露心脏。

（2）用小镊子夹起心包膜，沿心轴剪开心包膜，仔细辨认心房、心室、动脉圆锥、主动脉、静脉窦、前后腔静脉等。

（3）在右主动脉下穿一根线并结扎，在结扎线远端剪断右主动脉。在左主动脉下穿两根线，用一线结扎左主动脉远心端，另一线置主动脉下备用。提起左主动脉远端结扎线，用眼科小剪刀在左主动脉靠近动脉圆锥处剪一小斜口，将盛有少量任氏液的蛙心插管由此口插入主动脉，插至动脉圆锥时略向后退，在心室收缩时，向心室后壁方向插，经主动脉瓣插入心室腔内，不可插入过深，以免心室壁堵住插管下口；插管若成功进入心室，管内液面会随着心室跳动而上下移动(图 1-5-1)。用左主动脉近心端的备用线结扎插管并将结扎线固定于插管侧面的小突起上。于结扎线远端剪断左主动脉。

(4) 轻轻提起插管及心脏,用线环绕心脏下相连的全部组织并于尽可能低(保留静脉窦)的位置结扎,以阻断左右肺前后腔静脉等。在结扎处下方剪断相连组织而将心脏离体。用滴管吸净插管内血液,加入新鲜任氏液,反复数次,直至液体完全澄清。保持灌流,液面高度恒定(1~2cm),即可进行实验。

(5) 用试管夹将蛙心插管固定于铁支架上,将连于蛙心夹的线经滑轮悬挂于张力换能器,适当调整前负荷即可记录。

2. 仪器线路连接　将张力换能器插头连接至 BL-420 生物机能实验系统第 1 通道。

3. 软件操作　开机并启动 BL-420 生物机能实验系统。

(1) 选择实验项目中循环实验的蛙心灌流。

(2) G、T、F 可用默认值(10,DC,20Hz),必要时可调节 G 的放大倍数。

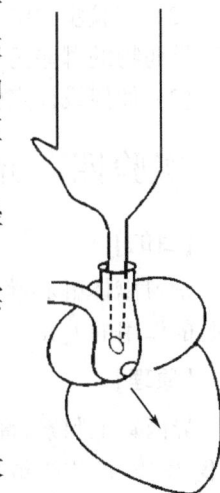

图 1-5-1　离体蛙心制备

(3) 扫描速度可根据波型进行调节。

4. 观察项目

(1) 描记正常心跳曲线(曲线疏密表示心跳频率;曲线幅度表示心脏收缩力的强弱;曲线的规律性表示心跳的节律性)

(2) 吸出插管内全部灌流液,换入等量无钙任氏液。当心脏收缩明显减弱时(出现心衰),滴入 0.025% 毒毛花苷 K 任氏液 1~2 滴。当作用恒定时,滴入 2% $CaCl_2$ 溶液 1~2 滴,观察收缩曲线有何变化。当作用明显并稳定后,每隔 30s 向插管内滴入 0.025% 毒毛花苷 K 任氏液 1~2 滴,同时记录心脏收缩曲线,直到心脏骤停。

【结果】

打印描记的蛙心收缩曲线,计算蛙心收缩曲线各段的幅度、频率,将结果记入表 1-5-3。

表 1-5-3　强心苷对离体蛙心的作用

药物	任氏液	无钙任氏液	0.025% 毒毛花苷 K 任氏液(治疗量)	2% $CaCl_2$ 溶液	0.025% 毒毛花苷 K 任氏液(中毒量)
蛙心收缩幅度(mm)					
心率(次/min)					

【注意事项】

(1) 每次换药液后,蛙心插管内的液面应该同样的高度。

(2) 每加入一种药物前均应记录一段任氏液灌流的心跳曲线,做到各项实验均有前后对照。

(3) 随时滴加任氏液于蛙心表面,保持蛙心湿润。

【思考题】

（1）用无钙任氏液灌流离体蛙心为何引起蛙心收缩减弱？

（2）实验步骤中，每一步给药引起心脏搏动改变的原理是什么？本实验中可以看到强心苷类药物的哪些药理作用和毒性反应？

（3）如何设计实验，观察某药物具有抗心力衰竭的作用。

实验四　异丙肾上腺素和普萘洛尔对离体蛙心的作用

【目的】

学习离体蛙心灌流方法，了解离体器官的研究方法，考察异丙肾上腺素和普萘洛尔对心脏的作用的差异。

【原理】

异丙肾上腺素、普萘洛尔分别为 β 受体激动剂和 β 受体阻断剂，可直接作用于心肌细胞 $β_1$ 受体，产生兴奋或抑制心脏的作用。

【材料】

动物：蛙或蟾蜍 1 只。

药品：任氏液（新鲜配制），0.01% 异丙肾上腺素，0.01% 普萘洛尔。

器材：BL-420 生物机能实验系统，张力换能器，毁髓针，蛙板，蛙钉，蛙心套管，蛙心夹，滴管，组织剪，眼科手术剪，手术镊，小烧杯，棉线。

【方法】

（1）制备离体蛙心：同实验三中制备方法。

（2）蛙心夹夹住少许心尖部位的心肌，将蛙心夹上的系线经滑轮与张力换能器连接，调节 BL-420 生物机能实验系统描记正常心跳曲线，观察心脏的收缩幅度、频率、节律。

（3）加入 0.01% 异丙肾上腺素 2 滴，观察并记录心脏的活动变化。

(4)待心跳曲线的幅度加大时，逐滴加入 0.01% 普萘洛尔，观察并记录心脏的活动变化。

【结果】

列表比较异丙肾上腺素和普萘洛尔对心脏的收缩幅度、频率等的作用，并分析作用机制。

【注意事项】

(1) 认真识别两栖类动物心脏结构，蛙心正常起搏点是静脉窦（哺乳动物是窦房结），切勿损伤。

（2）保持离体心脏外部湿润，但是不要让灌流液滴到张力换能器上。

（3）套管内任氏液的液面高度应保持恒定。

【思考题】

试述普萘洛尔和异丙肾上腺素对心脏作用的机制。

实验五　药物对凝血时间的影响

【目的】

（1）观察肝素、止血敏（酚磺乙胺）、鱼精蛋白延长或缩短凝血时间的作用。

（2）掌握测定凝血时间的方法。

（3）掌握小鼠眼眶取血操作。

【原理】

止血敏能增强血小板的黏附、聚集,促进血小板释放凝血物质,从而缩短凝血时间。肝素可以提高抗凝血酶Ⅲ的活性,灭活多种凝血因子和阻碍纤维蛋白原转变为纤维蛋白,所以能延长凝血时间。碱性的鱼精蛋白与酸性的肝素形成稳定的盐而使肝素失去抗凝作用。

实验方法有玻片法和毛细玻管法,本实验采用玻片法。

【实验材料】

1. 动物　小鼠4只,体重18～22g。

2. 药品　2.5%止血敏溶液,1%鱼精蛋白,100U/ml肝素溶液,生理盐水。

3. 器材　鼠笼、天平、注射器(1ml)、针头(5号)、弯头眼科镊、玻片、秒表、棉球。

【方法与步骤】

（1）取小鼠4只,称重、标记。

（2）1号小鼠小鼠腹腔注射生理盐水(给药体积为0.2ml/10g)。2号小鼠腹腔注射止血敏0.5mg/10g(给药体积为0.2ml/10g);3号小鼠腹腔注射肝素20U/10g(给药体积为0.2ml/10g);30min后,用弯头眼科镊摘去小鼠一侧眼球,在清洁玻片上滴一滴血(血液的直径约5mm左右),每隔30s用干燥针头将血液挑动一次,有细丝出现就是凝血开始,记录时间。如果观察5min无血凝即可停止观察。

（3）4号小鼠腹腔注射1%鱼精蛋白0.1ml/10g,5分钟后腹腔注射肝素0.2ml/10g,10分钟后测凝血时间。

【结果与处理】

综合全班实验结果,分别计算各组凝血时间平均值和标准误($x \pm s$),进行统计学分析和显著性检验。

表1-5-4　不同药物对小鼠凝血时间的影响

鼠号	鼠重(g)	药物	用量(ml)	凝血时间(min)	平均凝血时间 $\bar{x} \pm s$
1		生理盐水			
2		止血敏			
3		肝素			
4		鱼精蛋白+肝素			

【注意事项】

（1）本实验应在室温为15～20℃的实验室进行,气温过低,会延长凝血时间。

（2）注意挑动血液的针头不能混用,以免各种药物混杂影响实验结果。

【思考题】

止血敏(酚磺乙胺)、肝素、鱼精蛋白对凝血时间有什么影响?它们的作用机制和临床用途各是什么?

实验六　动静脉旁路血栓形成实验

【目的】

学习动静脉旁路血栓形成实验方法,掌握动静脉插管操作。

【原理】

利用大鼠体外颈总动脉-颈外静脉血流旁路法形成血小板血栓。以聚乙烯管连接动静脉,形成旁路血液循环,动脉血流中的血小板,当接触丝线的粗糙面时黏附于线上,血小板聚集物环绕线的表面形成血小板血栓,血小板的黏附聚集功能受到抑制时,形成血栓的重量就较轻。因此,从血栓重量可测知血小板的黏附聚集功能。

【实验材料】

(1) 动物:大鼠1只,250~350g,雄性。

(2) 药品:3%戊巴比妥钠,50U/ml的肝素生理盐水。

(3) 器材:大鼠手术台和器械,动脉夹,聚乙烯管,4号手术丝线。

【方法与步骤】

(1) 取大鼠,称重。腹腔注射3%戊巴比妥钠(40mg/kg),仰卧位固定,分离气管,插入一塑料套管(气管分泌物多时可通过此套管吸出),并分离右颈总动脉和左颈外静脉,用动脉夹夹闭右颈总动脉。

(2) 剪一根长7cm的4号手术丝线,称重后放入三段式聚乙烯管中段,使接触血液的丝线长6cm,剩下的1cm从靠近动脉端的接头处露出来,以50U/ml的肝素钠生理盐水充满整个聚乙烯管。

(3) 将静脉端插入左颈外静脉后,从静脉端准确注入50U/ml的肝素生理盐水(1ml/kg)抗凝,然后将动脉端插入右颈总动脉。

(4) 打开动脉夹,计时,血液从右颈总动脉流至聚乙烯管内,返回左颈外静脉,15min后中断血流,迅速取出丝线称重。

【结果与处理】

比较对照动物和给药动物血栓湿重。血栓湿重 = 总重量- 丝线重量

按下列公式计算抑制率:抑制率(%) = $\dfrac{\text{对照组血栓重} - \text{给药组血栓重}}{\text{对照组血栓重}} \times \%$

【注意事项】

(1) 对照组和给药组动物体重要严格配对。

(2) 聚乙烯管口径大小要求一致,三段式管中间接头处要求严密,以防漏血。

(3) 麻醉深度各动物尽可能一致。

(4) 手术过程要求迅速,操作熟练,在15min内完成。

(5) 注意及时吸出气管分泌物,保持呼吸道畅通。

(6) 丝线上血栓比较疏松,从管内取出时不能碰到管壁。

【思考题】

为什么对照组和给药组动物体重要严格配对?为何麻醉条件要尽可能一致?

实验七　利尿药和脱水药实验(家兔法)

【目的】

(1) 观察呋塞米、甘露醇对家兔泌尿系统的影响。

(2) 掌握利尿实验操作方法。

【原理】

呋塞米(速尿)是高效能利尿药,可抑制肾小管髓袢升支粗段 Na^+-K^+-$2Cl^-$ 同向转运体,增高肾小管中 NaCl 的浓度,降低肾脏对尿液的稀释功能;同时降低髓质间液渗透压,使肾脏浓缩尿液功能降低,结果排出大量近似等渗的尿液。甘露醇快速静脉滴注可致血浆渗透压升高,使组织脱水、血液容量增加、肾血流量增加,加上甘露醇进入肾小管后,不被肾小管重吸收,从而提高肾小管内的晶体渗透压,使水重吸收减少,产生渗透性利尿。

【实验材料】

(1) 动物:雄性家兔 2 只,体重 2~3 kg。

(2) 药品:10g/L 呋塞米溶液(给药体积为 0.5ml/kg)、20% 甘露醇溶液(给药体积为 5ml/kg)、生理盐水(给药体积为 4ml/kg)。

(3) 器材:兔手术台,手术器械 1 套,兔灌胃器,导尿管(10 号)或塑料导管(直径 0.2cm),注射器(5ml、20ml),烧杯(150ml),量筒(50ml)。

【方法与步骤】

(1) 取家兔 2 只,称重标记,然后将家兔仰卧固定于兔手术台上。

(2) 家兔耳缘静脉注射生理盐水(给药体积为 4ml/kg)。用消毒过的 10 号导尿管蘸少许液状石蜡,从尿道插入膀胱 7~9cm,见有尿液滴出即可。将导尿管用胶布固定于兔体上,轻压腹部使膀胱内尿液排尽。

(3) 分别收集家兔用药前 30min 尿量,然后一只兔耳缘静脉注射呋塞米 5mg/kg(给药体积为 0.5ml/kg)。另一只兔耳缘静脉注射甘露醇 1g/kg(给药体积为 5ml/kg),收集给药后 30min、60min 尿量。

【注意事项】

(1) 家兔在实验前应用青饲料喂养,并供应充足清水,否则尿量会偏少。

(2) 在插入导尿管前,应先做好标记,以便掌握导尿管插入的长度。

【结果与处理】

结果与处理见表 1-5-5。

表 1-5-5　药物对兔排尿量的影响

兔号	兔重/kg	药物	用量/ml	给药前尿量/ml	给药后尿量/ml	
				30min	30min	60min
甲		呋塞米				
乙		甘露醇				

【思考题】

(1) 什么是利尿药和脱水药?在本实验中能否判别出两者的区别?如果不能,则还应当补充些什么实验？

（2）简述呋塞米和甘露醇的利尿作用机制、用途及不良反应。

实验八　可待因对小鼠氨水引咳的镇咳作用

【目的】

（1）掌握用浓氨水引咳的方法。

（2）观察可待因的镇咳作用。

【原理】

氨水为具有刺激性的化学物质，能刺激呼吸道上皮黏膜的感受器，常用于制作咳嗽模型，用以观察药物的镇咳作用。可待因能抑制延髓咳嗽中枢，阻断咳嗽的反射弧，产生强大的镇咳作用。

【实验材料】

（1）动物：小白鼠 4 只，体重 18～22g，雄雌各半。

（2）药品：0.3% 磷酸可待因溶液，生理盐水，浓氨水。

（3）器材：鼠笼，天平，小鼠灌胃器，棉球，500ml 烧杯。

【方法与步骤】

（1）每组取 4 只小鼠，称重，标记，随机分两组。

（2）给药：实验组腹腔注射可待因（给药体积为 0.2ml/10g），对照组腹腔注射生理盐水（给药体积为 0.2ml/10g），每只小鼠给药间隔 4min 左右；注意：磷酸可待因为混悬液，应混匀后再腹腔注射，以保证给药均匀。

（3）给药后 30min 将小鼠扣入 500ml 烧杯中，再把注入 0.2ml 浓氨水的棉球迅速放入烧杯中，记录小鼠的咳嗽潜伏期和 5min 内的咳嗽次数，每组 2 只小鼠数据取平均值。

【注意事项】

（1）4 个棉球的大小、松紧程度要适中，尽量一样。

（2）潜伏期就是将棉球放入后到第一次咳嗽的时间。

（3）小鼠咳嗽声音很难听到，因此要注意观察，其表现为剧烈腹肌收缩并张嘴。

【结果与处理】

结果与处理见表 1-5-6。

表 1-5-6　可待因对氨水所致小鼠咳嗽的影响

药物	动物数/只	咳嗽潜伏期/s	咳嗽次数/5min 内
磷酸可待因	1		
	2		
生理盐水	3		
	4		

【思考题】

说明可待因的镇咳作用机制、应用及不良反应。

实验九　药物对胃肠蠕动的影响

【目的】

从测定炭墨在胃肠道内的移动速度,观察药物对胃肠道蠕动功能的影响。

【原理】

小肠平滑肌由很厚的环形肌层和很薄的纵行肌层组成,在肠内容物向肛端推进运动中,环形肌的收缩占主要作用。小肠任一点受到食物刺激,刺激点的上方发生收缩,下方舒张,使食糜向大肠方向移动,从而形成肠蠕动。有些药物可以作用于肠道平滑肌,是肠蠕动增强或减弱,从而影响小肠的推进运动功能。

肠蠕动的意义在于把食糜向前推进,药物可通过不同的作用机制抑制或增强蠕动。动物给药后再灌胃墨汁,测量墨汁在胃肠道的推进距离可指示药物对胃肠道蠕动的作用及程度,从而直观地观察药物对在体胃肠道蠕动的影响。

【实验材料】

1. 动物　小白鼠,雌雄不拘,体重 18~22g。

2. 药品　0.001% 乙酰胆碱,0.001% 硫酸新斯的明,0.05% 阿托品,0.01% 盐酸肾上腺素,0.1% 盐酸吗啡,生理盐水,苦味酸,5% 炭墨混悬液(含阿拉伯胶 10%)。

3. 器材　电子秤(或天平),小白鼠灌胃针头,1ml 注射器,组织剪,眼科剪,直尺,搪瓷盘,烧杯,棉签。

【方法】

(1) 禁食 12~24 小时的小白鼠 6 只,称重,标记。

(2) 按 0.2ml/10g,给 2~6 号小白鼠分别腹腔注射,0.001% 硫酸新斯的明,0.05% 阿托品,0.001% 肾上腺素和 0.1% 盐酸吗啡,0.001% 乙酰胆碱,1 号鼠腹腔注射等量生理盐水,记录给药时间。给药 5 分钟后,各小鼠均灌胃墨汁 0.2ml,记录时间。

(3) 给炭墨 15 分钟后,将各小鼠断颈椎处死,迅速破开腹腔,找到胃幽门和回盲部,剪断小肠管,分离肠系膜,小心置于湿润的搪瓷盘内,轻轻将肠管摆成直线。测量小肠的总长度和墨汁在肠内移动的距离(即幽门至肠内墨汁最前沿处的长度),计算墨汁移动率。墨汁移动率=墨汁在肠内移动的距离/小肠的总长度×100%。

【结果】

将结果记录于表 1-5-7。

表 1-5-7　药物对胃肠蠕动的影响

动物	药物	小肠总长度(mm)	墨汁移动长度(mm)	墨汁移动率(%)
1	生理盐水			
2	新斯的明			
3	阿托品			
4	肾上腺素			
5	吗啡			
6	乙酰胆碱			

【注意事项】

（1）炭墨的灌胃量与将小鼠处死的时间必须准确，否则将造成结果误差。

（2）取出肠道后，平铺于润湿的搪瓷盘内，以免管肠粘连。剪取肠道时应避免牵拉，否则将影响长度测量的准确性。

（3）若墨汁移动有中断现象，应以移动最远处为测量终点。

（4）为避免个体差异，可以对全班各组的实验结果进行统计。

【思考题】

乙酰胆碱、新斯的明、阿托品、肾上腺素和吗啡各属于哪类药物？对胃肠道各有何作用？其机制如何？临床上各有何用途？

实验十　药物对大鼠实验性胃溃疡的防治作用

【目的】

（1）学习结扎大鼠幽门诱发胃溃疡的实验方法。

（2）观察药物对消化性胃溃疡的防治作用。

【原理】

结扎大鼠幽门，造成大量酸性胃液和消化酶储存在胃里，引起胃壁的实质性损伤，出现溃疡。雷尼替丁为组胺 H_2 受体阻断剂，能抑制基础胃酸分泌及刺激后的胃酸分泌，还可抑制胃蛋白酶的分泌，从而防止消化道溃疡。氢氧化铝凝胶可中和胃酸。

【实验材料】

（1）动物：SD 大鼠 6 只，200～250 g，性别相同。

（2）药品：乙醚，2% 碘酊，75% 乙醇溶液，生理盐水、2.5% 雷尼替丁溶液，1% 氢氧化铝凝胶，1% 甲醛溶液。

（3）器材：大鼠手术台，镊子，手术剪，手术刀，棉线，纱布，注射器，注射针头，pH 试纸等。

【方法与步骤】

（1）取健康 SD 大鼠 6 只，禁食不禁水 48h。

（2）将大鼠用乙醚浅麻醉后仰位固定于手术台上，剪去腹部被毛，用2% 碘酊及75% 乙醇溶液消毒皮肤，自剑突下切开腹壁约 1.5cm，用钝头镊子将胃引出腹腔，避开肠系膜血管，在幽门和十二指肠的交界处用75% 乙醇溶液浸泡过的粗棉线牢牢扎住部位（避开十二指肠动脉），致使胃液潴留并防止十二指肠液反流入胃。把胃放回原位，缝合腹壁，将大鼠放于铁丝笼内，禁食、禁水。

（3）手术后的大鼠随机分为 3 组，每组 2 只，分别灌服 1% 氢氧化铝凝胶 5ml/只，皮下注射 2.5% 雷尼替丁溶液 5ml/kg，灌服生理盐水 5ml/kg。

（4）手术后 18 h，将各组大鼠处死，剪开腹壁，取出胃，从幽门处抽取少量胃液，用 pH 试纸检测胃液的酸度。将盛有 10ml 生理盐水的注射器从幽门插入胃内，进行冲洗，再向胃内注入 1% 甲醛溶液 10ml 固定组织。20min 后沿胃大弯剪开胃壁，自来水冲洗后，在放大镜下检查胃黏膜形态学变化，计算溃疡点的数目、溃疡面积及整个胃的总面积。

【实验结果】

综合全班实验结果填入表格,分析结果并完成实验报告(表1-5-8)。

表 1-5-8　药物对大鼠胃溃疡的作用的实验结果

分组	胃液 pH	胃黏膜形态学改变	溃疡点数	溃疡面积占胃总面积百分率
生理盐水组				
氢氧化铝组				
雷尼替丁组				

【注意事项】

(1) 实验前应严格禁食48h,绝对饥饿是造成溃疡的必要条件。

(2) 结扎幽门时应避开血管,以免妨碍胃肠道的血液循环。

(3) 用注射器或者自来水冲洗时,不应用力过猛或自来水压力过大,以防破坏已形成的溃疡面而影响结果的可靠性。

【思考题】

(1) 幽门结扎法造成胃溃疡的因素有哪些?

(2) 氢氧化铝、雷尼替丁对胃溃疡有何作用? 其临床效果如何?

实验十一　硫酸镁和液体石蜡对蟾蜍肠袢的作用

【目的】

(1) 观察硫酸镁、液体石蜡对肠道的影响。

(2) 了解硫酸镁、液体石蜡的导泻机制。

(3) 掌握蟾蜍开腹、结扎小肠、肠内注射的方法。

【原理】

在蟾蜍被结扎的肠段中分别注入硫酸镁、液体石蜡两种类型的泻药,比较各段小肠经药物作用后,肠段膨胀程度、肠腔内液体容量和肠黏膜充血程度的不同,分析不同导泻药的作用机制。

【实验材料】

(1) 动物:蟾蜍1只。

(2) 药品:10% 乌拉坦溶液,生理盐水,20% 硫酸镁溶液,液体石蜡。

(3) 器材:蛙板,粗剪,手术剪,止血钳,眼科镊子,烧杯,线,纱布,注射器(1ml),针头(5号)。

【方法与步骤】

(1) 取蟾蜍1只,自腹部淋巴囊(图1-5-2)注射 10% 乌拉坦溶液 1~2ml,待蟾蜍麻醉后沿腹中线剪开腹腔,暴露出一段小

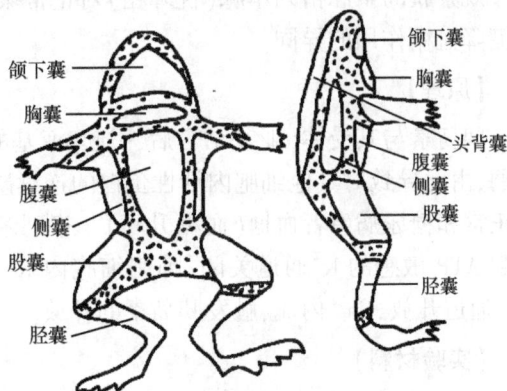

图 1-5-2　蛙及蟾蜍的皮下淋巴囊
1. 颌下囊;2. 胸囊;3. 腹囊;4. 股囊;5. 胫囊;
6. 侧囊;7. 头背囊

肠。用线将这段小肠结扎成三段,每小段约2cm长,互不相通,注意结扎过程中不要损伤肠系膜血管。

(2)向三段小肠中分别注入硫酸镁、液体石蜡及生理盐水各0.2ml,将小肠放回蟾蜍腹腔中,用止血钳关闭腹腔,并盖上湿纱布。

(3)1h后打开蟾蜍腹腔,观察、比较各段小肠的膨胀程度,然后再用注射器分别抽取各段小肠内的液体,最后剪开小肠壁,观察小肠黏膜充血程度。

【结果与处理】

硫酸镁和液体石蜡对蟾蜍肠祥的作用见表1-5-9。

表1-5-9　硫酸镁和液体石蜡对蟾蜍肠祥的作用

药物	小肠段膨胀程度	小肠腔液体容量(ml)	小肠黏膜充血程度
硫酸镁			
液体石蜡			
生理盐水			

【注意事项】

(1)开腹腔后,应尽量减少对肠管的刺激。

(2)抽取肠段内液体应尽量吸净,否则影响结果比较。

(3)本实验可用其他动物,如用家兔,肠段长4cm,药物容量2ml;用小鼠肠段长2cm,药物容量0.1ml。

【思考题】

简述硫酸镁和液状石蜡的导泻原理,它们各适用于何种患者?

实验十二　胰岛素和格列本脲(优降糖)的降血糖作用

【目的】

观察胰岛素和格列本脲(优降糖)对正常家兔空腹血糖水平的影响,并比较胰岛素和优降糖降血糖作用的异同。

【原理】

胰岛素与其受体α亚基结合后,引起β亚基的自身磷酸化,进而激活β亚基的酪氨酸蛋白激酶,由此导致对其他细胞内活性蛋白的连续磷酸化反应,促进葡萄糖利用和分解,进而降低正常和糖尿病患者血糖(血糖升高)。格列苯脲与胰岛β细胞膜上的磺酰脲受体结合后,引起ATP敏感的K^+通道关闭,抑制细胞内K^+外流,细胞膜去极化,进而引起电压依赖性Ca^{2+}通道开放,Ca^{2+}内流,触发胰岛素的释放。

【实验材料】

(1)动物:家兔2只。

(2)药品:2U/ml胰岛素溶液,2%格列本脲(优降糖)混悬液,草酸钾,10%葡萄糖注射液。

（3）器材：注射器，灌胃器，小试管。

【方法与步骤】

（1）取禁食24h的家兔2只，标号，称重。分别自耳缘静脉取血约1ml置于有草酸钾少许的试管中，摇匀，用于测定给药前的血糖值。

（2）给甲兔皮下注射胰岛素2U/kg（2U/ml溶液1ml/kg），乙兔灌胃格列本脲（优降糖）90mg/kg（2%混悬液4.5ml/kg）。给药后每隔1h采血一次，直至给药后6h，均以草酸钾抗凝，测定血糖值。

（3）实验结束后给每兔静脉注射10%葡萄糖液6ml/kg，以防止过度低血糖引起死亡。

【结果分析和讨论】

将实验结果填入表1-5-10。

表1-5-10 实验结果

兔号	药物	剂量	给药途径	血糖含量（mg%）						
				给药前	给药后1h	2h	3h	4h	5h	6h
甲										
乙										

根据所得实验结果，绘制血糖变化曲线，纵坐标表示血糖含量（mg%），横坐标表示时间（h）。

【注意事项】

（1）必须用禁食24h的家兔进行实验，否则血糖不易降低。

（2）如限于时间，可将服格列本脲（优降糖）的家兔提前3h取空腹血及给药，实验课内与注射胰岛素的家兔同时进行血糖含量测定。观察到明显的血糖降低现象后结束实验。

【思考题】

胰岛素和格列本脲（优降糖）的降血糖机制各如何？根据实验结果说明两药的作用特点。

（刘培庆）

第六章 激素类药物及抗炎药物实验

实验一 抗炎药物对大鼠足跖肿胀的影响

【目的】

熟悉致炎物质致大鼠后肢足跖炎症性肿胀模型制作方法。掌握解热镇痛抗炎药物的抗炎机制。

【原理】

角叉菜胶或鲜蛋清等致炎物质被注入大鼠后肢足跖后,引起局部炎症,造成局部血管扩张、通透性增强、组织水肿等反应,最后致足跖体积变大。解热镇痛抗炎药吲哚美辛通过抑制花生四烯酸代谢过程中的环氧合酶,减少致炎物质的释放而缓解或避免致炎物质的致炎作用。

【材料】

(1) 动物:大鼠 4 只,大小体重相似,同一性别。

(2) 药品:1% 角叉菜胶溶液或 10% 鲜蛋清,0.05% 吲哚美辛混悬液,生理盐水。

(3) 器材:大鼠固定器,注射器,足趾容积测量仪,记号笔。

【方法与步骤】

(1) 每组取大鼠 4 只,称重,做好标记。两只大鼠灌胃生理盐水 1ml/100g,另两只灌胃 0.05% 吲哚美辛混悬液 1ml/100 g。

(2) 在鼠足某处用记号笔画线作为测量标线,将鼠足缓缓放入测量筒内,当水平面与鼠足上的测量标线重叠时,踏动脚踏开关,记录足趾容积。

(3) 两只鼠给予药物 15 min 后,从右后足掌心向踝关节方向皮下注射 1% 角叉菜胶溶液 0.1ml(或 10% 鲜蛋清 0.1ml)。

(4) 在注射致炎物后的 30 min、60 min、120 min 和 180 min 分别测量足趾容积。

(5) 将致炎后的足趾容积减去致炎前足趾容积即为足跖肿胀度。

【结果与处理】

将测量结果记录于表 1-6-1。

表 1-6-1 吲哚美辛对大鼠足跖肿胀的影响

鼠号	体重/g	药量/ml	正常右后足跖容积	致炎后足跖肿胀度/mm^3			
				30min	60min	120min	180min
1							
2							
3							
4							

【注意事项】

(1) 1% 角叉菜胶溶液需在临用前一天配制,4℃冰箱保存。

(2) 体重 120~150 g 的大鼠对致炎剂最敏感,肿胀度高,差异性小。

(3) 测量时,应固定 1 人完成所有测量任务。

(4) 注射致炎剂时注意药液勿外漏。

【思考题】

(1) 实验性炎症模型有哪些?

(2) 简述炎症的病理过程。

(3) 按作用机制,抗炎药物分为哪几类?

(4) 吲哚美辛抗炎作用的机制是什么?

实验二 糖皮质激素对化学刺激性结膜炎的防治作用

【目的】

观察醋酸泼尼松龙滴眼剂的抗炎作用。

【原理】

化学刺激使家兔的眼结膜产生炎症。醋酸泼尼松龙能对抗各种原因引起的炎症,减轻炎症早期的症状,延缓肉芽组织的生成,减轻炎症晚期的后遗症。其作用机制是:药物与靶细胞胞浆内的糖皮质激素受体结合后,影响了参与炎症的某些基因转录,产生强大的抗炎作用。

【材料】

(1) 动物:家兔 1 只。

(2) 药品:25% 的桉叶油(由桉叶油 1 份和食用植物油 3 份配制而成)、1% 醋酸泼尼松龙滴眼液和生理盐水。

(3) 器材:兔固定箱、滴管。

【方法与步骤】

(1) 取家兔 1 只,检查两眼睑结膜的正常情况。

(2) 在家兔的左眼结膜囊内滴入 1% 醋酸泼尼松龙滴眼液 3 滴,右眼结膜囊内滴入生理盐水 3 滴,10 min 后左右眼再分别滴一次。又隔 10 min,在家兔的左右眼囊内都滴入 25% 桉叶油 1 滴。

(3) 此后,每隔 10 min 检查两眼结膜的情况 1 次,比较炎症反应(结膜充血与水肿)出现的快慢与严重程度。

(4) 在观察到明显的区别后,结束实验,并在家兔的两眼内均滴入醋酸泼尼松龙滴眼剂,以保护之。

【结果与处理】

将结果记录于表 1-6-2。

表 1-6-2　醋酸泼尼松龙滴眼液对桉叶油引起的家兔结膜炎的作用

	药物	炎症反应程度	炎症出现时间
左眼结膜	醋酸泼尼松龙		
右眼结膜	生理盐水		

【注意事项】

（1）滴入眼结膜囊内的药量要准确。

（2）注意按压鼻泪孔下方，避免药液流失。

【思考题】

糖皮质激素的药理作用有哪些？

实验三　糖皮质激素对毛细血管通透性的影响

【目的】

观察药物的抗炎性渗出作用。

【原理】

醋酸作为化学致炎的刺激物质，腹腔注射后，可致动物腹腔毛细血管通透性增加。本实验通过测定静脉注射染料在腹腔内的渗出量，观察药物对毛细血管通透性的影响。糖皮质激素能增加血管紧张性，降低毛细血管通透性，减轻渗出和水肿。

【实验材料】

（1）动物：昆明小鼠 10 只。

（2）药品：0.5% 伊文氏蓝溶液，0.6% 醋酸溶液，0.5% 氢化可的松溶液，生理盐水。

（3）器材：721 分光光度计、离心机。

【方法与步骤】

（1）取小鼠 10 只，称重后，随机分为两组，分别于皮下注射 0.5% 氢化可的松 0.1 ml/10g 和等量生理盐水。

（2）30min 后，两组小鼠均由尾静脉注射 0.5% 伊文思蓝溶液 0.1 ml/10g，随即腹腔注射 0.6% 醋酸溶液 0.2 ml/只。

（3）20min 后，脱颈椎处死小鼠，腹腔开一小口，用 6 ml 生理盐水分数次洗涤腹腔，吸出洗涤液，加入生理盐水至 10 ml，3000r/min 离心 10min。

（4）取上清液，用 721 分光光度计于 590nm 波长处比色，在标准曲线上查出每只小鼠腹腔内渗出伊文思蓝的微克数。

（5）以对照组小鼠腹腔渗出的染料微克数为 100%，按下列公式计算给药组小鼠腹腔抑制染料渗出的百分率。渗出抑制百分率（%）＝（对照组伊文思蓝渗出量－受试药物组伊文思蓝渗出量）÷对照组伊文思蓝渗出量×100%。

【结果与处理】

将结果记录于表 1-6-3 中。

表 1-6-3　糖皮质激素对毛细血管通透性的影响

组别	动物数	伊文思蓝量	伊文思蓝渗出量	渗出抑制百分率
受试药物组				
生理盐水组				

【注意事项】

(1) 剪开腹腔时注意勿损伤腹腔血管,以免因出血而影响比色结果。

(2) 如有出血及洗液混浊者,光密度将明显增加,应离心沉淀后再比色。

(3) 本实验是定量实验,尾静脉注射伊文思蓝量要准确,腹腔洗涤液要全部吸出。

【思考题】

糖皮质激素对炎症过程中的血管反应有什么影响?

实验四　吲哚美辛对小鼠巴豆油耳肿胀的影响

【目的】

掌握炎症模型的建立和抗炎药物实验基本方法。

【原理】

由于吲哚美辛对花生四烯酸代谢过程中的环氧合酶具有强大的抑制作用,显著抑制前列腺素的合成,对多种因素引起的非特异性炎症均有良好的治疗作用。

【材料】

(1) 动物:小鼠 4 只,18～22g,雌雄不限。

(2) 药品:0.1% 吲哚美辛、1% 羧甲基纤维素钠混悬液、2% 巴豆油合剂(由 2% 巴豆油、20% 无水乙醇、73% 乙醚和 5% 蒸馏水混合而成,另一组配方:由 1% 巴豆油、10% 无水乙醇、69% 乙醚和 20% 吡啶混合而成)。

(3) 器材:8 mm 打孔器、分析天平。

【方法与步骤】

(1) 取小鼠 4 只,称重。随机分成 2 组。甲组灌胃给予 0.1% 吲哚美辛 0.1 ml/10g(10 mg/kg),乙组灌胃给予 0.1 ml/10g 羧甲基纤维素钠混悬液。

(2) 半小时后,两组小鼠右耳廓两侧用微量进样器均匀涂布 2% 巴豆油合剂 0.05 ml 致炎,左耳廓作对照。

(3) 致炎后 30 min,将小鼠处死,沿耳廓基线取下两耳,用打孔器于同一部位各取一耳片称重。致炎侧耳片重量减去对照侧耳片重量即为肿胀度。

【结果与处理】

将结果记录于表 1-6-4 中。

表1-6-4　吲哚美辛对小鼠巴豆油耳肿胀的影响

组别	鼠号	右耳重量	左耳重量	肿胀度
吲哚美辛组	1			
	2			
CMC组	3			
	4			

【注意事项】

（1）环境温度不得低于15℃，如果用二甲苯致炎，环境温度应更高些。

（2）取材力求部位一致。

（3）打孔器应锋利。

【方法评价】

本方法不需特殊设备，简便易行；模型对两大类抗炎药物均敏感，适用于抗炎药的筛选。

【思考题】

吲哚美辛的作用特点是什么？

实验五　胰岛素过量反应及其解救

【目的】

了解胰岛素过量时的反应，掌握其解救方法。

【原理】

胰岛素可降低血糖，其过量时会引起血糖过低，发生不良反应。

【材料】

（1）动物：家兔2只，体重接近。

（2）药品：胰岛素、25%葡萄糖溶液。

（3）器材：注射器。

【方法与步骤】

取禁食不禁水12~24 h家兔2只，一只从耳缘静脉注射胰岛素20~40 U/kg，另一只从耳缘静脉注射等量生理盐水。然后在室温下观察兔的行为有何改变。当出现站立不稳、倒下甚至惊厥时（注射胰岛素后1h左右），迅速耳缘静脉注射25%葡萄糖1 ml/kg，观察该兔行为有何变化。

【结果与处理】

将结果记录于表1-6-5。

表 1-6-5　葡萄糖救治胰岛素致家兔低血糖反应的作用

家兔	兔重/kg	药物剂量	动物反应	
			救治前	救治后
胰岛素				
生理盐水				

【注意事项】

本实验在室温 20℃ 左右进行。若低于此温度,出现低血糖反应时间会延长;若高于此温度,反应加速。

【思考题】

胰岛素降低血糖的机制如何? 其临床用途和不良反应有哪些?

第七章 化学治疗实验

实验一 青霉素 G 钾盐和钠盐快速静脉注射的毒性比较

【目的】

比较青霉素 G 钾盐和青霉素 G 钠盐快速静脉注射的毒性。学习小鼠尾静脉注射给药的方法。

【原理】

青霉素 G 钾盐快速静注,因大量注入钾离子,影响心脏静息电位,心肌细胞不能正常产生导致收缩的兴奋冲动而停止跳动,最终导致小鼠很快死亡。

【材料】

(1) 动物:小鼠 4 只,体重 18 ~ 22 g。

(2) 药品:青霉素 G 钾盐注射液(10 万 U/ml)、青霉素 G 钠盐注射液(10 万 U/ml)、乙醇。

(3) 器材:鼠笼、天平、注射器(1 ml)、针头(5 号)、小鼠固定器、棉签。

【方法与步骤】

(1) 小鼠 4 只,称重、标记,用小鼠固定器固定。

(2) 用酒精棉签擦鼠尾使静脉充分扩张。1 号、2 小鼠尾静脉注射青霉素 G 钾盐注射液 1 万 U/10 g(给药体积为 0.1 ml/10g),3 号、4 号小鼠尾静脉注射青霉素 G 钠盐注射液 1 万 U/10 g(给药体积为 0.1 ml/10g)。

(3) 将 4 只小鼠放入鼠笼,记录情况。

【结果与处理】

将结果记录于表 1-7-1。

表 1-7-1 青霉素 G 钾盐和钠盐快速静脉注射的毒性比较

鼠号	小鼠重量	所给药物	给药后症状
1			
2			
3			
4			

【注意事项】

(1) 两鼠给药速度力求一致,全部药量在 2s 内注射完。

(2) 小鼠体重不宜太大,因为体重越大尾静脉越难注射。

(3) 小鼠的尾巴上共有四根血管,上下两根为动脉血管,左右两根为静脉血管。注意分清楚。

【思考题】

简述青霉素的药理作用、临床应用和不良反应。

实验二　链霉素的毒性反应及解救

【目的】

观察链霉素的毒性反应及氯化钙对氨基糖苷类抗生素毒性的拮抗作用。学习豚鼠的注射方法。

【原理】

大剂量的氨基糖苷类抗生素可对机体产生非去极化型神经肌肉阻滞作用，表现为急性肌肉麻痹，使肌肉松弛。钙制剂或新斯的明可拮抗此毒性反应。

【材料】

（1）动物：豚鼠1只，体重300 g左右。

（2）药品：250 g/L硫酸链霉素溶液、50 g/L氯化钙溶液、0.9%生理盐水。

（3）器材：天平、注射器（1ml）、针头（4～5号）。

【方法与步骤】

（1）豚鼠1只，称重、标记。

（2）给豚鼠肌内注射硫酸链霉素60 mg/100g（给药体积为0.24 ml/100g），10min后观察豚鼠反应。待症状明显后，班级中单数组豚鼠腹腔注射氯化钙溶液8 mg/100g（给药体积为0.16 ml/100g），视情形可重复给药；双数组豚鼠作对照，腹腔注射生理盐水（给药体积为0.16 ml/100g）。

【结果与处理】

将结果记录于表1-7-2。

表1-7-2　氯化钙救治链霉素对豚鼠的神经肌内毒性作用

解救药物	鼠重/g	链霉素/ml	动物反应（呼吸、体位及四肢张力）	
			救治前	救治后
氯化钙				
生理盐水				

【注意事项】

（1）肌内注射链霉素的毒性反应，一般要用药10min后才会出现，并逐渐加重。

（2）静脉注射氯化钙溶液救治效果最好，但静脉注射比较困难；肌内注射或腹腔注射救治效果差些，常需重复给药。

【思考题】

（1）链霉素的不良反应有哪些？

（2）钙盐可防治链霉素的哪些毒性反应？

实验三　注射液的热原试验

【目的】

掌握家兔的捉持、标记方法。学习家兔体温测定和静脉注射操作。了解注射液热原检查方法及判断标准。

【原理】

某些微生物(特别是革兰阴性菌)的遗体或代谢产物随注射液注入机体后,能引起发热反应,这些能引起发热反应的物质统称为热原,其化学成分有脂多糖、蛋白质、核蛋白等。

家兔的体温较恒定,对热原反应敏感,常作为检查注射液热原的法定动物。

由于微生物普遍存在,注射液生产过程中极易受热原污染,因此《中华人民共和国药典》规定静脉注射液均应作热原检查。

【材料】

(1) 动物:家兔 1 只,体重 1.7 ~ 3.0kg,雌兔应无孕。

(2) 药品:供试品(250 g/L 葡萄糖注射液,给药剂量为 1ml/kg)、液体石蜡。

(3) 器材:兔固定箱、磅秤、肛门温度计、铝盒、注射器、镊子、乙醇、棉签。

【方法与步骤】

1. 准备器具　实验过程中用到的注射器、针头等与供试溶液接触的一切器具,均应先放在铝盒内高温消毒(250℃,30min 或 180℃,2h)除去热原,冷却备用。

2. 热原检查方法和步骤

(1) 家兔正常体温的测定:家兔标记、称重后,用肛门温度计测量兔体温。将温度计蘸少许液体石蜡,将温度计插入约 6cm(约在温度计 37℃ 位置处,放置 2min),隔 30min 后再测量一次,两次体温的平均值即为家兔正常体温(家兔正常体温为 38.3 ~ 39.6℃,两次体温差不超过 0.2℃,3 只家兔间体温差不超过 1℃)。

(2) 家兔耳缘静脉注射:在测定正常体温后 15min 内从耳缘静脉注入预热至 38℃ 左右规定剂量的葡萄糖注射液,然后每隔 30min 按前法再测量一次体温,共测量 3 次,从 3 次测量中的最高值减去正常体温,即为该兔的体温升高值(给药前后温差)。

(3) 结果判断

1) 如果在实验中,3 只兔子体温升高均在 0.6℃ 以下,并且 3 只兔子体温升高总数在 1.4℃ 以下,则认为供试液符合规定。

2) 如果在实验中,3 只兔子中仅有一只体温升高至 0.6℃(或以上),或 3 只兔子体温升高均在 0.6℃ 以下,但体温升高总数达 1.4℃ 或以上,应作复试,可认为结果不定。

3) 如果在实验中,3 只兔子中体温升高 0.6℃(或以上)数量超过 1 只,可认为供试液不符合规定。

【注意事项】

(1) 影响动物体温变化的因素比较多,必须严格按规定的条件进行。实验最好在 17 ~ 28℃ 的环境中进行,在整个实验过程中应控制温度变化不得大于 3℃。给家兔测量体温和注射药液时动作要温和,以免引起兔挣扎而体温波动。

（2）本实验所述的方法主要供教学实验用,在实际工作中,应参照《中华人民共和国药典》相关规定进行操作。

（3）静脉注射属无菌操作,取液前将针头插入部位先用酒精棉球消毒,用过的针头,不要用水冲洗后再用(否则会带入热原),更不要用于再次取液,以免污染供试品。

【结果与处理】

将结果记录于表 1-7-3。

表 1-7-3　热原检查报告

检查日期		室温		
药物		性状和含量		
兔号		1	2	3
体重/kg				
正常体温	第 1 次测温			
	第 2 次测温			
	平均体温			
给药后体温	第 1 次测温			
	第 2 次测温			
	第 3 次测温			
给药前后温差				
检查结论				

【思考题】

（1）什么是热原? 什么剂型需进行热原检查? 为什么要选用家兔进行热原检查?

（2）用家兔法检查热原时,对动物和仪器有什么要求? 实验中要注意什么问题?

实验四　干酵母致大鼠发热动物模型的建立及阿司匹林解热作用观察

【目的】

学习干酵母致大鼠发热动物模型的建立方法。学会大鼠肛温的测定方法。掌握阿司匹林解热作用机制。

【原理】

发热反应大多是各种致热因子作用于机体,产生和释放内热原,并进一步影响体温调节中枢,使体温调定点提高,从而使机体产热增加,散热不变或者降低,体温则升高。外源性致热原种类很多,干酵母导致的大鼠体温升高比较恒定,模型重现性好,材料易得,保存方便。阿司匹林抑制花生四烯酸代谢过程中的环氧合酶,减少前列腺素类物质产生,使被致热原升高的下丘脑体温调节中枢调定点恢复(降至)正常水平。

【材料】

(1) 动物:大鼠 8 只,体重 180～220 g。

(2) 药品:干酵母。20% 干酵母悬液配制方法:称取干酵母 40 g,置于研钵中,逐渐加入蒸馏水研磨为均匀的悬液,最后定容至 200 ml。0.5g 阿司匹林研磨为均匀的粉剂,混悬定容于 100 ml 羧甲基纤维素钠中,配置成 0.5% 的溶液。

(3) 器材:体温计,天平。

【方法与步骤】

(1) 动物实验前每日用欧姆龙电子体温计测量肛温 2 次,每次间隔大约 1h,连续 3 天,使大鼠适应操作。

(2) 实验当天同法测量肛温两次,选取体温在 36.6～38.6℃,两次测温变化不超过 0.3℃ 的大鼠用于实验,并取其均值作为致热前基础体温。

(3) 将符合条件的大鼠随机分为模型组和阿司匹林治疗组,模型组灌胃给予溶剂 1% 羧甲基纤维素钠 1ml/100g,阿司匹林治疗组(5mg/100g)灌胃给予 0.5% 阿司匹林溶液 1ml/100g,30 分钟后皮下注射 20% 干酵母悬液 1ml/100g。

(4) 注射后第 3h 测量肛温一次,根据体温情况在第 4～5h 选定一测体温时间点,剔除体温上升不足 0.8℃ 和体温上升超过 2.0℃ 的动物,注射干酵母后 1h、2h、3h、4h、5h、6h 各测量肛温一次,报告结果以体温值和体温差值表示。

【结果与处理】

将结果记录于表 1-7-4。

表 1-7-4　大鼠酵母致热的测定结果

鼠号	大鼠重量/g	大鼠体温/℃							
		给药前	1h	2h	3h	4h	5h	6h	备注
模型组									
模型组									
阿司匹林治疗组									
阿司匹林治疗组									

用 EXCEL 绘制大鼠温度随致炎时间变化的曲线。动物致炎后何时体温开始上升,何时达到体温高峰,致炎后何时体温开始回落,请在讨论中对结果进行分析。

【注意事项】

每只动物前后几次测体温必须使用同一支欧姆龙电子体温计。

【思考题】

建立动物发热模型的方法有哪些?

第二篇　药理学实训

第一章　药品别名、英文名及拉丁文记忆训练

【实训学时】

12 学时。

【实训要求】

（1）能准确记住药品的别名、英文名及拉丁文缩写。

（2）能快速准确地向患者提供或介绍别名较多的药品，能根据英文处方单或处方拉丁文缩写正确进行处方调配。

【相关知识】

（1）常用药品的别名。

（2）常用药品的英文名。

（3）常见临床处方的拉丁文缩写。

【实训准备及流程】

（1）本章实训内容分 3 次进行，每次 4 学时。

（2）采用小组竞赛的方式，5 人一组，完成屏幕上随机 50 道题，题目内容为本章实训内容。每答对一道题得 2 分。该小组放弃的题其他小组可以抢答，回答正确则该组得 2 分，回答错误则该组扣 2 分。统计出每小组的得分，作为平时考核的成绩。

【实训内容】

1. 药品别名

（1）常用抗生素别名（表 2-1-1）。

表 2-1-1　常用抗生素药品别名一览表

序号	通用名	别名	序号	通用名	别名
1	青霉素	青霉素 G，唐西灵	6	头孢拉定	先锋Ⅵ号，泛捷复，君必清，赛菲得，瑞思克
2	青霉素 V	美格西，施德 V，青霉素 V 钾	7	头孢克洛	克赛福，史达功，希刻劳，新达罗，再克
3	阿莫西林	羟氨苄青霉素，阿莫仙，阿莫林，再林，强必林，奈他美	8	头孢羟氨苄	安泰，欧意，赛锋，先逢久，康迪力达
4	氨苄西林	氨苄青霉素，安比林，安必仙，多西霉素，沙维西林	9	红霉素	Em（英文缩写），新红康
5	头孢氨苄	先锋Ⅳ号，福林，瑞恩克，西保力	10	琥乙红霉素	利菌沙，莱特新，赛能沙

续表

序号	通用名	别名	序号	通用名	别名
11	罗红霉素	罗力得,严迪,亚力希,赛乐林,欣美罗,朗素,必素林,罗迈新,洛司美	14	四环素	林立康,金晶康
			15	米诺环素	美满霉素,美力舒,美诺星,美宜,艾亚林
12	克拉霉素	克拉先,甲力,利迈先,卡斯迈新。百红优	16	氯霉素	清润,眼泰,舒晴
			17	林可霉素	丽可胜
13	庆大霉素	瑞贝克,威得,庆大	18	克林霉素	可林,力派,特丽仙,万可宁

（2）常用合成抗菌药品别名表（表 2-1-2）。

表 2-1-2　常用合成抗菌药品别名一览表

序号	通用名	别名	序号	通用名	别名
1	诺氟沙星	氟哌酸,力醇罗,淋克星,哌克利,久诺,史立克	5	甲硝唑	灭滴灵、弗来格
			6	异烟肼	INH
			7	利福平	威福仙、仙道伦
2	环丙沙星	番复欢,环复星,特美力,希普欣,赛克星,林青,达维邦,瑞康	8	阿昔洛韦	克疱,舒维疗,无环鸟苷,克毒星,艾思克,阿思乐
			9	利巴韦林	奥宁、病毒唑、奥佳、三氮唑核苷、康立多
3	氧氟沙星	氟嗪酸,TARIVID,秦利必妥,沃氟沙星,康嗪必妥,信得妥	10	克霉唑	得立安、克舒爽、妇康安、凯妮汀
4	复方磺胺甲恶唑/甲氧苄啶	SMZCo,复方新诺明,泻痢停	11	咪康唑	达克宁

（3）常用消化系统药品别名表（表 2-1-3）。

表 2-1-3　常用消化系统药品别名一览表

序号	通用名	别名	序号	通用名	别名
1	氢氧化铝	胃舒平	8	甲氧氯普胺	胃复安
2	雷尼替丁	兰百幸、善胃得	9	葡甘聚糖	通泰
3	奥美拉唑	洛赛克、奥克	10	洛哌丁胺	易蒙停、腹泻啶
4	硫糖铝	迪先、胃笑、胃溃宁	11	苯丙醇	利胆醇、利胆丸
5	枸橼酸铋钾	德诺、得乐、丽珠得乐、迪乐、铋诺	12	熊去氧胆酸	脱氧熊胆酸、乌素脱氧胆酸、优思弗
6	丁溴东莨菪碱	解痉灵	13	胰酶	消得良、得每通
7	多潘立酮	吗丁啉、宝泰理通、恒邦、丽珠得宁、路得林、邦能			

（4）常用呼吸系统药品别名表（表 2-1-4）。

表 2-1-4 常用呼吸系统药品别名一览表

序号	通用名	别名	序号	通用名	别名
1	右美沙芬	普西兰、可乐尔、美沙芬、奥卜克、可迪	6	克仑特罗	克喘素、喘舒、舒喘平
2	喷托维林	咳必清	7	丙卡特罗	美喘清、美普清、曼普特、可朋、川迪
3	羧甲司坦	百越、美咳、化痰、金力爽、霸灵、佳勃斯	8	特布他林	喘康速、博利康尼
4	溴己新	必嗽平	9	茶碱	优喘平、茶喘平、希尔文、时尔平、安通
5	沙丁胺醇	沙普尔、爱沙、喘乐宁、舒喘灵、万托林	10	二羟丙茶碱	喘必灵、喘定
			11	色甘酸钠	克乐净、宁敏

（5）常用抗心律失常药品别名表（表 2-1-5）。

（6）常用抗心绞痛药品别名表（表 2-1-6）。

表 2-1-5 常用抗心律失常药品别名一览表

序号	通用名	别名
1	美托洛尔	倍他乐克、欧华泰、素可丁
2	维拉帕米	异搏定、异搏停、诺福生
3	胺碘酮	可达龙、威力调心灵

表 2-1-6 常用抗心绞痛药品别名一览表

序号	通用名	别名
1	硝苯地平	拜新同、圣通平
2	硝酸甘油	耐较咛、疗通脉、礼顿、乃才朗

（7）常用抗高血压药品别名表（表 2-1-7）。

表 2-1-7 常用抗高血压药品别名一览表

序号	通用名	别名	序号	通用名	别名
1	利舍平	利血平	4	卡托普利	开博通、普利博通、莱博通、凯宝压宁
2	甲基多巴	爱道美	5	尼群地平	舒麦特、资寿、洛普思
3	可乐定	可乐宁、欣无忧	6	吲达帕胺	纳催离、寿比山、美利巴、伊特安

（8）常用降血脂药品别名表（表 2-1-8）。

表 2-1-8 常用降血脂药品别名一览表

序号	通用名	别名	序号	通用名	别名
1	非诺贝特	恩脂舒、力平之、利降止、普鲁脂芬、适泰宁、冠之柠、利必非	2	洛伐他汀	海立之、美降脂、乐福欣

（9）常用抗休克血管活性药品别名表（表 2-1-9）。

表 2-1-9 常用抗休克血管活性药品别名一览表

序号	通用名	别名	序号	通用名	别名
1	肾上腺素	副肾上腺素	2	多巴胺	雅多普明

（10）常用循环系统其他用药药品别名表（表2-1-10）。

表 2-1-10　常用循环系统其他用药药品别名一览表

序号	通用名	别名	序号	通用名	别名
1	尿激酶	雅激酶、洛欣、威力尿激酶、嘉泰	2	辅酶 Q_{10}	能气朗、能气郎

（11）常用泌尿系统药品别名表（表2-1-11）。

表 2-1-11　常用泌尿系统药品别名一览表

序号	通用名	别名	序号	通用名	别名
1	呋塞米	速尿	4	螺内酯	安体舒通、使尔通
2	布美他尼	丁脲胺、利了	5	黄酮哌酯	泌尿灵、舒尔达、
3	氢氯噻嗪	双氢克尿噻、爱达芬	6	特拉唑嗪	高特灵、马沙尼、阿美利特、曼欣琳

（12）常用中枢神经系统药品别名表（表2-1-12）。

表 2-1-12　常用中枢神经系统药品别名一览表

序号	通用名	别名	序号	通用名	别名
1	苯巴比妥	鲁米那	6	苯海索	安坦
2	异戊巴比妥	阿米妥	7	左旋多巴	左多巴
3	地西泮	安定	8	金刚烷胺	金刚胺
4	硝西泮	硝基安定、益脑静	9	多巴丝肼	美多巴
5	阿普唑仑	佳静安定、安宁神	10	甲氯酚酯	健脑素

（13）常用眼科用药药品别名表（表2-1-13）。

表 2-1-13　常用眼科药品别名一览表

序号	通用名	别名	序号	通用名	别名
1	色甘酸钠	宁敏	3	噻吗洛尔	青眼露
2	卡替洛尔	美特朗、美开朗	4	毛果芸香碱	乐青

（14）常用维生素及矿物质类药品别名表（表2-1-14）。

表 2-1-14　常用维生素及矿物质药品别名一览表

序号	通用名	别名	序号	通用名	别名
1	维生素 E	来益	4	维生素 B_{12}	维克斯
2	维生素 B_1	硫胺	5	维生素 C	高喜、果味 Vc、力度伸
3	维生素 B_2	核黄素			

（15）常用驱虫药品别名表（表2-1-15）。

表2-1-15 常用驱虫药品别名一览表

序号	通用名	别名	序号	通用名	别名
1	甲硝唑	弗来格、灭滴灵	2	左旋咪唑	肠虫净

（16）常用抗过敏药品别名表（表2-1-16）。

表2-1-16 常用抗过敏药品别名一览表

序号	通用名	别名
1	特非那定	敏迪,德敏功

2. 药品英文名 见表2-1-17~表2-1-36。

表2-1-17 常用抗生素药品英文名一览表

序号	通用名	别名	序号	通用名	别名
1	青霉素	Benzylpenicillin;Penicillin G	14	盐酸米诺环素	Minocycline Hydrochloride
2	青霉素V	Phenoxymethylpenicillin Potassium	15	头孢氨苄	Cefalexin
3	阿莫西林	Amoxicillin	16	头孢拉啶	Cefradine
4	氨苄西林钠	Ampicillin Sodium	17	头孢克洛	Cefalor
5	苯唑西林钠	Oxacillin	18	头孢羟氨苄	Cefadroxil
6	阿莫西林-克拉维酸钾	Amoxicillin Potassium Clavulanic Acid	19	红霉素	Erythromycin
7	氨苄西林钠-舒巴坦钠	Ampicillin-Sulbactam	20	琥乙红霉素	Erythromycin Ethylsuccinate
8	氨苄青霉素	Benzathine Benzylpenicillin	21	吉他霉素	Kitasamycin
9	普鲁卡因青霉素	Procaine Benzylpenicillin	22	罗红霉素	Roxithromycin
10	硫酸庆大霉素	Gentamycin Sulfate	23	阿奇霉素	Clarithromycin
11	硫酸妥布霉素	Tobramycin	24	阿奇霉素	Azithromycin
12	盐酸四环素	Tracycline Hydrochloride	25	氯霉素	Chloramphenicol
13	盐酸土霉素	Oxytetracycline Hydrochloride	26	盐酸林可霉素	Lincomycin Hydrochloride
			27	盐酸克林霉素	Clindamycin Hydrochloride
			28	磷霉素	Fosfomycin

表2-1-18 常用合成抗菌药品英文名一览表

序号	通用名	英文名	序号	通用名	英文名
1	诺氟沙星	NOrfloxacin	4	磺胺嘧啶	Sulfadiazine
2	环丙沙星	Ciprofloxacin	5	复方磺胺甲恶唑	Compound Sulfamethoxazole
3	氧氟沙星	Ofloxaxin	6	甲硝唑	Metronidazole

表2-1-19 抗结核病常用药品英文名一览表

序号	通用名	英文名	序号	通用名	英文名
1	异烟肼	Isoniazid	3	利福喷汀	Rifapentine
2	利福平	Rifampicin	4	硫酸链霉素	Streptomycin Sulfate

表 2-1-20　抗病毒常用药品英文名一览表

序号	通用名	英文名	序号	通用名	英文名
1	阿昔洛韦	Aciclovir	3	阿糖腺苷	Vidarabine
2	利巴韦林	Ridbavirin	4	干扰素	Interferon

表 2-1-21　抗真菌常用药品英文名一览表

序号	通用名	英文名	序号	通用名	英文名
1	两性霉素 B	Amphotericin B	3	克霉唑	Clotrimazole
2	制霉素	Nysfungin	4	硝酸咪康唑	Micomazole Nitrate

表 2-1-22　常用抗生素药品英文名一览表

序号	通用名	别名	序号	通用名	别名
1	氢氧化铝	Aluminium Hydroxide	10	西沙必利	Cisapride
2	盐酸雷尼替丁	Ranitidine Hydrochloride	11	甲氧氯普胺	Metoclopramide
3	奥美拉唑	Omeparazole	12	酚酞	Phenolphthalein
4	硫糖铝	Sucrafate	13	西米替丁	Cimetidine
5	枸橼酸泌钾	Bismuth Potassium Citrate (De-Nol)	14	盐酸地芬诺酯	Diphenoxylate Hydrochloride
			15	盐酸咯哌丁胺	Loperamide Hydropanol
6	硫酸阿托品	Atropine Sulfate	16	苯丙醇	Phenylpropanol
7	法莫替丁	Famotidine	17	去氧胆酸	Dehydrocholic Acid
8	溴化丙胺太林	Propantheline Bromide	18	熊去氧胆酸	Ursodeoxycholic Acid
9	多潘立酮	Domperidone	19	胰酶	Pancreatin
			20	联苯双酯	Bifendate

表 2-1-23　解热镇痛抗炎药常用药品英文名一览表

序号	通用名	英文名	序号	通用名	英文名
1	阿司匹林	Asipirin	4	萘普生	Naproxen Injection
2	对乙酰氨基酚	Paracetamol	5	吲哚美辛	Indometacin
3	布洛芬	Ibuprofen	6	萘丁美酮	Nabumetone

表 2-1-24　呼吸系统常用药品英文名一览表

序号	通用名	别名	序号	通用名	别名
1	复方磷酸可待因	Compound Codeine Phosphatee	8	硫酸沙丁胺醇	Sallbutamol Sulfat
			9	盐酸克仑特罗	Clenbuterol Hydrochloride
2	氢溴酸右美沙芬	Dextromethorphan Hydrobromide	10	盐酸丙卡特罗	Procaterol Hydrochloride
3	枸橼酸喷找维林	Pentoxyverine Citrate	11	盐酸特布他林	Tebutaline Sulfate
4	复方甘草	Compound Liquorice	12	氨茶碱	Aminophylline
5	氯化铵	Ammonium Chloride	13	二羟丙茶碱	diprophylline
6	羧甲司坦	Carbocisteine			
7	盐酸溴己新	Bromhexine Hydrochloride	14	甘酸钠	Sodium Cromoglicate

表2-1-25 常用强心药品英文名一览表

通用名	英文名
地高辛	Digocin

表2-1-26 抗心律失常药物常用药品英文名一览表

序号	通用名	英文名	序号	通用名	英文名
1	硫酸奎尼丁	Quinidine Sulfate	3	盐酸胺碘酮	Amiodarone Hydrochloride
2	酒石酸美托洛尔	Meroprlol Tartrate	4	盐酸维拉帕米	Verapamil Hydrochloride

表2-1-27 抗心绞痛药物常用药品英文名一览表

序号	通用名	英文名	序号	通用名	英文名
1	硝酸甘油	Nitroglycerin	2	硝苯地平	Nifedipine

表2-1-28 抗高血压药物常用药品英文名一览表

序号	通用名	英文名	序号	通用名	英文名
1	盐酸哌唑嗪	Prazosine	4	尼群地平	Nitrendipine
2	普萘洛尔	Propranolol	5	吲达帕胺	Indapamide
3	卡托普利	Captopril	6	利血平	Reserpine

表2-1-29 抗休克血管活性药物常用药品英文名一览表

序号	通用名	英文名
1	盐酸肾上腺素	Epinephrine Hydrochloride
2	盐酸多巴胺	Dopamine Hydrochloride

表2-1-30 其他药物常用药品英文名一览表

序号	通用名	英文名
1	尿激酶	Urokinase
2	辅酶 Q_{10}	Coenzyme Q_{10}

表2-1-31 泌尿系统药常用药品英文名一览表

序号	通用名	英文名	序号	通用名	英文名
1	呋塞米	Furosemide	5	氨苯蝶啶	Triamterene
2	布美他尼	Bumetanide	6	盐酸黄酮哌酯	Flzvoxate Hydrochloride
3	氢氯噻嗪	Hydrochlorothiazide	7	盐酸特拉唑嗪	Terazosin Hydrochloride
4	螺内酯	Spironolactone			

表2-1-32 镇静、催眠、抗焦虑药常用药品英文名一览表

序号	通用名	英文名	序号	通用名	英文名
1	苯巴比妥	Phenobarbitol	4	阿普唑仑	Alprazolam
2	异戊巴比妥	Amobarbital	5	艾司唑仑	Estazolam Injection
3	地西泮	Diazepam			

表 2-1-33　抗震颤麻痹药常用药品英文名一览表

序号	通用名	英文名	序号	通用名	英文名
1	盐酸笨海索	Benzhexol Hydroc hloride	4	盐酸金刚烷胺	Amantadine Hydrochloride
2	左旋多巴	Levodopa	5	多巴丝肼片	Levodopa and Benserazide Tablet
3	卡比多巴	Carbidopa			

表 2-1-34　眼科药常用药品英文名一览表

序号	通用名	英文名	序号	通用名	英文名
1	盐酸可的松	Cortisone Acetate	4	盐酸卡替洛尔	Carteolol Hydrochloride
2	氟甲松龙	Fluorometholone	5	马来酸噻吗洛尔	Timolol Maleate
3	色甘酸钠	Sodium Cromoglicate	6	硝酸毛果芸香碱	Pilocarpine Nitrate

表 2-1-35　抗寄生虫药常用药品英文名一览表

序号	通用名	英文名	序号	通用名	英文名
1	磷酸氯喹	Chloroquine Phosphate	3	盐酸左旋咪唑	Levamisole Hydrochloride
2	甲硝唑	Metromidazole	4	阿苯达唑	Albendazol

表 2-1-36　抗过敏药药常用药品英文名一览表

序号	通用名	英文名	序号	通用名	英文名
1	盐酸苯海拉明	Diphenhydramine Hydrochloride	2	特非那定	Terfenadine

3. 处方拉丁文缩写　见表 2-1-37。

表 2-1-37　处方拉丁文缩写

拉丁文	中文	拉丁文	中文
a. c.	饭前	amp.	安瓿
a. h.	每2h,隔1h	ant. coen	晚饭前
a. j.	早饭前	aq. bull.	开水、沸水
a. m	上午	aq. cal.	热水
a. p.	午饭前	aq. com.	普通水
a. u. agit	使用前振荡	aq. dest.	蒸馏水
aa.	各	aq. ferv.	热水
abs. febr	不发热时	aq. font	泉水
ac. ;acid-	酸	aq. steril.	无菌水
ad lib	随意,任意量	aq.	水
ad us. ext.	外用	b. i. d.	1 天 2 次
ad us. int.	内服	C. T.	皮试
ad. us	应用	cap.	应服用
ad.	到、为、至	caps. amyl.	淀粉囊
alt. die. (a. d)	隔日	caps. dur.	硬胶囊

拉丁文	中文	拉丁文	中文
caps. gelat.	胶囊	i. m.	肌内注射
caps. moll.	软胶囊	i. v.	静脉注射
catapl.	泥剂	in d.	每天
cit.	快	inf.	浸剂
co.	复方的	inj.	注射剂
coen.	晚饭	lin.	擦剂
collun.	洗鼻剂	liq.	溶液,液体的
collut.	嗽口剂	lit.	升
collyr	洗眼剂	lot.	洗剂
cons.	撒布剂	mg.	毫克
cort.	皮	ml.	毫升
d. in. amp	给安瓿	muc.	胶浆剂
d. in. caps	给胶囊	n.	夜晚
d.	给	neb.	喷雾剂
dec.	煎剂	O. D.	右眼
dest.	蒸馏的	O. L.	左眼
dg.	分克	O. S.	单眼
dil.	稀释、稀的	O. U.	双眼
dim.	一半	ol.	油
div. in p.	分……次服用	om. bid.	每2天
em. ;emuls.	乳剂	om. d. (o. d.)	每日
emp.	硬膏	om. hor. (o. h.)	每小时
ext.	外部的	om. man.	每天早晨
extr.	浸膏	om. noc. (o. n.)	每天晚上
feb. urg.	发热时	p. c.	饭后
fl.	花	p. coen.	晚饭后
fol.	叶	p. j.	早饭后
fr.	果实	p. o.	口服
g.	克	p. prand.	午饭后
garg.	含漱剂	p. r. n.	必要时
h. d.	睡觉时,就寝时	pil.	丸剂
h. s. s.	睡觉时服用	pro. us. ext.	外用
h. s.	睡觉时	pro. us. int.	内用,内服
h.	小时	pro. us. med.	药用
hb.	草	pro. us. vet.	兽医用
hod.	今日	pt.	部分
i. h.	皮下注射	pulv.	粉剂、散剂

拉丁文	中文	拉丁文	中文
q. 4. h.	每4h	sem.	种子
q. d.	每天	semih.	半小时
q. h.	每1h	sir. ; syr.	糖浆
q. i. d.	1天4次	solut.	溶液
q. l.	任意量	sp.	醑剂
q. n.	每天晚上	stat, ; St.	立刻
q. s. .	足够量	supp.	栓剂
q. semih.	每半小时	t, ; tr.	酊剂
r; rad.	根	t. i. d.	每天3次
rec.	新鲜的	tab.	片剂
rhiz.	根茎	troch.	锭剂
Rp.	取	ug, ; ung.	软膏
s, ; sig.	标记,指示	us. ext.	外用
s. i. d.	每天1次	us. int.	内服
s. l.	乳糖	us.	应用,用途
s. o. s	需要时	vesp.	晚上

第二章 处方分析

【实训学时】

4 学时。

【实训要求】

（1）熟悉常用药物的相互配伍。

（2）熟悉不合理药物的配伍。

（3）准确分析处方用药的合理与否。

【相关知识】

（1）常用药物的合理用药。

（2）常见药物的不良反应。

【实训流程】

（1）课前每小组同学复习常用药物的合理用药和不合理用药。

（2）教师说明处方分析在处方调配中的重要性。

（3）各小组讨论实训各处方单的内容，得出本小组意见，并派代表发言。

（4）教师评论、讲解和总结。

【实训内容】

（1）某医生为一位患有失眠的患者开了以下处方，请分析该处方是否合理，为什么？

处方：①苯巴比妥，0.03g×30；用法：一次 0.06g，一日 2 次。

②地西泮片，2.5mg×30；用法：一次 5mg，一日 2 次。

（2）某医生为一位患有肺炎链球菌感染的患者开了以下处方，请分析该处方是否合理，为什么？

处方：①青霉素钠注射液，80 万单位×12；用法：一次 80 万单位，一日 2 次，肌内注射。

②罗红霉素，0.15g×12；用法：一次 0.15g，一日 2 次。

（3）王某，男，45 岁，患者有慢性心功能不全，下肢水肿，合并尿道感染患者，医生为其开出下列处方，请分析是否合理？为什么？

处方：①硫酸庆大霉素注射液，8 万单位×6；用法：一次 8 万单位，一日 2 次，肌内注射

②呋塞米注射液，20mg×5；用法：一日一次，肌内注射。

（4）患儿，男，3 岁 3 个月，感冒，流鼻涕两天，家长给其服用感冒药后仍不见好转，现又伴有剧烈咳嗽，来医院诊治，医生开出下列处方，请分析是否合理，为什么？

处方：①氧氟沙星胶囊，0.1g×12 粒；用法：口服，一次 0.1g，一日 2 次。

②小儿速效感冒片，2g×12 片；用法：口服，一次 2g，一日 3 次，温水冲服

③小儿百部止咳糖浆，100ml；用法：口服，一次 10ml，一日 3 次。

（5）齐某，男，41 岁，上腹部烧灼痛反复发作，常发生于空腹时或夜间，伴反酸、嗳气半年余，胃液分析胃酸分泌增高，细菌学检查幽门螺杆菌阳性，诊断为十二指肠溃疡。医生为

其开了如下处方,请分析是否合理? 为什么?

处方:①雷尼替丁,0.15g×14;用法:一次 0.15g,一日 2 次。

②枸橼酸铋钾,120mg×28;用法:一次 240mg,一日 2 次。

③甲硝唑,200mg×28;用法:一次 400mg,一日 2 次。

(6)某医生为一患中度高血压的患者开了以下处方,分析处方是否合理,为什么?

处方:①普萘洛尔片,10mg×20;双肼屈嗪片,25mg×30;氢氯噻嗪片,25mg×30;用法:一次各 1 片,一日 3 次。

②10% 氯化钾溶液,200ml;用法:一次 5ml,一日 2 次。

(7)孙某,16 岁,因高热、喷射性呕吐、惊厥,继而出现意识障碍入院。诊断为流行性脑膜炎,医生在给予抗感染的同时,开写了以下处方,请分析此处方是否合理? 为什么?

处方:盐酸异丙嗪注射液,50mg×1;盐酸氯丙嗪注射液,50mg×1;盐酸哌替啶注射液,100mg×1;5% 葡萄糖注射液,250mg×1;用法:混合静脉滴注。

(8)张某,女,28 岁,妊娠足月自然分娩一男婴,但因胎盘残留,于产后 3 小时出现阴道大量出血,医生为其开了以下处方,请分析是否合理? 为什么?

处方:①缩宫素,10 国际单位;用法:10 国际单位,肌内注射,立即。

②麦角新碱,0.5mg,一日 3 次。

(9)赵某,男,37 岁,烧伤并发铜绿假单胞菌感染,医生为其开了以下处方,请分析该处方是否合理,为什么?

处方:①硫酸庆大霉素注射液,4 万单位×18;用法:一次 12 万单位,一日 2 次,肌内注射。

②硫酸妥布霉素注射液,40mg×18;用法:一次 80mg,一日 3 次,肌内注射。

(10)患者,女,29 岁,患贫血病半年,近期又出现腹泻,化验大便无异常。医生为其开了以下处方,请分析该处方是否合理,为什么?

处方:①硫酸亚铁片,0.3g×60,0.6g,一日 3 次。

②鞣酸蛋白片,0.25g×40,1.0g,一日 3 次。

(11)王某,男,70 岁,腹痛、腹泻 5 h,诊断为急性胃肠炎,医生为其开了以下处方,请分析该处方是否合理,为什么?

处方:①阿托品,0.3 mg × 10;用法:0.6 mg,口服,一日 3 次。

②诺氟沙星,0.2 g × 24;用法:一次 0.4 g,口服,一日 2 次。

(12)李某,女,40 岁,诊断为胆绞痛,所开处方如下,请分析该处方是否合理,为什么?

处方:①盐酸哌替啶注射液,50 mg × 1;用法:50 mg,肌内注射。

②硫酸阿托品,0.5 mg × 1;用法:0.5 mg,肌内注射。

(13)张某,男,71 岁,因下肢水肿、胸闷、气急就诊,诊断为慢性心功能不全,处方如下,请分析该处方是否合理,为什么?

处方:①地高辛片,0.25mg × 10;用法:一次 0.25 mg ,一日 3 次。

②氢氯噻嗪片,25 mg × 30;用法:一次 25 mg ,一日 3 次。

③泼尼松片,5 mg × 30;用法:一次 10 mg,一日 3 次。

(14)徐某,男,63 岁,劳累后反复发作胸骨后压榨性疼痛 6 个月就诊,医生诊断为冠心病心绞痛,开处方如下,分析是否合理用药,为什么?

处方:①硝酸甘油片,0.5 mg × 30;用法:一次 0.5 mg,舌下含化。

②普萘洛尔片,10 mg × 30;用法:一次 10 mg,一日 3 次。

(15)李某,男,51 岁。因心力衰竭、肾功能不全、尿少入院,合并泌尿系统感染。医生开处方如下,分析是否合理用药,为什么?

处方:①硫酸庆大霉素注射液,8 万单位×6;用法:一次 8 万单位,一日 2 次肌内注射

②5% 葡萄糖氯化钠注射液,500 ml× 3;呋塞米注射液,20mg× 3;用法:一日 1 次,静脉滴注。

(16)患者,男,50 岁,患支气管哮喘,正在服用氨茶碱,由于心动过速,医生加用普萘洛尔,处方如下,分析是否合理用药,为什么?

处方:①氨茶碱片,0.1 g ×20;用法:一次 0.1 g,一次 3 次。

②普萘洛尔片,10 mg ×20;用法:一次 10 mg,一日 3 次。

(17)患者,男,49 岁,患呼吸道感染较严重,药敏试验对青霉素与庆大霉素敏感。处方如下,分析是否合理用药,为什么?

处方:青霉素钠注射液,320 万单位;硫酸庆大霉素注射液,24 万单位;10% 葡萄糖注射液,1000 ml;用法:一日 1 次,静脉滴注。

(18)李某,男,50 岁。因燥热、多汗、心悸、易激怒等就诊,血清检查 T_3、T_4 明显增高,诊断为甲状腺功能亢进症,医生处方如下,分析是否合理用药,为什么?

处方:①丙硫氧嘧啶,0.1 g ×30;用法:一次 0.1 g,一日 3 次。

②普萘洛尔,10 mg ×30;用法:一次 10 mg,一日 3 次。

③地西泮,5 mg ×10;用法:一次 5 mg,每晚 1 次。

(19)李某,男,50 岁,因近半年来经常出现上腹部隐痛,多在饭后半小时左右发生,没有泛酸现象。诊断:胃溃疡。处方如下,分析是否合理用药,为什么?

处方:①雷尼替丁片,0.15 g ×50;用法:一次 0.15 g,一日 2 次,早、晚饭后服。

②硫糖铝片,0.25 g ×100;用法:一次 1.0 g,一日 4 次,饭后 2 小时服用。

(20)患者,男,20 岁,哮喘复发 3 日,有 8 年哮喘史。伴有轻度咳嗽,痰显泡沫状,量不多。诊断:支气管哮喘。处方如下,分析是否合理用药,为什么?

处方:①醋酸泼尼松片,5 mg ×30;用法:一次 5 mg,每日 3 次。

②氨茶碱片,0.1 g ×20;用法:一次 0.1 g,每日 3 次。

③溴己新片,8 mg ×40;用法:一次 16 mg,每日 3 次。

第三章 问病荐药情景模拟训练

【实训学时】

16 学时。

【实训要求】

（1）掌握向患者问病的基本程序、内容和技术。

（2）通过对患者症状的询问，准确地判断出常见疾病。

（3）对目前常见疾病用药品种的特点有全面了解。

（4）根据患者的病情和特征，有针对性地推荐相应的药品。并指导患者正确用药。

【相关知识】

（1）常见疾病的临床表现及初步诊断知识。

（2）常见疾病的选择用药。

（3）指导患者临床用药的基本知识。

【实训准备及流程】

（1）本章实训分 8 个项目进行，每次 4 学时，过程考评。

（2）由柜台和货架构成的模拟药店，常见疾病药品 500 种。

（3）实训人员两人一组，抽签决定分别模拟营业员和患者，进行训练。

（4）训练分两部分：第一部分为案例模拟，每组抽取两人表演，进行评比；第二部分为案例分析和模拟，从备选案例中自由选择一个，两人一组进行考评，评定考试成绩。两部分成绩按 1 : 1 综合，为最终成绩。

（5）教师总结、点评。

实训项目一 感 冒

【实训目的】

（1）熟悉普通感冒的常见症状。

（2）学会普通感冒的问病荐药及用药指导。

（3）能区别流行性感冒与普通感冒。

【实训内容】

一、感冒用药指导

感冒总体上分为普通感冒和流行感冒，在这里先讨论普通感冒。普通感冒祖国医学称"伤风"，是由多种病毒引起的一种呼吸道常见病，其中 30% ~ 50% 是由某种血清型的鼻病毒引起普通感冒虽多发于初冬，但任何季节，如春天、夏天也可发生，不同季节的感冒的致病病毒并非完全一样。

流行性感冒(简称流感)是由流感病毒引起的急性呼吸道传染病。病毒存在于患者的呼吸道中,在患者咳嗽打喷嚏时经飞沫传染给他人。流感的传染性很强,由于这种病毒容易变异即使是患过流感的人,当下次再遇上流感流行,他仍然会感染,所以流感容易引起暴发性流行。一般在冬春季流行的机会较多,每次可能有 20%～40% 的人会传染上流感。

感冒药是家庭储备最多的药物之一。现在市面上的感冒药品种繁多,而且大多都是复方制剂,其内部成分不尽相同。人们在选用时应注意合理对症,特别要注意各组分的不良反应和配伍禁忌,不能一概而论,以免造成滥用。

感冒与流行性感冒的用药主要有如下内容。

(1) 解热镇痛药:如阿司匹林有较强的解热镇痛和抗炎作用,但少数人会产生荨麻疹、血管神经性水肿、哮喘甚至过敏性休克,因此有哮喘过敏史患者忌用。解热镇痛药对感冒、流行性感冒的治疗只是对症,治标不治本。如非那西丁、对乙酰氨基酚均为常用解热镇痛药,它们抑制脑内前列腺素合成、释放作用比阿司匹林强,而抑制外周前列腺素合成作用弱,故解热作用强,镇痛作用较弱。对乙酰氨基酚,不良反应较少,常单独使用。

(2) 抗组胺药:常有扑尔敏、苯海拉明等。

(3) 减充血剂:伪麻黄碱、麻黄碱。

(4) 抗病毒药:如盐酸金刚烷胺、吗啉胍等。

(5) 祛痰药:愈创甘油醚、氨溴索、溴己新、羧甲司坦等。

(6) 感冒药的复方制剂:感冒灵、速效感冒胶囊。

治感冒、流行性感冒药,多以解热镇痛药为主,或将上述四类药物中几种组成复方,但往往不全面,因此只能治标不能治本。若包括上述四类药物组成一复方,特别是包括抗病毒药物,这样既能治标又能治本,如感冒药"复方氨酚烷胺胶囊(快克)"即是。

感冒药的分期运用:

1. 早期　一般为起病的 1～2 天,此期大多有程度不同的过敏症状,症状见喷嚏、鼻塞、鼻流清涕、咽痒、鼻咽部不适,身冷,轻度恶寒或恶风。此期治疗原则重点是抗过敏,故应服用含有抗过敏药物的感冒药为主。

2. 发作期　起病后 2～4 天,症见发热、恶寒、体温升高;咽痛、头痛,全身关节或肌肉酸痛;轻度咳嗽、咯出白痰。此时过敏症状已有减轻,若继续服用抗过敏类药,效果欠佳。故应及时改服解热镇痛类感冒药,或加服抗病毒药和抗感冒中成药。

3. 感染期　若发作期症状不能控制则易发生上呼吸道炎症。例如,咽炎、喉炎、扁桃体炎及支气管炎等呼吸系统疾病。此期除对症治疗外,还应使用抗生素或抗病毒药物治疗。另外,若除感冒症状外,还有恶心、呕吐、食欲缺乏、轻度腹泻(除外各型痢疾)者,属胃肠型感冒,可加服藿香正气水(或丸、胶囊)。

若感冒迁延不愈,有喷嚏、流涕、鼻塞者,属鼻炎型感冒,宜加服治鼻炎的药物,如鼻炎康、鼻渊舒等。若年老体弱乏力,汗出畏风者,属体虚感冒,可酌加补中益气丸。若症状不典型而诸症悉俱者,应作系统检查,以防它变。治疗流行性感冒则以清热解毒、抗病毒、抗感染为主。

容易感冒的人应该坚持体育锻炼,以提高机体御寒能力;保证充足睡眠,不让自己疲劳过度;经常保持心情愉快,患上感冒的机会也会相对减少。室内温度(18～20℃)和湿度

(70%最理想)及保持室内空气新鲜在预防感冒的环节中也十分重要。可以利用加湿器或湿毛巾增加室内的湿度;每天应定时开窗通风。

中医认为感冒一般可分为风寒感冒与风热感冒两大类。这两种感冒病因病机、症状、治疗原则及用药差别很大。

风寒感冒是风寒之邪外袭、肺气失宣所致。症状可见:恶寒重、发热轻、无汗、头痛身痛、鼻塞流清涕、咳嗽吐稀白痰、口不渴或渴喜热饮、苔薄白。治法应以辛温解表为主。常选用麻黄、荆芥、防风、苏叶等解表散寒药。

风热感冒是风热之邪犯表、肺气失和所致。症状表现为发热重、微恶风、头胀痛、有汗、咽喉红肿疼痛、咳嗽、痰黏或黄、鼻塞黄涕、口渴喜饮、舌尖边红、苔薄白微黄。治法应以辛凉解表为主。常选用菊花、薄荷、桑叶等。

感冒用药的温馨提示如下所述:

(1)服用解热镇痛药时应禁酒。

(2)老年人和高血压病、肺气肿、心脏病、前列腺肥大等患者,避免口服含收缩鼻黏膜血管的药物(伪麻黄碱)。

(3)驾车、高空作业和操作机械者,不宜服用含有抗组胺药(氯苯那敏、苯海拉明、氯丙嗪等)的复方制剂。

(4)连续服用1周后症状仍未缓解者,应进一步检查。

(5)不可几种感冒药同时服用。

二、案例模拟

一位顾客进入药店。

药师上前询问:"您好! 请问有什么可以帮到你的?"

顾客:"我感冒了,想买点感冒药。"

药师关切地问:"请问您有哪些不舒服呢?"

顾客:"我一直觉得喉咙干、痒,痛得厉害,想喝水。还有咳嗽,而且痰不容易咳出来。"

药师:"痰是稀的还是稠的?"

顾客:"有些黏黏的。"

药师关切地问:"鼻子有什么感觉? 有没有量过体温?"

顾客边用纸巾擤鼻涕边说:"我有些鼻塞,流鼻涕,感觉有点发烧,今早量体温37.6℃。"

药师:"鼻涕是清水样的? 还是黄稠状的?"

顾客:"有一点点黄。"

药师:"还有什么不舒服吗?"

顾客:"觉得浑身酸痛,头晕晕的。"

药师:"这些症状都是刚起来的吗?"

顾客:"是的。"

药师:"哦,这段时间天气变化比较大,气候比较炎热,依你目前的症状应该属于风热感冒。"

顾客:"风热感冒啊! 那我该吃些什么药呢?"

药师:"吃药后如有疲乏、瞌睡现象会对你的工作造成影响吗?"

顾客:"会的,我是驾驶员,要开车的。"

药师:"哦,那么你最近有没有在服用其他药物? 还有你平时血压怎么样?"

顾客:"没有服其他药物,我的血压一直都是正常的。"

药师:"好的。根据你目前的情况,你可以选择布洛伪麻片和双黄连口服液同时服用,布洛伪麻片早、中、晚各一片,双黄连口服液早、中、晚各两支。"

药师带领顾客取药。

顾客拿着药仔细看了看,说:"我想好得快些,还有其他需要注意的吗?"

药师:"当然,你需要多喝温开水,注意休息,饮食要清淡易消化,家里要注意保持通风。"

顾客:"好的,我会注意的,谢谢药师。"

顾客拿着药去收银台付款。

三、案例分析及模拟

(1)李某,女,28岁,公交车司机,1天前因受凉出现鼻塞、流水样鼻涕,怕冷,喉咙干、痒。在家测体温 36.8℃,请根据以上病例进行推荐药品,并说明理由。

(2)王某,男,56岁,患者自述:昨日寒流,开始打喷嚏,随后出现鼻塞、流清鼻涕、遇寒则剧,患有糖尿病。请根据患者病情,推荐治疗药品,并说明理由。

(3)黄某,男,32岁,患者自述:感冒、打喷嚏、流清涕、鼻塞、发热、头痛、全身酸痛。请根据患者病情,推荐治疗药品,并说明理由。

实训项目二 高 血 压

【实训目的】

(1)熟悉高血压的临床特征。

(2)学会为原发性高血压患者推荐治疗药物并进行用药指导。

【实训内容】

一、高血压用药指导

原发性高血压是最常见的心血管疾病,以血压升高为主要临床表现的综合征,通常简称为高血压。不仅患病率高,也是多种心脑血管疾病的重要病因和危险因素,迄今为止仍是心血管疾病死亡的主要原因之一。成人静息状态下,连续3次非同日收缩压≥140mmHg(18.6kPa)和(或)舒张压≥90mmHg(12kPa),可诊断。

高血压与遗传、膳食、肥胖、精神压力等有关。根据血压升高水平,将高血压分为1级、2级、3级。(表2-3-1)

表 2-3-1 血压水平分类和定义

分类	收缩压(mmHg)		舒张压(mmHg)
正常血压	120		80
正常高值	120~139	和/或	80~89
高血压	≥140	和/或	≥90
1 级高血压(轻度)	140~159	和/或	90~99
2 级高血压(中度)	160~179	和/或	100~109
3 级高血压(重度)	≥180	和/或	≥110
单纯收缩期高血压	≥140	和	<90

原发性高血压起病缓慢,早期多无症状,随着病程的延长,患者可有头痛、眩晕、耳鸣、心悸气短、失眠、肢体麻木等症状。有时还可有心前区不适、心绞痛、心悸等症状。

原发性高血压患者一般需要长期或终身治疗。治疗措施主要有非药物治疗和药物治疗。对原发性高血压,如血压上升不高且不稳定,症状不明显,又无糖尿病、高脂血症等因素,可采用非药物治疗。如限钠盐,减轻体重,禁烟限酒、适当的体育运动等。非药物治疗无效,则需用药物治疗,常用一线抗高血压药物有五大类如下所述。

（1）利尿药:氢氯噻嗪、吲达帕胺。

（2）β 受体阻断药:美托洛尔、普萘洛尔。

（3）ACEI 类:卡托普利、依那普利。

（4）ARB 类:氯沙坦、缬沙坦。

（5）CCB 类:氨氯地平、硝苯地平。

二线的抗高血压药有:可乐定、肼屈嗪、米诺地尔、利血平等。

轻度高血压,一般先用一线药物如利尿药氢氯噻嗪,效果不佳时改用或加用普萘洛尔。中度高血压,在已用药物的基础上加用二线药物如可乐定、哌唑嗪等,也可用卡托普利或硝苯地平。重度高血压,在上述药物基础上改用或加用胍乙啶、米诺地尔等。降压速度不宜太快,以免造成重要器官的灌流不足。

高血压经常伴有合并症,应根据合并症选药。

（1）合并室性心性过速,宜用 β 受体阻断药。

（2）合并消化道溃疡,宜用可乐定,禁用利血平。

（3）合并精神抑郁,不宜用利舍平或甲基多巴。

（4）合并心力衰竭、心脏扩大者,宜用氢氯噻嗪、硝苯地平、ACEI 等,不宜用 β 受体阻断药。

（5）合并肾功能不良者,宜选用卡托普利、CCB 类、甲基多巴。

（6）伴潜在性糖尿病或痛风者,宜用卡托普利、CCB 类和 α_1 受体阻断药。

二、案 例 模 拟

一位老年肥胖男性顾客进入药店,在柜台前努力地搜寻,药师上前询问:"大爷,您好,请问需要什么?"顾客抬头,看了一眼身着白大褂的药师,目光停留在了药师的工作牌上。

药师似乎明白了什么,又问:"我能帮您什么吗?我是这里的药师。"

顾客:"我有高血压,想买点降血压的药。"

药师关切地问:"哦,这样啊,请问您的血压是多少?"

顾客:"我记不起来了。"

药师:"那我帮你量一下吧?"

药师帮顾客测量血压。

药师关切地说:"您的血压是160/85mmHg,收缩压有些高。"

药师:"您现在有什么不舒服吗?"

顾客:"有些头晕,胸闷。"

药师:"您血压高有多久了?"

顾客:"哦,好多年啰,有六七年了。"

药师:"哦。那您有没有得过什么其他疾病?"

顾客:"有糖尿病。"

药师:"多久了?"

顾客:"有一年多了。"

药师:"现在在吃什么药?"

顾客:"哦,达美康(格列齐特)和心得安(普萘洛尔),现在心得安已经吃完了。"

药师:"你这种情况是高血压合并有糖尿病。"

顾客:"那我该吃些什么药呢?"

药师:"我这里跟你介绍几种药吧。卡托普利、硝苯地平和双氢克尿噻。"

顾客:"哦,那我应该怎么吃呢?"

药师:"大爷,达美康这个药要继续吃,但是心得安能掩盖低血糖状态,所以,暂时不要吃了,卡托普利口服一次1片,每天2~3次,按需要1~2周内增至2片,每天2~3次,硝苯地平缓释片口服一次1~2片,一天2次。最多一次不要超过4片,双氢克尿噻片一次1片,每天一次。我帮您写在纸上带回去吧。"

顾客拿着药仔细看了看,说:"好,那我还有其他需要注意的吗?"

药师:"当然,首先你要坚持服药,像您这种情况是需要长期服药治疗的,不要轻易停药。其次,您还需要减减肥,注意饮食清淡,不要吃过咸和过于肥腻的食物,另外,要合理饮食,要定时定量。最后,如果有什么不舒服,记得去看医生。"

顾客:"好的,我会注意的,谢谢药师。"

顾客拿着药去收银台付款。

案例点评:糖尿病合并高血压。

糖尿病和高血压是常见的内科相关性疾病,两者并存时,大血管与微血管均累及加重心血管病、脑卒中、肾病及视网膜病变的发生和发展,增加患者死亡率,所以要终生控制血压、血糖。本案例中药师指导患者继续服用达美康,是因为老年患者宜尽量服用短、中效药物,以减少低血糖的发生,达美康的作用温和,作用时间为10~15h,一天服1~2次即可,不易发生低血糖,给老年患者带来了方便和安全。另外,达美康能降低血小板过高的黏附性,抑制高胆固醇食物引起的动脉损伤,对减轻或阻止老年人糖尿病的血管并发症有积极作用。高血压合并糖尿病用药首选ACEI或ARB,本案中,卡托普利长期使用,可以逆转血管和心室重构,改善新功能,兼防治糖尿病;CCB中的硝苯地平不仅不影响糖代谢,且可消除低密度脂蛋白,对抗动脉硬化。利尿剂宜小剂量使用。

总之,糖尿病合并高血压的治疗要根据患者具体情况而制订治疗措施,合理选择药物,提倡个体化给药;联合用药时应注意药物之间的相互作用,定时监测血糖、血压、血钾和血肌酐水平,以尽可能保护靶器官。另外,此类患者还应注意减肥、戒烟、限制钠盐和脂肪摄入,这是重要的辅助措施,如能长期坚持,会收到更好的效果。

三、案例分析及模拟

(1) 张某,男,45 岁,患者自述:近期头痛、眼花、耳鸣、失眠、乏力,测量血压 145/100mmHg。请根据患者的病情推荐药物,并说明理由。

(2) 李某,女,56 岁。患者自述:头晕目眩、头痛、失眠、乏力、肥胖,测量血压 160/100mmHg。请根据患者的病情推荐药物,并说明理由。

(3) 王某,男,60 岁。患者自述:近期头痛、耳鸣、有时还有心前区不适,并有头痛、视力模糊,测量血压 180/135mmHg。请根据患者的病情推荐药物,并说明理由。

实训项目三　咳　　嗽

【实训目的】
(1) 熟悉咳嗽的问病内容。
(2) 学会正确推介治疗咳嗽的药物,指导患者正确用药。
【实训内容】

一、咳嗽用药指导

咳嗽是人体的一种保护性呼吸反射动作。咳嗽的产生,是由于当异物、刺激性气体、呼吸道内分泌物等刺激呼吸道黏膜里的感受器时,冲动通过传入神经纤维传到延髓咳嗽中枢,引起咳嗽。轻微的咳嗽,如果不影响学习和工作,可以通过多喝水,注意休息,增强体质来治疗,无须药物治疗。如长时间咳嗽,或咳嗽影响正常活动,则需考虑药物治疗。如咳嗽无痰或痰量很少为干咳,常见于急性咽喉炎、支气管炎的初期;急性骤然发生的咳嗽,多见于支气管内异物;长期慢性咳嗽,多见于慢性支气管炎、肺结核等。

常用的镇咳药有中枢性镇咳药和外周性镇咳药。
(1) 中枢性镇咳药:可待因、喷托维林、右美沙芬等。
(2) 外周性镇咳药:苯佐那酯、地布酸钠(咳宁)、甘草片。

按中医理论,咳嗽可分为热咳、寒咳、伤风咳嗽和内伤咳嗽。选用中药止咳糖浆时,因药性不同,也有寒、热、温、凉之分,须对证服用。蛇胆川贝液具有祛风镇咳、除痰散结之功效,主治风热咳嗽、咳嗽多痰等症,对于风寒引起的咳嗽、咯白稀痰、夜重日轻者切勿使用。复方枇杷膏,具有清肺、止咳、化痰之功效,适用于风热咳嗽、咽喉干燥、咳嗽不爽等证。鲜竹沥药性偏寒,有清热润肺、化痰止咳作用,适用于燥咳及痰黄带血者,风寒咳嗽则不宜服用。虚证咳嗽多为慢性咳嗽,且咳嗽无力,并伴虚弱多汗,四肢发凉,此时宜用桂龙咳喘丸、固肾咳喘丸等。还有一种临床上比较常用的止咳药——伤风止咳糖浆,也叫非那根糖浆,以止咳为主,兼顾化痰,并有镇静作用,适用于夜间咳嗽多痰、影响睡眠及由于过敏引起的支气管炎等病,小儿要掌握好剂量。

二、案例模拟

一位顾客伴随着咳嗽声走进店里,眼睛在柜台间扫视。

药师走上前:"请问您是需要咳嗽药吗?"

顾客:"是的,我这几天咳嗽得很厉害,唉!晚上睡觉都睡不好。"

药师:"咳嗽前您是不是得过感冒了?"

顾客:"是的,感冒都没彻底好就又开始咳嗽,还越咳越严重了。"

药师:"您咳嗽时有痰吗?"

顾客:"有的,很多,特别早上起床的时候。"

药师:"容易咳出吗?是什么颜色的?"

顾客:"不太容易咳出的,咳出来的痰是黄色的。"

药师:"您的喉咙有不舒服吗?"

顾客:"有一点点痛,咳嗽的时候感觉肺都热辣辣似的。"

药师:"这样说来您目前的咳嗽应该属于热咳,是感冒的并发症。可以配盐酸氨溴索和消炎片一起吃,如果确实晚上咳得特别厉害影响睡眠,我建议您可以再配一瓶强力枇杷露。"药师拿药给顾客看。

顾客看着药:"这些药我该怎么吃呢?"

药师:"消炎片是中药清热化痰止咳的,早、中、晚各4片。盐酸氨溴索也是清除痰液的,早、中、晚各2片。强力枇杷露在最后喝,早、中、晚各15ml,慢慢吞服,等10分钟后再喝水。三种药都要在饭后半小时吃。"

顾客说:"有点麻烦啊!难道不能直接吃点头孢吗?"

药师解释说:"头孢类属于抗生素,需要医师处方才能配的,而且它还是有一定的副作用的。"

顾客:"哦,好的。我还是先吃这几个药吧!那为什么糖浆喝了还要过十分钟后才能喝水呢?"

药师耐心解释说:"可以让药物在咽喉部位直接作用时间长些啊,不过平时你可要多喝水哦。"

顾客:"哦,明白了,谢谢。"

顾客拿着药去收银台。

三、案例分析及模拟

(1)小李感冒了,鼻塞、头痛、咽痛,体温39℃,咳嗽不止且有黄色黏痰。医生给他开了感康和严迪。他拿着处方来到药店,他想让药师再给他加一种止咳药咳必清(喷托维林)。黄药师告诉他,眼下他不宜用止咳药,但可以加服一样化痰药必嗽平(溴乙新)。小李不明白,眼下正咳得厉害,为什么不宜服用止咳药?

(2)张大爷的小孙子病了,发烧咳嗽且有黄痰。医生诊断为急性支气管炎,并告诉他需要口服抗生素、退热药和止咳化痰药。张大爷自己就患有慢性支气管炎,止咳化痰药是他家里的常备药。于是他告诉医生止咳化痰的药不必开了。回到家,他把自己常服的消咳喘和医生开的抗生素、退热药一起让孙子服。治疗了几天,孩子烧退了,但咳嗽却没有减轻,痰液反而更稠了,好像有块东西堵在嗓子眼儿里咯不出来。张大爷这才来药店向药师咨询。药师说,孩子久咳不愈、痰液干稠正是由于张大爷乱用止咳药消咳喘所引起。请分析原因。

(3) 刘大妈近来没有感冒,也没有患气管炎等呼吸道感染,但却出现了顽固性无痰干咳,服用止咳药效果不明显。刘大妈患有高血压,过去一直服用吲哒帕胺,可最近血压仍然偏高,加服了卡托普利的降压药。请分析咳嗽原因及对策。

实训项目四　消化性溃疡

【实训目的】

(1) 熟悉消化性溃疡的问病内容。
(2) 学会正确推介治疗消化性溃疡的药物,并正确指导用药。

【实训内容】

一、消化性溃疡用药指导

消化性溃疡主要指发生在胃和十二指肠球部的慢性黏膜损伤,即胃溃疡和十二指肠溃疡,这些溃疡的形成均与胃酸和胃蛋白酶的消化作用有关,故称消化性溃疡。

消化性溃疡病是一种常见的慢性全身性疾病,临床特点为慢性过程、周期性发作、节律性疼痛。包括①腹部疼痛不适,表现为胀痛、烧灼样痛或饥饿样不适感。胃溃疡多在进食后0.5~2h出现,即所谓餐后痛,表现为进食—疼痛—缓解的规律,如溃疡位置接近幽门,疼痛节律可与十二指肠溃疡相同。十二指肠溃疡的疼痛为右上腹痛,多在进食后3~4h出现,进食后可减轻,又称空腹痛,疼痛也常在半夜出现,称夜间痛,故有疼痛—进食—缓解的规律。②反酸、烧心也是上消化道溃疡的常见症状。患者如伴恶心、呕吐,提示溃疡高度活动,如呕吐物为隔夜食物,表明有幽门梗阻。③该病患者还可有失眠、多汗、消瘦和贫血等症状。

胃溃疡是多发病、慢性病,易反复发作,因而要治愈胃溃疡,需要一个较为艰难持久的历程。患者除了配合医护人员进行积极治疗外,还应做好自我保健。常用药品有如下所述:

1. 单方抗消化性溃疡药

(1) 胃酸中和药:复方氢氧化铝片、凝胶热铝碳酸镁片等。
(2) H_2-R受体阻断剂:西咪替丁片;雷尼替丁片、胶囊;法莫替丁片、胶囊等。
(3) 胃黏膜保护药:枸橼酸铋钾片、胶囊、颗粒剂;硫糖铝片、混悬剂等。
(4) 质子泵抑制剂:奥美拉唑胶囊。
(5) M受体阻断剂:颠茄酊等。

2. 复方抗消化性溃疡药　复方氢氧化铝片、维仙U片、复方铝酸铋片等。

用药温馨提示如下所述:

(1) 配伍时注意胃黏膜保护药不宜与抗酸药同服。

(2) 为增强疗效和防止复发,建议联合使用抗幽门螺旋杆菌药——甲硝唑或阿莫西林。

(3) 患者应严格按疗程用药。

(4) 如有呕血或呕吐咖啡样物,大便带血或柏油状大便,应马上就医。

(5) 极度口渴或尿少,说明有脱水,应去医院就医,补液治疗。

Hp(幽门螺旋杆菌)感染是消化性溃疡发生的重要原因之一。患者若检测出有 Hp 感染,则应进行 Hp 感染根治治疗。目前根治幽门螺旋杆菌常用以下几种方案:

(1) 质子泵抑制剂(英文缩写"PPI",市上有售的如奥美拉唑、兰索拉唑等)加两种抗生素:PPI 标准计量+阿莫西林 1.0g+克拉霉素 0.5g,均一天两次,1 周为一个疗程;PPI 标准计量+阿莫西林 1.0g+甲硝唑 0.4g,均一天两次,1 周为一个疗程;PPI 标准计量+甲硝唑 0.4g+克拉霉素 0.25g,均一天两次,1 周为一个疗程。

(2) 铋剂:由铋剂(枸橼酸铋钾)+两种抗生素组成,是目前根治幽门螺杆菌的一种十分有效的药物,一个疗程连服七天,根治率达 90% 以上。铋剂+两种抗生素:铋剂(枸橼酸铋钾)标准剂量+阿莫西林 0.5g 加甲硝唑 0.4g。

消化性溃疡属于典型的心身疾病范畴,故平时应规律的生活、保持乐观的情绪、避免过度紧张与劳累。消化性溃疡患者的饮食持下列观点:①细嚼慢咽,避免急食;②有规律的定时进食;③饮食宜注意营养;④餐间避免零食,睡前不宜进食;⑤在急性活动期,应戒烟酒,并避免咖啡、浓茶、浓肉汤和辣椒酸醋等刺激性调味品或辛辣的饮料,以及损伤胃黏膜的药物;⑥饮食不过饱,以防止胃窦部的过度扩张而增加胃泌素的分泌。

治疗消化性溃疡疗程较长,不能因为症状缓解就自行停药,疗程结束后及时复查。避免同时使用对胃、十二指肠黏膜有损伤作用的药物,若需要同时使用其他药物则需咨询医生。

二、案例模拟

一位 50 岁左右的男顾客表情痛苦地走进店里,喊:"药师,我胃痛死了,给我来盒止痛药吧。"

药师:"胃痛不可以直接吃止痛药的,你先和我说说,是怎么痛法呀?"

顾客:"好像烧心的痛。"

药师:"疼痛持续有多长时间了?"

顾客:"几个星期了。"

药师:"什么时候痛得厉害?"

顾客:"中午吃饭前。"

药师:"那你有吃早餐的习惯吗?"

顾客:"我一般都不吃早饭的,没有时间吃。"

药师:"那你有没有反酸?夜里痛不痛?"

顾客:"有时候有,夜里常会痛的。"

药师:"抽不抽烟,喝不喝酒?"

顾客:"有啊。"

药师:"有没有去医院做过什么检查?"

顾客:"2年前检查时十二指肠溃疡,吃了点药,就再也没管了。"

药师:"吃饭后疼痛会觉得好些吗?"

顾客:"以前吃过饭就感觉好多了,但现在不行了,还是会痛!"

药师:"吃油腻的东西胃会不会痛?"

顾客:"不会!"

药师:"哦,你以前只是十二指肠溃疡有炎症,现在看来严重起来了。要赶紧治,还要改掉你三餐不规律、不吃早饭的坏习惯。"

顾客急着问:"哦,那现在我该吃点什么药呢?"

药师:"我先给您推荐一些药品,你每天早晚空腹吃一粒奥美拉唑,饭前半小时吃一袋丽珠得乐、一片甲硝唑,晚饭后两小时再吃一袋丽珠得乐。甲硝唑如果饭前吃不舒服,你可以改在饭后半小时吃。先连续服用4周吧,如果服药后还是不能减轻或缓解疼痛,请您最好到医院检查。"

顾客:"要那么长时间啊?"

药师:"是啊,这个疾病的治疗是要时间长一点的。"

顾客仔细听,说:"哦,好的,谢谢。"

药师:"不客气!"

顾客拿着药去收银台付款。

三、案例分析及模拟

(1)患者,男性,22岁,大学生,两年前开始无明显诱因间断上腹不适,偶有反酸、嗳气现象。平时因贪玩网络游戏经常不规律进食,喜欢和同学晚上出去吃宵夜,并长期贪玩游戏到凌晨1、2点。近2周来症状加重,上腹部疼痛,餐后半小时明显,可持续2～3h,无头晕、乏力,无咖啡样呕吐物,大便黄色。来店买药治疗。既往史、过敏史、个人史、家族史等无特殊。请根据患者病情推介药品,并说明理由。

(2)患者,男,32岁,教师。周期性节律性上腹部疼痛5年。5年前开始每年天气转冷季节发生上腹部隐痛,天气转暖后缓解,疼痛多发生在进食前,进食后缓解,常有夜间疼痛。医院确诊其患有十二指肠溃疡,并有Hp感染。近日连续熬夜工作,导致腹部疼痛不适感加重,故来店咨询购买药物。既往无特殊病史。请根据患者病情推介药品,并说明理由。

(3)张某,女,39岁,患胃溃疡,患者咨询:经常胃部疼痛、腹胀、反酸,尤其在饭后症状加重,能否用雷尼替丁和枸橼酸铋钾,为什么?

实训项目五 尿 路 感 染

【实训目的】

(1)熟悉尿路感染的问病内容。

(2)学会正确推介治疗尿路感染的药物,并正确指导用药。

【实训内容】

一、尿路感染用药指导

尿路感染是由细菌(极少数可由真菌、原虫、病毒)直接侵袭泌尿道所引起。尿路感染分为上尿路感染和下尿路感染,上尿路感染指的是肾盂肾炎,下尿路感染包括尿道炎和膀胱炎。肾盂肾炎又分为急性肾盂肾炎和慢性肾盂肾炎。一般好发于女性。

下尿路感染的主要表现:起病多急骤,尿频、尿急、尿痛,或有黏液性分泌物。治疗包括:①增强机体抵抗力;②多饮水;③抗感染。年轻女性的下尿路感染,其治疗应注意两点。

(1) 清除下尿路浅表黏膜的感染。

(2) 清除来自阴道及下消化道的尿路病原体。

女性尿路感染用药时,抗感染药物可选用增效联磺 1g,每天 2 次,庆大霉素片 8 万单位,每天 3 次,诺氟沙星 0.2g,每天 3 次,严重者可静脉滴注氨苄西林 2 ~ 4g 或阿米卡星(丁胺卡那霉素)0.4 ~ 0.6g,这几类药物疗效均优于 β-内酰胺类;尿道刺激症状明显者,可用适量解痉止痛药,如山莨菪碱 5 ~ 10mg,每天 3 次口服,或阿托品片 0.3 ~ 0.6mg,每天 3 次。

为了有效地预防女性尿路感染的发生,平时要注意个人卫生,防止细菌侵入和病菌感染。穿棉质内衣裤,保持干爽,避免紧身不透气的裤子,勤换内裤。不要用公共浴池、浴盆洗浴,不要坐在未经消毒的马桶上,不要与他人共用一条毛巾。

二、案 例 模 拟

一位 30 岁左右的女顾客急急忙忙冲进店里,直接走到柜台前问药师:"药师,我要买一盒头孢。"

药师:"请问,你是哪里不舒服要买头孢呢?"

顾客有点难为情:"这……,我小便时有点不太舒服。"

药师认真询问:"我是这里的药师,能和我说说,是怎么个不舒服法吗?"

顾客半信半疑地说:"每次小便都很急,小便时有点痛,小便完了刚过一会儿又想要小便,真是难受啊!"

药师:"你这种情况已经有几天了?"

顾客:"小便不舒服有两三天了。"

药师:"这几天是不是没有注意个人卫生?"

顾客:"没有啊,就是三天前来月经了,很难受!"

药师:"你以前有过这样的情况吗? 就是月经来后就觉得小便不舒服的现象。"

顾客:"也有过 2 次,以前我就是吃头孢吃好的。"

药师:"你其他妇科方面还好吧?"

顾客:"还好的,都没什么病的。"

药师:"你这是尿路感染了,头孢是可以吃,氧氟沙星也可以吃,但最好配上尿感宁或清淋颗粒一起吃。还有个问题,你在我们这儿买抗生素是需要医生的处方的,所以要麻烦你到附近医院开张处方来买,或者你也可以直接在医院配药。"

顾客:"啊,那么麻烦啊! 一到医院就要排队! 我就是想方便点才不去医院,到你们药店的啊。"

药师："抗生素是处方药,必须要处方才能买,这是国家规定的,主要是为顾客的安全考虑的。如果你确实不想去医院的话,我建议你尿感宁适当增加剂量吃,尽量多喝水,如果感染不严重,也是能好的。但如果加重的话,那你还是应该去医院看一下的。"药师拿药给顾客看。

顾客："好的,那我先买了试试吧。这药一天吃多少啊?"

药师："一次一包,一天四次或五次,连续使用三天。"

顾客："好的,谢谢。"

顾客拿着药去收银台付款。

三、案例分析及模拟

（1）李某,女,26 岁,妊娠合并下尿路感染。请根据患者病情推介药物,并说明理由。

（2）陈某,女,56 岁,混合细菌引起的复杂性尿路感染,既往对青霉素、头孢菌素过敏。请根据患者病情推介药物,并说明理由。

（3）赵某,女,16 岁,淋病奈瑟菌尿道炎合并宫颈炎。请根据患者病情推介药物,并说明理由。

实训项目六　慢 性 咽 炎

【实训目的】

（1）熟悉慢性咽炎的症状及问病内容。

（2）学会正确推介治疗慢性咽炎的药物,并正确指导用药。

【实训内容】

一、慢性咽炎用药指导

所谓咽炎,是指咽部黏膜、黏膜下及其淋巴组织的炎症,包括急性咽炎和慢性咽炎两种。

（1）急性咽炎是咽部黏膜感染病毒或细菌后所引起的急性炎症,咽部淋巴组织也常受累。本病常与急性鼻炎同时发病,同属上呼吸道的急性感染。急性咽炎发病病因主要由病毒、细菌对咽部的直接感染或高温、粉尘、烟雾、刺激性气体等理化因素引起,其病毒以疱疹病毒较多见,还有腺病毒、冠状病毒、合胞病毒等,致病细菌主要有非溶血性链球菌、肺炎双球菌、葡萄球菌、流行性感冒杆菌等。临床表现为:起病急,初起时咽部干燥,灼热;继而疼痛,吞咽唾液时咽痛往往比进食时更为明显;可伴发热,头痛,食欲缺乏和四肢酸痛;侵及喉部,可伴声嘶和咳嗽。口咽及鼻咽黏膜呈急性充血,腭弓、腭垂水肿,咽后壁淋巴滤泡和咽侧索也见红肿,间或在淋巴滤泡中央出现黄白色点状渗出物;颌下淋巴结肿大并有压痛,重者可累及会厌、杓会、厌襞,发生水肿。

（2）慢性咽炎为咽部黏膜、黏膜下及淋巴组织的弥漫性炎症,在临床上是一种常见病、多发病,病程一般在2个月以上,以咽部不适、发干、异物感或轻度疼痛、干咳、恶心,咽部充血呈暗红色,咽后壁可见淋巴滤泡等为主要临床表现。慢性咽炎发病原因有很多种,主要是急性咽炎的反复作用,常发生在疲劳、受凉、气候突变,及吸入寒冷空气后发作;除此之外,还可能是由鼻腔、鼻窦及鼻咽部炎性分泌物刺激,以及扁桃体慢性炎症的蔓延,烟酒过度,粉尘、有害气体等的慢性刺激,以及喜欢吃刺激性食物等,也会导致慢性咽炎。慢性咽炎患者的症状多种多样,主要有咽干、咽部不适感、异物感、痒感、灼热感,还可有咽部微痛,急性发作期间咽痛可能较为剧烈。由于咽后壁常有较黏稠的分泌物刺激,部分患者出现晨起刺激性咳嗽,早上起床及刷牙时特别明显,伴恶心。

慢性咽炎形成后根据病理变化的不同又可以分三种类型:

(1)慢性单纯性咽炎:指咽黏膜层慢性充血,血管周围有血细胞、淋巴细胞、浆细胞浸润,黏膜下结缔组织及淋巴组织增生,黏液腺肥大,分泌增多。

(2)慢性肥厚性咽炎:慢性单纯性咽炎继续发展,黏膜充血、肥厚,黏膜下结缔组织及淋巴组织增生广泛,咽后壁淋巴组织呈颗粒状隆起,有时融合呈片,咽侧索淋巴组织增生,呈条索状隆起。

(3)干燥性及萎缩性咽炎:黏膜上皮变薄,上皮细胞退化变性,鼻咽部纤毛柱状细胞的纤毛消失,基膜增厚,固有曾纤维结缔组织增生,腺体退化,分泌减少,分泌物黏稠干燥,堆积成痂。

治疗包括如下内容。

1. 治疗原则 急性咽炎可按上呼吸道感染治疗,即以抗病毒、抗菌治疗为主。

慢性咽炎多数为并非细菌感染所致,所以一般不需要使用抗生素,关键是消除病因、戒除不良嗜好、消除邻近病灶;同时配合消炎润喉等局部药物治疗。

2. 治疗

(1)急性咽炎治疗:主要包括一般疗法、局部治疗,及抗感染治疗三种方法。

1)一般疗法:卧床休息、多喝水、吃稀软食物、禁烟酒、不吃辛辣和过于油腻食物,保持大便通畅等。上述方法对急性咽炎的早日痊愈十分重要。

2)局部治疗:含服溶菌酶片、杜灭芬、喉片、碘含片、六神丸等;用复方硼砂液、洗必泰漱口液、温淡盐水含漱;发病初期可用1%碘甘油或2%硝酸银液涂擦咽壁,以助炎症消退;雾化或熏气治疗吸入药气对局部炎症有效,治疗患者也感到舒适。

3)抗感染治疗:病毒感染者可选用抗病毒药如吗啉双呱、金刚烷胺、干扰素等;细菌感染者可口服或注射抗生素及磺胺类药物、中药对病毒和细菌感染均有较好疗效。

(2)慢性咽炎的治疗

1)消除诱因:①增强体质,防止呼吸道感染,尽量避免或减少不良因素刺激,如烟、酒、多灰尘的环境等。②积极治疗鼻部、口腔、咽部及消化道慢性疾病。③忌食葱、姜、辣椒等辛辣刺激食物,多饮水,保持大便通畅。

2)局部治疗:①慢性单纯性咽炎,可给予复方硼砂溶液、温生理盐水、呋喃西林溶液漱口;给予杜灭芬、薄荷片、碘含片、喉症丸等喉片含化;给予碘甘油、硫酸铜液、硫酸锌液等涂咽部。②慢性肥厚性咽炎,可给予复方硼砂溶液、温生理盐水漱口;给予杜灭芬、薄荷片、氯琏、喉症丸等喉片含化。③萎缩性咽炎,可给予高锰酸钾溶液、温生理盐水漱口;给予薄荷石蜡油、求偶素等药物涂布或喷雾;给予胎盘组织液局部注射或全身使用。

3)全身治疗:①维生素类药物治疗,如维生素A、维生素B、维生素C等药物。②中药治疗。

(3) 预防

1) 戒烟、酒,不把有刺激性气味的物品放在室内。

2) 不宜吃刺激性食物、醋、生葱蒜、辣椒,还有鱼。

3) 注意减少粉尘刺激,纠正张口呼吸的不良习惯。

4) 多饮水,饭不能太热,温上,或温为宜。

5) 讲话别嚷着说,让喉部平和。

6) 保持室内空气新鲜、湿、温度适宜。

7) 坚持户外活动,增强体质,提高抗病能力。

8) 增强呼吸道黏膜自我杀菌的功能,注意补充蛋白质,维生素 A、C 和铁。维生素 A 丰富的食物如胡萝卜、西红柿、南瓜,含铁丰富的有奶类、动物的血液、菠菜。含维生素 C 较多的水果和蔬菜,如苹果、香橙、西红柿等。

二、案 例 模 拟

药师:"您好! 请问我能帮助您什么?"

顾客:"我想来买点药。"

药师:"请问您有哪里不舒服?"

顾客:"我咽部不舒服,有点痒。"

药师:"您这症状持续了多长时间?"

顾客:"有 2 天了。"

药师:"是怎样不舒服? 您能具体描述一下吗?"

顾客:"咽喉部总感觉有个东西在那,像是痰,可是想咳又咳不出来,吞也吞不下去。"

药师:"哦,有没有口渴,咽干这样的症状?"

顾客:"有,咽喉有时刺痒,痒得难受就想咳。"

药师:"咽喉痛吗?"

顾客:"不痛,就是感觉痒得利害。"

药师:"您最近是否有感冒、发热?"

顾客:"没有。"

药师:"您以前经常出现咽喉发干疼痛的症状吗?"

顾客:"有,自从前年有一次急性扁桃体发炎后,到了冬天和春天时就容易出现咽痛。不过,这次咽喉不痛,但是感觉咽喉中有个什么东西,很不舒服,有时早晨起来刷牙时,很容易咳嗽,有时会有干呕。"

药师:"您是做什么工作的?"

顾客:"我是一名公司的副经理。"

药师:"您平时有什么嗜好? 会不会喝酒?"

顾客:"喝酒是常有的,这些是必要的应酬。"

药师:"最近您应酬多吗?"

顾客:"呵呵,这几天应酬多,喝了比较多的酒。"

药师:"您除了喜欢喝酒,平时喜欢吃辛辣等刺激食物吗?"

顾客:"我是湖南人,哪有不吃辣的呢?"

药师:您最近大小便正常吗? 有没有便秘症状?

顾客:"正常吧,不过,我经常便秘。"

药师:"您这种情况像是慢性咽炎,如果您不介意,我能帮您检查一下咽喉部。"

顾客:"谢谢。"(让张开嘴让店员检查咽部)

药师:"您咽峡部有轻微发红,扁桃体不发红也不肿。"

顾客:"哦,像我这种情况用什么药好?"

药师:"您除了咽喉部不舒服外,还有没有全身其他不舒服呢?"

顾客:"好像没有。"

药师:"像您这种情况,应该是慢性咽炎。慢性咽炎的临床表现主要有:咽干、咽部不适感、异物感、痒感、灼热感,部分病人出现晨起刺激性咳嗽,早上起床及刷牙时特别明显,伴恶心。您的症状与慢性咽炎的临床表现很相似。此外,喝酒,吃刺激性食物,往往会诱发或加重慢性咽炎。对于慢性咽炎,如果您没有出现全身其他不舒服的症状,一般来说都是采用局部用药治疗。"

顾客:"哦,那我用什么药?"

药师:"您可以用中成药清咽丸,其主要成分为桔梗、寒水石、薄荷、诃子、甘草、乌梅、青黛、硼砂(煅)、冰片。为褐色大蜜丸。能清热利咽,用于慢性咽炎具有较好的疗效。服用方便,只需在口中含化,每次 1 丸,一日 2-3 次,而且价格也便宜,无不良反应。"

顾客:"多少钱?"

药师:"5 元钱一瓶。"

顾客:"中成药起效时间慢,还有没有其他药?"

药师:"如果您不选用中成药的话,您可以选用西药,像度米芬其具有广谱杀菌作用。可治疗慢性咽炎、扁桃体炎,每次口含 1~2 片,一日 3~4 次。服用这药的优点是起效快,疗效也很好,就是偶尔会出现过敏反应,但这一般来说主要是有过敏体质的人容易出现,您以前有没有什么药过敏?"

顾客:"没有。这药价格多少?"

药师:"10 元,您需要这药吗? 我建议您最好用中成药,西药虽然起效快,但大部分是抗生素类药物,长期使用易出现耐受性。"

顾客:"哦,是吗,行吧,那就帮我拿盒清咽丸。"

药师:"好的,您在用药期间,注意禁烟酒,不要吃吃刺激性食物,不然,再好的药都只能暂时起到作用了;此外,平时也要注意休息,避免过度疲劳。"

顾客:"好的,谢谢!"

药师:"不客气,用药前仔细阅读说明书,用药期间,如用药时出现其他问题,请及时来咨询,或及时就医。最后请您到前台付钱,祝您早日康复。"

三、案例分析及模拟

(1) 患者,男,24 岁,从事家居装饰工作,咽痛灼热 3 天。患者 3 天前无明显原因出现咽部有干痒,灼热,渐有疼痛,吞咽时加重,唾液增多,咽侧索受累则有明显的耳痛。近而出现发烧怕冷,头痛,食欲缺乏,四肢酸痛等症状。检查体温 38℃,脉搏 85 次/min,呼吸

22 次/min,血压130/98mmHg。神志清楚,体型中等。面色较红,声音嘶哑,咽部充血。心率85 次/min,心律齐。肺部未闻及干湿啰音。余未见异常。请根据患者病情推介药物,并说明理由。

(2)孙某,女性,50 岁,教师,患者自述:教学工作繁忙,最近半年出现咽部不适感、发痒、干燥,于学校附近就医,诊断为慢性咽炎。请根据患者病情推介药物,并说明理由。

(3)张某,女,28 岁,歌手。患者自述:在酒吧驻唱,最近半年出现咽部不适感、异物感、晨起用力咳出分泌物,甚或作呕。于某医院就诊,诊断为慢性咽炎。请根据患者病情推介药物,并说明理由。

实训项目七 足 癣

【实训目的】

(1)熟悉足癣的症状及问病内容。

(2)学会正确推介治疗足癣的药物,并正确指导用药。

【实训内容】

一、足癣用药指导

脚气是一种极常见的真菌感染性皮肤病。成人中70%~80% 有脚气,只是轻重不同而已。常在夏季加重,冬季减轻,也有人终年不愈。本病是由皮肤癣菌(真菌或称霉菌)所引起的。足部多汗潮湿或鞋袜不通气等都可诱发本病。皮肤癣菌常通过污染的澡堂、游泳池边的地板、浴巾、公用拖鞋、洗脚盆而传染。

医学上通常将脚气分三型:糜烂型、水疱型、角化型脚气。

(1)糜烂型:好发于第三与第四,第四与第五趾间。初起趾间潮湿,浸渍发白或起小水疱,干涸脱屑后,剥去皮屑为湿润、潮红的糜烂面,有奇痒,易继发感染。

(2)水疱型:好发于足缘部。初起为壁厚饱满的小水疱,有的可融合成大疱,疱液透明,周围无红晕。自觉奇痒,搔抓后常因继发感染而引起丹毒、淋巴管炎等。

(3)角化型:好发于足跟。主要表现为皮肤粗厚而干燥,角化脱屑、瘙痒,易发生皲裂。本型无水疱及化脓,病程缓慢,多年不愈。

治疗方法如下所述:

(1)糜烂型:先用1:5000 高锰酸钾溶液或0.1% 依沙吖啶(雷佛奴尔)溶液浸泡,然后外涂甲紫或脚气粉,每日2 次,待收干后再外搽脚气灵或癣敌药膏,每日2 次。

(2)水疱型:每日用热水泡脚后外搽克霉唑癣药水或复方水杨酸酊剂一次。皮干后再搽脚气灵或癣敌膏。

(3)角化型:可外用复方苯甲酸膏或与复方水杨酸酒精交替外用,早晚各一次。最好涂药后用塑料薄膜包扎,使药物浸入厚皮,便于厚皮剥脱。

(4)近年来临床上应用足光粉治疗各型脚气,疗效显著,每晚泡脚一次,3 次奏效。

脚气是一种传染性皮肤病,应避免搔抓,防止自身传染及激发感染。洗脚盆及擦脚毛巾应分别使用以免传染他人。用药治疗的同时,对患者穿的鞋袜要进行消毒处理。可用日光曝晒或开水烫洗,最好用布块蘸 10% 甲醛液塞入鞋中,装入塑料袋封存 48h,以达灭菌目的。

无论何种药物治疗癣病,均需一定的疗程:体癣、股癣 2 周、头癣、手足癣 4~6 周;甲癣则需用 12 周以上。这是由真菌的生长繁殖规律和皮肤、指(趾)甲的生长速度、代谢过程决定的,任何新产品都无法改变这一事实。所以人们期望一次净、一搽就灵的药是不可能的,更不能希望一些药用一下能药到病除。常用非处方药介绍如下。

(一)西药非处方药

(1)盐酸特比萘芬乳膏(Terbinafine Hydrochloride Cream 1%)又称兰美抒,选择性地抑制麦角固醇合成中所必需的角鲨烯环氧化酶。用于治疗手足癣,一天 2 次涂于患处。其他剂型有溶液剂、凝胶剂、软膏剂等。

(2)复方十一烯酸软膏(Compound Zinc Undecylenate Ointment)本品能抑制真菌的繁殖,每 10g 中含十一烯酸 0.5g、十一烯酸锌 2g。用于手、足癣,涂于患处,一天 1~2 次。

(3)环吡酮胺软膏(Ciclopirox Olamine Ointment 1%)又称环匹罗司胺。为广谱抗真菌药,对皮肤癣菌,酵母菌、霉菌等,具有较强抑制作用。均匀涂于患处,一天 2 次,涂后轻轻搓擦数分钟,2 周为一疗程。其他剂型有乳膏剂、涂膜剂等。

(4)复方苯甲酸软膏(Compound Benzoin Acid Ointment)本品有溶解角质和抗真菌作用。每支 10g,有浓、淡两种,分别含苯甲酸 1.2g 和水杨酸 0.6g,或苯甲酸 0.6g 和水杨酸 0.3g 涂于患处,一天 1~2 次。其他剂型有乳膏剂、酊剂(其中含有一定量的碘酊)。

(5)水杨酸复合洗剂(Compound Salicylic Acid Solution)内含水杨酸、苯甲酸、硼酸、乳酸等。成分组成是 15g/包的粉溶液剂和 6g/瓶的溶液剂。外用前临时配制,将一包粉剂或一瓶溶液剂溶于 1000ml 沸水中,待温热后,将患手/足置入浸泡 30min,一天 1 次,可用 2 次,用于真菌感染引起的鳞屑角化型手足癣,有消毒防腐及溶解角质之作用。

(6)复方克霉唑软膏(Compound Clotrimazole Ointment)本品中每克含克霉唑 0.015g、尿素 0.15g,用于手足癣,能抗真菌,防皲裂。涂于患处,一天 2~3 次。

(7)硝酸咪康唑乳膏(Miconzole Nitrate Cream)又称达克宁霜。是一种高效、安全、广谱抗真菌药。其抗真菌机理是抑制膜固醇的合成,导致真菌死亡。其他剂型还有软膏剂、洗剂、外用散剂,浓度均为 2%,软膏剂、乳膏剂涂于患处,一天 2 次;散剂可用于足癣的擦烂型,浴后擦干,撒于趾间,急性渗出糜烂时可用洗剂湿敷,一天 1~2 次,疗程 2~4 周,症状消失后应继续用药 1 周以巩固治疗。

(8)硝酸益康唑软膏(Econazole Nitrate Ointment)用于皮肤真菌感染如手癣、足癣。涂于患处,早晚各 1 次,其他剂型有溶液剂、喷剂,浓度均为 1%,喷剂可以用于皮肤黏膜部分,喷在患处,每天 2~3 次。

(9)复方益康唑乳膏(Compound Econazole Cream)又称派瑞松霜剂,1g 中含益康唑 10mg、醋酸曲安奈德 1mg。益康唑用于真菌感染的各种癣病,如手癣、足癣。曲安奈德为糖皮质激素,有抗炎、止痒及抗过敏作用,两成分合用,提高了疗效。用于手足癣、尿布性皮炎、口角炎、甲沟炎和真菌、细菌所致的混合感染。涂患处,早晚各 1 次,疗程不超过 2 周。

(10)酮康唑乳膏(Ketoconazole Cream)用于皮肤浅表真菌病,如手、足癣,涂于患处,一天 2~3 次。

(11)联苯苄唑乳膏(Bifonazole Cream 1%)又称孚琪、美克,能抑制真菌细胞膜的合成,用于手足癣。涂于患处,一天 1 次,2～4 周为一疗程。其他剂型有凝胶剂、乳膏剂、溶液剂等。

(二) 中成药非处方药

(1) 脚气散主成分为荆芥穗、白芷、枯矾。能燥湿、止痒。用于脚癣趾间糜烂,刺痒难忍。用本品少许撒于趾间,一天 1～2 次。

(2) 愈裂贴膏为尿囊素、白及、维 A 酸及苯丙咪唑掺入到普通氧化锌橡皮膏中制成的硬膏剂型。外用:贴手足患处。

二、案 例 模 拟

一位中年男神情焦急地走进店里问:"药师,我的脚很痒,快给我拿点药吧。"

药师:"能不能把你的脚给我看一下?"

顾客将脚抬起来,药师看了看顾客的双脚,顾客的脚趾丫出现了大面积的糜烂,并伴有脱屑。

药师:"你的脚痒了有多久了?"

顾客:"差不多两周了?当时以为没什么事,就没在意,结果这两天越来越痒。"

药师:"是不是经常用手搓脚?"

顾客:"是啊,脚痒的厉害,只好用手抓。"

药师:"你的手会不会痒?"

顾客:"不会。"

药师:"最近有没有去过公共浴池或者用过别人的毛巾,穿过别人的拖鞋?"

顾客:"嗯,最近去附近公园游泳池游泳了,这个有关系吗?"

药师:"是啊,看来你应该是得了脚气,就是我们平常说的香港脚。"

顾客:"啊?那怎么办啊?"

药师:"我建议你用足光粉外洗,联合达克宁软膏外涂。足光粉一盒总共有 3 小袋,每次取药粉 20g 加沸水 500～750ml,搅拌,溶解,放温,趁热浸泡患处 20～30min,一日 1 次,连续 3 日为一疗程。达克宁每次待足光粉外洗后,外涂患处适量。"

顾客认真地听着:"好,谢谢。我还有什么要注意的吗?"

药师:"当然啊,要注意个人卫生。不要用手搓脚,以免传染到手;你的洗脚盆及擦脚毛巾应单独使用以免传染他人;药物治疗的同时,你穿的鞋袜要进行消毒处理。可用日光曝晒或开水烫洗,以达灭菌目的。"

顾客:"哦,好的,谢谢!帮我拿这几个药吧。"

三、案例分析及模拟

(1) 李某,男,32 岁,患者自述:前日从公共浴室回来后,出现脚趾间瘙痒,伴有水疱。请根据患者病情推介药品,并说明理由。

(2) 吴某,男,30 岁,肥胖,在夏天经常出现足缘部有成群或散在的水疱,局部皮肤潮红,有时水疱变成脓疱,请根据患者病情推介药品,并说明理由。

(3) 林某,女,脚趾间皮肤溃烂,有臭味,请根据患者病情推荐药品,并说明理由。

实训项目八 失 眠

【实训目的】

(1) 熟悉失眠的症状及问病内容。

(2) 学会正确推介治疗失眠的药物,并正确指导用药。

【实训内容】

一、失眠用药指导

失眠是指入睡或维持睡眠困难,或因睡眠障碍以至于人们在醒后觉得睡眠不足,是临床上常见的症状。失眠是一个多因素所致的综合征,这些因素包括情感、躯体障碍和药物使用。不管青年人还是老年人都可出现失眠,常伴发于情感障碍如激动、焦虑、抑郁或恐惧等。

1. 按照失眠的时间 失眠又可分为三种。

(1) 起始失眠,是指入睡困难,要到后半夜才能睡着,多由于精神紧张、焦虑、恐惧等引起,多见于年轻人。

(2) 间断性失眠,是指入睡不宁,容易惊醒,常有噩梦,中老年人消化不良,容易发生这种情况。

(3) 终点失眠,是指入眠并不困难,但持续时间不长,后半夜醒后不能再入睡。终点失眠常见于老年人和精神抑郁症患者。

2. 按照失眠的性质 分生理性失眠症和病理性失眠症两大类。

(1) 生理性失眠:指偶尔失眠,或因环境、情绪、饮食、娱乐、药物等引起的一过性失眠,并非除疾病引起的失眠症。在人的一生中,大多数人均有生理性失眠的体验。

(2) 病理性失眠:是指各种器质性疾病引起的失眠,一般时间较长。

3. 按失眠发生的时间长短分

(1) 短暂性失眠,病程小于1周。大部分的人在经历压力、刺激、兴奋、焦虑时;或生病时;或者睡眠规律改变时都会有短暂性失眠障碍,这类失眠一般会随着事件的消失或时间的拉长而改善,但是短暂性失眠如处理不当部分人会导致慢性失眠。

(2) 短期性失眠,病程大于1周小于1个月。严重或持续的压力,如重大身体疾病、亲朋好友的过世、或工作人际关系易导致短暂性失眠。

(3) 慢性失眠,指病程大于1个月的经常性失眠。慢性失眠的病因比较复杂,许多慢性失眠是多种原因合在一起所造成的。

临床表现:失眠主要表现为入睡困难,易醒,晨醒过早,常伴睡眠不深,或通宵不寐。失眠严重的人,常感到头昏脑涨、精神委靡、倦怠无力、食欲缺乏、纳谷不香、注意力不集中、记忆力减退、健忘、怔忡等症状。常常有以下几种表现方式。

(1) 神经衰弱症状患者容易兴奋又容易疲劳,记忆力下降,注意力难以集中,对外界声光过于敏感,回忆增多且控制不住,脑子昏昏沉沉呈现全身无力状态。

（2）情绪症状情绪紧张难受感到生活压力增大，工作和学习是一种负担。控制力减弱，容易激惹，遇点小事就急躁和发怒，对生活中每件事都感到烦恼，不称心，不如意，自感力不从心，常焦虑。

（3）生理症状失眠的生理功能障碍主要表现为睡眠障碍，肌肉紧张性疼痛及自主神经功能紊乱三大症状。睡眠障碍表现为入睡困难，严重者甚至整夜无眠，易惊早醒，多梦等，醒后无清新感，呈现白天易困、晚上不眠的节律紊乱。肌肉紧张性疼痛表现为腰背部、四肢及全身肌肉酸痛，并有头疼、头昏、头胀感。自主神经功能紊乱表现为心慌、气短、胸闷、腹胀、腹泻、便秘，甚则阳痿早泄月经失调等消化泌尿系统症状，以及皮肤潮热、多汗，手脚发凉等诸多不适症状。

治疗包括以下几个方面。

1. 治疗原则

（1）找出引起失眠症状的原因，针对病因给予相应的处理，通过自我心理调节、消减精神压力和改善睡眠环境来治疗失眠。如因精神刺激等外因所致者，当消除精神刺激或劝导患者正确对待，往往通过精神疗法而使患者获愈。

（2）经消除病因而仍有失眠者，可适当给予催眠药，以帮助患者恢复正常的睡眠与觉醒规律。

（3）长期服用催眠药者，不宜连续使用同一种药，而应经常更换，以免产生耐药性与成瘾性。此外，尚应定期查肝功能、血常规及尿常规，以便及时发现不良反应而予以停药或给予其他处理。

（4）失眠患者于睡前半小时到一小时之间，不宜思考问题或看书等，应作适当的体力活动（如散步），避免紧张的脑力活动。

2. 治疗措施

（1）非药物治疗

1）一般心理治疗：通过解释、指导，使患者了解有关睡眠的基本知识，减少不必要的预期性焦虑反应。

2）行为治疗：进行放松训练，教会患者入睡前进行，加快入睡速度，减轻焦虑。

3）体育锻炼：适当体育锻炼，增强体质，加重躯体疲劳感，对睡眠有利，但运动量不宜过大，过度疲劳反而影响睡眠。

4）调整生活习惯，如取消或减少午睡，养成按时睡眠的习惯。

（2）药物治疗：失眠的原因很复杂，应及早去医院查明原因，积极治疗。在医生的指导下恰当使用安眠药或助安眠药。常见的安眠药有苯二氮卓类（如氯氮卓、地西泮），镇静催眠药（苯巴比妥、异戊巴比妥），抗抑郁剂（如米安色林、多塞平）；常见安眠药辅助药有氯美扎酮、谷维素、乙酰天麻素等。此外，中药治疗、针灸治疗、芳香疗法在治疗失眠疾病也有较好的疗效，尤其是慢性失眠。

1）西药非处方药

A. 氯美扎酮又名芬那露，具有抗焦虑、镇静、催眠、松弛肌肉痉挛的作用。适用于镇静助眠及解除各种肌肉痉挛性疼痛等症。服药后15～20min可显著缓解症状，持续6h以上。口服：每次200mg，睡前服。不良反应有疲倦、眩晕、皮肤潮红、恶心、药疹、水肿、排尿困难、无力、头痛等，停药后即可消失。罕见多形红斑症，偶见黄疸。服药时需注意：服药后不宜驾驶车辆、操纵机器，不宜从事需集中注意力的工作；怀孕、哺乳或生育期妇女慎用；连续服药时间不应超过1周，若症状未缓解或消失，应向医生咨询。

B. 谷维素具有调节自主神经功能，减少内分泌平衡障碍，改善精神失调症状，从而改善睡眠、稳定情绪、减轻焦虑和紧张的功效。适用于助眠、围绝经期综合征、月经前期紧张症、神经症等。口服,片剂,成人每次 10～20mg,一天 3 次。不良反应可有轻微的胃部不适、恶心、呕吐、口干、皮疹、皮肤瘙痒、乳房胀痛、油脂分泌过多、脱发、体重迅速增加等,停药后可消失。

C. 乙酰天麻素具有恢复大脑皮层兴奋与抑制过程间的平衡失调,从而产生镇静、安眠作用;还可增加血流量并缓解脑血管痉挛,有镇痛之作用。常用于因焦虑、紧张、激动及慢性疲劳等引起的失眠、神经衰弱、头痛、偏头痛等。不良反应较少,个别患者会出现恶心、口干、上腹部不适等,减量或停药后可恢复正常。口服:一次 200mg,每晚 1 次,睡前服用。

2)非处方中成药:失眠,中医称不寐,是一种常见病症。根据中医辨证,失眠可分心火旺、心阴虚、心脾两虚、肾虚等多种类型。病因不同,选择药物也不一样,必须对症用药,才能收到助眠效果。下面介绍几种治疗失眠的常见中成药。

A. 朱砂安神丸,由朱砂、黄连、地黄、当归、甘草组成。用于心火亢盛所致心神不宁、失眠多梦等症,症状表现为心胸烦热,夜不成眠,面赤口渴,心悸不安,舌红脉数。朱砂安神丸具有清心养血、镇惊安神之功效。剂型有大蜜丸,每丸重 9g;水蜜丸,每丸重 6g。用法:口服,大蜜丸,1 次 9g;水蜜丸 1 次 6g;睡前服。

B. 天王补心丹,由丹参、当归、石菖蒲、党参、茯苓、五味子、麦冬、天冬、地黄、玄参、远志、酸枣仁、柏子仁、桔梗、甘草、朱砂组成。用于心阴不足、失眠多梦等诸症,表现为心悸失眠、五心烦热、头晕耳鸣、健忘、口干、舌红少苔、脉细数。天王补心丹具有滋阴养血、补心安神之功效。口服,每次 1 丸,午后及睡前各服 1 次。

C. 归脾丸,由党参、白术、黄芪、甘草、茯苓、远志、酸枣仁、龙眼肉、当归、木香、大枣组成。适用于心脾两虚,气短心悸,失眠多梦,头昏头晕,肢倦乏力,食欲缺乏,崩漏便血等心脾两虚型失眠。具有益气健脾、养血安神之功效。也可用养血安神片。口服,大蜜丸每次 1 丸,或小蜜丸每次 9g,用温开水或生姜汤送服;片剂,每次 6 片,一天 3 次,温开水送服。

D. 健脑补肾丸,由人参、鹿茸、狗肾、肉桂、当归、枣仁、远志、朱砂、川牛膝、金樱子、砂仁、豆蔻组成。具有健脑益气、补肾强精之功效。适用于神经衰弱,健忘失眠,头晕目眩,耳鸣心悸,腰膝酸软,肾亏遗精等肾虚型失眠。口服,每次 15 粒,或服用脑灵素,每次 5 片,均于午后及临睡前各服 1 次。

此外,还可以选用脑乐静、枣仁安神颗粒、安神补心丸、柏子养心丸、安神补脑液、太太口服液等。需要注意的是中成药在治疗失眠过程中,起效慢,适合于慢性失眠者,对于暂时性失眠效果不佳。

失眠治疗的温馨提示。

(1)失眠患者应重视精神调养,保持心情愉快,消除恐惧及顾虑,避免多思抑郁、情绪波动,遇事顺其自然。

(2)注意生活节律和劳逸结合。

(3)加强体育锻炼,增强体质。

(4)睡前勿看书、饮茶、喝咖啡等,并适当活动,如有规律地散步。

(5)必要时在医师指导下,短期使用小剂量安眠药,如地西泮、硝西泮等,避免产生依赖性。

二、案 例 模 拟

药师:您好,请问有什么可以帮助您的?

患者:我晚上老是睡不好觉,失眠。

药师:您失眠多长时间了?

患者:两个星期了。

药师:您失眠的表现有哪些?

患者:我晚上很难入睡,通常上床后要很长时间才能睡着。

药师:您最近除了感觉失眠外,还有其他不舒服的吗? 或者是在服用一些什么药物。

患者:没有。

药师:您睡觉前有吃东西或者是喝些什么的习惯吗?

患者:没有。

药师:您最近有换工作吗? 或者感觉到工作上压力大?

患者:最近公司有任务,工作量挺大的,而且时间又紧,很烦。

药师:对于失眠,每天晚上您睡觉前会害怕说:"今晚又要失眠了",有这样的情况吗?

患者:有时候。当第二天有很重要的事要做,就会很担心睡不好而影响工作。

药师:您曾经有在医院做过检查吗? 您的肝脏肾脏功能都正常吗?

患者:检查过,都正常。

药师:现在就介绍您服用一些助眠药物。您可以服用乙酰天麻素,它的主要有效成分是天麻,可恢复大脑皮质兴奋与抑制过程中的平衡失调,具有镇静、安眠和镇痛等作用。对于您的失眠会有较好的疗效。您也可以选择养血安神丸,它可用于失眠多梦,心悸头晕。还有如脑乐神,这种药能养心安神,用于精神忧郁,烦躁失眠;安神宝颗粒,能补肾益精,养心安神,用于失眠健忘,眩晕耳鸣,腰膝酸软。我个人建议您使用乙酰天麻素或者脑乐神,因为它们比较适合您的症状。

患者:哦,那好吧,我要脑乐神好了。

药师:好的,请拿好您的药。用药前请仔细阅读药品说明书。小剂量短时间使用安眠药是治疗失眠的重要方法,但是药物只是一种辅助治疗,不要太依赖安眠药,不可经常服、长期服,否则难免会出现副作用,故用药3-7天症状好转后应停药。对于失眠要保持一个平和的精神状态,不要把失眠看得太重,睡前放松心态。那么祝您早日康复。

三、案例分析及模拟

(1) 患者,男,18 岁,高中生,失眠两周,睡则多梦,自觉气短,周身疲乏,四肢无力,饮食欠佳,并伴有消化不良,大便稀溏。请根据患者病情推介合适的药物,并说明理由。

(2) 刘某,男,31 岁,自诉失眠一个月余,故来药店买药。患者平时性格偏内向,一个月前因与女朋友分手,情感受挫,遂失眠,每天入睡不到 4h,甚至仅睡 1h,醒后烦躁,不能再入睡,白天头昏、头胀痛,入夜尤甚,食欲缺乏,嗳气,健忘,思维不易集中,情绪抑郁。请根据患者病情推介合适的药物,并说明理由。

(3) 张某,男,48 岁,患者有慢性支气管炎病史 24 年,每年都要发作 1~2 次,且咳嗽、咳痰逐年加重。最近一年来,晚上睡眠不佳,难以入睡,每晚睡眠时间 4~5h,请根据患者病情推介合适的药物,并说明理由。

第四章 病 例 讨 论

【实训学时】

12 学时。

【实训要求】

（1）掌握临床常见疾病重点药物的药理作用、临床应用、相互配伍、不良反应。

（2）通过对案例描述，准确地对常见疾病进行分析。

（3）对目前常见疾病用药品种的特点有全面了解。

【相关知识】

（1）常用药物的药理作用、临床应用、不良反应、药物相互配伍。

（2）常见疾病的临床表现及初步诊断知识。

（3）常见疾病的选择用药。

【实训准备及流程】

（1）本章实训分 3 次进行，每次 4 学时，第 3 次课进行考评。

（2）课前学生认知准备，熟悉将要讨论的病例，对相关药物的药理作用、临床应用、不良反应、相互作用有深刻印象。

（3）课时小组讨论的形式进行，每组选出 1~2 人作为代表发言。

（4）代表发言后，留一些时间给所有同学自由发言。

（5）教师总结、点评。

案例 1 某男，24 岁，患者因 20 min 前口服敌敌畏 15ml 而入院治疗。体检：嗜睡状，大汗淋漓，呕吐数次。全身皮肤湿冷，无肌肉震颤。双侧瞳孔直径 2~3 mm，对光反射存在。体温、脉搏、呼吸及血压基本正常。双肺呼吸音粗。化验：白细胞 14.2×10^9/L，中性粒细胞 0.93。余未见异常。诊断为急性有机磷农药中毒。入院后，用 2% 碳酸氢钠水洗胃，静脉注射阿托品 10mg/次，共 3 次。另静脉注射山莨菪碱 10 mg，碘解磷定 1g，并给青霉素、庆大霉素及输液治疗后，瞳孔直径为 5~6 mm，心率 72 次/min，心律齐，皮肤干燥，颜面微红。不久痊愈出院。

讨论

（1）对口服有机磷中毒的患者洗胃时应注意哪些问题？

（2）如何正确使用阿托品？

（3）为什么在使用 M 受体阻断剂时，又给予碘解磷定治疗？

案例 2 某女，45 岁。患者上腹绞痛，间歇发作已数年。入院前 40 天，患者绞痛发作后有持续性钝痛，疼痛剧烈时放射到右肩及腹部，并有恶心、呕吐、腹泻等症状，经某医院诊断为：胆石症、慢性胆囊炎。患者入院前曾因疼痛注射过吗啡，用药后呕吐更加剧烈，疼痛不止，呼吸变慢，腹泻却得到控制。患者来本院后，用抗生素控制症状，并肌内注射度冷丁（哌替啶）50 mg、阿托品 0.5 mg、每 3~4h 一次，并行手术治疗。术后患者伤口疼痛，仍继续用度冷丁 50 mg，阿托品 0.5 mg、10 天后痊愈出院。出院后仍感伤口疼痛，继续注射度冷丁。

患者思想上很想用此药,如果一天不注射,则四肢怕冷,情绪不安,手脚发麻,气急,说话含糊,甚至发脾气,不听劝说,一打针就安静舒服。现每天要注射度冷丁 4 次,每天 300～400 mg,晚上还需加服巴比妥类方能安静入睡。

讨论

(1)入院前用吗啡,入院后用度冷丁,根据何在? 如此应用是否合适?

(2)患者出院后为什么要继续用度冷丁?

(3)为什么用吗啡后呕吐更剧烈,呼吸变慢,疼痛不止而腹泻却得到控制?

(4)为什么在用度冷丁时伍用阿托品?

案例 3 患者,女,22 岁。因心悸,气短,水肿和尿少而诊断为风湿性心脏瓣膜病伴慢性充血性心功能不全。住院后口服氢氯噻嗪 50 mg,一天 2 次;地高辛 0.25 mg,每 8h 一次,当总量达到 2.25 mg 时,心悸气短好转,脉搏减慢至 70 次/min,尿量增多,水肿开始消退,食欲增加。此后,地高辛 0.25 mg,每天 1 次口服;氢氯噻嗪 25 mg,每日 2 次口服。在改维持量后第 4 天开始食欲减退,恶心,头痛,失眠;第 6 日脉搏不规则,心律不齐,有期前收缩;心电图示室性早搏,形成二联律。诊断为地高辛中毒。

讨论

(1)本例地高辛中毒的表现,诱发原因及作用机制。

(2)地高辛中毒应如何预防与治疗? 为什么?

案例 4 某男,25 岁,职员。肝炎后并发再生障碍性贫血,药物治疗无效,入院后拟作骨髓移植治疗,供髓者为患者胞妹。骨髓移植前一天,给患者作颈静脉切开插管术,插管成功后,导管内注入肝素钠稀释液 5 ml(9125 U)防止凝血。次日晨 6 时患者鼻衄,9 时整护士执行医嘱。再向导管注入肝素钠原液 5 ml(62500 U),上午 10 时开始移植骨髓,在手术前后又各注入肝素钠原液 5 ml(62500 U)。至下午 3 时,患者头痛,呕吐,随即抽搐,昏迷。鱼精蛋白救治无效死亡,尸检发现:脑膜下弥漫性出血,脑实质出血,脑室出血及心膈面出血。

讨论

(1)肝素钠过量致自发性出血的作用机制。

(2)鱼精蛋白救治肝素钠过量出血的作用机制。

(3)本例在使用肝素钠治疗的过程中,有哪些可以吸取的教训?

案例 5 患儿,男,10 岁,学生。因全身水肿,蛋白尿和血浆蛋白降低,诊断为单纯性肾病综合征。开始口服强的松(泼尼松)20 mg,每天 3 次,几天后改为口服地塞米松 3 mg,每天 3 次,直到第八周开始改为每天晨 8.25 mg 一次服,此后未再减量。于第 13 周患儿突然中断说话,眼睑与面肌抽动,随即意识丧失,全身肌肉痉挛,口唇发绀,口吐白沫,诊断为糖皮质激素诱发癫痫发作,经用地西泮、苯巴比妥及水合氯醛等抗惊厥药及脱水药,45 min 后发作停止,神志逐渐恢复。以往无癫痫病史。

某男,46 岁,工人。因发热,心慌,红细胞沉降率 100 mm/h,诊断为风湿性心肌炎。无高血压及溃疡病史。入院后接受抗风湿治疗,强的松每天 30～40 mg 口服,用药至第 12 天,血压上升至 150/100 mmHg,用药致第 15 天,上腹不适,有压痛,第 24 天发现黑便,第 28 天大量呕血,血压 70/50 mmHg,呈休克状态。被诊断为糖皮质激素诱发高血压和胃溃疡出血。迅速输血 1600 ml 后,进行剖腹探查,术中发现胃内有大量积血,胃小弯部有溃疡,立即作胃次全切除术。术后停用糖皮质激素,改用其他药物治疗。

患者,女,34 岁,干部。因反复发生的皮肤瘀点,鼻出血和血小板减少,诊断为原发性血小板减少性紫癜。住院后接受强的松治疗,每次 10 mg,每天 3 次。服药半月后皮肤出血点明显减少,不再流鼻血,血小板数上升至 90×10⁹/L。用药至 19 日突然寒战,高热,咳嗽,呼吸急迫。胸部 X 线发现:两肺布满大小均匀一致的粟粒状阴影,痰涂片抗酸杆菌阳性,红细胞沉降率 70 mm/h。诊断为糖皮质激素诱发的急性粟粒型肺结核。

讨论

(1) 糖皮质激素为何能诱发癫痫发作、高血压、胃溃疡出血及粟粒型肺结核等不良反应?分别加以说明。

(2) 应用糖皮质激素应注意哪些问题?

案例 6 某女,44 岁。患者 13 年前因心跳、气促、水肿,诊断为风湿性心脏病,二尖瓣狭窄。此后多次复发,均用药物控制,也曾多次使用青霉素,未出现过敏反应。来诊时做青霉素皮试阴性,但肌内注射 120 万 U 后出现头晕,面色苍白,旋即晕倒,昏迷,脉搏消失,心跳停止,瞳孔散大,直径 7mm。

诊断:青霉素过敏性休克。治疗:立即作胸外心脏按压及人工呼吸,同时皮下注射肾上腺素 l mg。5 min 后,患者仍无心跳、呼吸、血压。又静脉注射 5% 碳酸氢钠 50 ml、地塞米松 5 mg;并冰敷头部;再静脉滴注 10% 葡萄糖溶液 500ml 加地塞米松 10 mg、ATP 40 mg、CoA 50 U。10 min 后出现心跳,70 次/min,呼吸 20 次/min,血压升到 120/80mmHg。静脉注射呋塞米 40 mg,35 min 后心率 133 次/min、血压 75/150mmHg。患者仍昏迷,瞳孔缩小,尿 600 ml,心电图示心房颤动。静脉注射毛花苷 C 0.2 mg、地西泮 15 mg,肌内注射异丙嗪和氯丙嗪各 25 mg。3 个半小时后,患者心率 118 次/min,血压 100/60 mmHg,两肺有湿啰音,口吐泡沫痰。给静脉滴注 25% 葡萄糖溶液 250 ml 加酚妥拉明 20 mg,1 h 后肺部啰音减少。翌日晨 6 时,患者清醒,能讲话,但不切题,尿两次量 1000 ml。此时距发生休克已 13 h,患者基本脱离危险,又静脉滴注庆大霉素 24 万 U。患者心率 104 次/min,呼吸 30 次/min,血压 120/80mmHg。住院 10 天出院。

讨论

(1) 怎样预防青霉素过敏性休克的发生?

(2) 一旦发生青霉素过敏性休克,应如何抢救?

案例 7 患者,男,5 岁。20 天前开始腹泻,每天 4~6 次,为稀便带有黏液血性分泌物。无发热,腹痛,无明显里急后重。五天后出现发热,体温 39.4℃,在某医院诊断为"急性菌痢"。先后应用了多种抗菌药物:土霉素、甲氧苄啶、庆大霉素、氨苄西林、头孢唑啉等,症状不见好转反而加剧,持续高热,腹泻频繁,为黏液性血便,故转院。体检:体温 38℃,脉搏 129 次/min,血压 110/70 mmHg,腹膨隆,叩鼓音,肝肋下 1cm。大便常规:WBC(+++),RBC(++),有少量真菌孢子。入院后第 3 天发现大便时解出灰白色膜状物,病理报告为坏死组织及纤维蛋白渗出物,符合伪膜性肠炎。粪便培养报告:有难辨梭状芽孢杆菌生长。诊断为伪膜性肠炎。

讨论

(1) 使用多种抗生素药物后病情为何反而加重? 为何引起伪膜性肠炎?

(2) 本例应采用哪些治疗措施? 并说明用药的理论依据。

(3) 二重感染如何预防?

案例 8 李某,男,7 岁。因发热伴呕吐一天,昏迷 2h 来医院急诊。

体检:体温 39.5℃,神志不清,颈有明显抵抗感。心、肺(-),腹软,肝脾未触及。提腿实验(克氏症)阳性。

化验:白细胞 $21×10^9/L$,中性白细胞 0.9,淋巴细胞 0.1,脑脊液:浑浊,蛋白定性实验(+++),白细胞 $5.7×10^9/L$。

诊断:流行性脑脊髓膜炎(流脑)。

讨论

(1)本病例应首选何药,宜采用何种制剂? 在应用中应注意什么?

(2)经首选药物治疗 24h 症状未见好转,脑脊液亦无明显变化,应考虑什么? 如何处理? 何种抗生素治疗流脑时,必须采用大剂量静脉滴注? 应选用何种制剂? 应注意什么?

案例 9 王某,女,30 岁,农民。因发热,咳嗽 4 天,咯血一天入院。

5 天前受凉后感头痛,乏力,腰痛,当晚畏寒,发热,出冷汗,伴有咳嗽,少许黏痰;次日被乡卫生院诊为"上呼吸道感染",但咳嗽逐日加剧,痰中带鲜血(红色血),并有右下胸部疼痛。

体检:体温 40.5℃,脉搏 120 次/min,呼吸 50 次/min,急性病容,鼻翼随呼吸扇动,口唇发绀。右胸肩胛部叩诊浊音,语颤增强,可听到管样呼吸音及中、细湿啰音,心界不扩大,无杂音,腹软,肝肋下 4cm,质软,脾未扪及。

化验:白细胞计数 $12.2×10^9/L$,中性粒细胞 0.93,淋巴细胞 0.07;尿黄色微浊,蛋白(++),白细胞 2~4/高倍镜,上皮细胞(+),偶见成堆脓细胞。

胸部 X 线显示双肺有多数不对称的浸润性病灶,伴有胸膜病变,痰培养为金黄色葡萄球菌。

诊断:金黄色葡萄球菌败血症合并金黄色葡萄球菌肺炎。

讨论

(1)对金黄色葡萄球菌敏感的抗菌药物有哪些?

(2)本病例首选何药? 理由何在? 若无效怎么办?

(3)本病例是否需联合应用抗生素? 如何联用能产生协同作用,为什么?

(4)本病例是否可用糖皮质激素? 如何使用?

案例 10 金某,女,5 岁。因发热腹泻脓血便一天,两天前发烧,先有脐周腹痛,后伴腹泻,为脓血便,7~8 次/天,有明显里急后重。

体检:体温 38.5℃,脉率 100 次/min,血压 100/65mmHg,一般情况尚好,无明显失水现象,心肺无特殊,腹平软,脐下及右下腹有压痛,其他检查无异常现象。

化验:大便冻状,镜下脓球(+++),红细胞(+),大便经培养,痢疾杆菌生长。

诊断:急性细菌性痢疾。

讨论

(1)治疗细菌性痢疾有些什么药物?

(2)本病例如何选药? 为什么?

案例 11 吴某,女,32 岁,工人。一个月前起发热,腰痛,尿意频急。曾于卫生所治疗后见好转。近日有畏寒,发热,寒战,周身酸痛,伴小便短频而入院。

体检:体温 39.5℃,胸部皮肤及口腔黏膜有大小不一的出血点,肝脾可触及,心,肺无异常。腰后左右两侧有叩痛。

化验:血红蛋白 100g/L,白细胞 $13×10^9/L$,中性粒细胞 0.88,淋巴细胞 0.1,嗜酸粒细胞 0.02,尿红细胞(++),脓球(+),尿培养大肠杆菌(+);血培养大肠杆菌(+)。

诊断:大肠杆菌性肾盂肾炎继发败血症。

讨论

(1) 本病例可选用哪些抗菌药物治疗?

(2) 药物治疗过程中应注意哪些问题?

案例 12 刘某,男,25 岁。因发热,咳嗽,右胸痛 9 天入院。入院前 9 天开始发热,38.5℃,伴有畏寒,干咳,咳少许白色黏痰,并感右侧胸痛,呈针刺样,呼吸,咳嗽时加剧,三天后胸痛逐渐减轻,但热不退。体温在 38~38.5℃,入院前两天上升至 39℃以上。

体检:体温 39.2℃,急性面容,心界不扩大,听诊无特殊,右下肺叩诊浊音,语颤减低,听诊呼吸音低,未闻及啰音及管状呼吸音,腹软,肝脾未扪及。

化验:白细胞 $9.2×10^9$/L,中性粒细胞 0.68,淋巴细胞 0.32,红细胞沉降率 40mm/h。

胸部 X 线透视:见右下肺大片模糊影。

诊断:结核性渗出性胸膜炎。

讨论

(1) 本病例可选用哪些抗结核病药?它们的特点是什么?

(2) 本病例应用药多长时间?是否也要同其他结核病(肺结核)一样,一定要用数月、数年药物治疗?

(3) 本病例是否要联合用药?为什么?

(4) 本病例是否用糖皮质激素治疗?若用,其目的何在?

案例 13 患者,男,25 岁,春季入院。主诉:无明诱因高热 1 天,晕厥 5 min。

现病史:1 天前无明诱因出现高热,头痛,呕吐,腰痛,无尿。1 h 前上厕所时突然昏倒,意识丧失约 5 min,无抽搐。发病以来无咽痛,咳嗽,大便正常,来我院就诊,以"流行性脑脊髓膜炎"收入院.

患者入院后精神,食欲差,二便正常,睡眠尚可,体重无明显改变。

既往史:既往身体健康,近半年在外打工。

体格检查:体温 41℃,脉搏 108 次/min,呼吸 26 次/min,血压测不到。神志清楚,精神差,急性热病面容,咽充血,双侧扁桃体不大。全身皮肤可见散在瘀斑,以四肢明显。球结膜充血,出血,无水肿。浅表淋巴结无肿大。颈软,克氏征及布氏征均阴性。心肺正常,腹软无压痛,肝脾肋下未及,肝区及双肾区无叩击痛,双下肢无水肿。

辅助检查:血常规:红细胞 $5.5×10^{12}$/L,血红蛋白 155 g/L,白细胞 $13.4×10^9$/L,中性粒细胞 0.93,淋巴细胞 0.01,血小板 $78×10^9$/L。尿常规:尿蛋白(+++),颗粒管型 0~1/HP。肾功能:血清尿素氮 15.12 mmol/L,内生肌酐清除率 138 mol/L。肝功能:谷丙转氨酶 95 U/L,谷草转氨酶 188 U/L。凝血功能:凝血酶原时间 26.6 s,3P 试验阳性。骨髓为感染性骨髓象。血培养有脑膜炎奈瑟菌生长。EHF-IgM,胸部 X 线正常,便常规正常及大便培养阴性。

诊断:流行性脑脊髓膜炎。

讨论

(1) 请给出处理原则与用药方案。

(2) 本病例应选用何药?宜采用何种制剂?具体用法如何?在应用中应注意什么?

(3) 经首选药物治疗 24h 症状未见好转,脑脊液亦无明显变化,应考虑什么?可选用其他哪些药物?

案例 14 患者,女,60 岁,夏季入院。主诉:进食不洁食物后解冻状便 10 余次。

现病史：1 天前因进食不洁食物后畏寒，发热，腹痛，腹泻，大便共 10 余次，量少，开始为黄色稀便，后为红白冻子便，伴肛门坠胀，大便不畅感，无恶心，呕吐。来院就诊，以"急性细菌性痢疾"收入院。

患者入院后精神，食欲欠佳，小便正常，大便 2 次，红白冻状，睡眠尚可，体重无明显改变。

既往史：既往身体健康。

体格检查：体温 38.5℃，脉搏 90 次/min，呼吸 20 次/min，血压 110/70 mmHg。神志清楚，精神稍差，皮肤弹性尚好，眼眶无凹陷。心肺正常。腹软，肝脾肋下未及，左下腹压痛，无反跳痛，肠鸣音活跃。

辅助检查：血常规：红细胞 $3.9×10^{12}$/L，血红蛋白 112g/L，白细胞 $17.9×10^9$/L，中性粒细胞 0.91，淋巴细胞 0.09。大便常规：白细胞（+++），红细胞（++），巨噬细胞少许。大便细菌培养有福氏志贺菌生长。

诊断：急性细菌性痢疾。

讨论

（1）请给出处理原则与用药方案。

（2）治疗细菌性痢疾可选用哪些药物治疗？

（3）本病例疗程应为多久？

案例 15 患者，女，30 岁，农民。主诉：发热，咳嗽 4 天，咯血 1 天入院。

现病史：5 天前因受凉后感头痛，乏力，腰痛，当晚畏寒，发热，出冷汗，伴有咳嗽，少许黏痰；但次日被乡卫生院诊为上感，但咳嗽逐日加剧，痰中带血（红色），并有右下胸部疼痛。既往健康。

体格检查：体温 40.5℃，脉搏 120 次/min，呼吸 50 次/min，急性病容，鼻翼随呼吸扇动，口唇发绀。右胸肩胛部叩诊浊音，语颤增强，可听到管状呼吸音及中细湿啰音，心界不扩大，无杂音，腹软，肝肋下 4cm，质软，脾未扪及。辅助检查：血常规：白细胞 $12×10^9$/L，中性粒细胞 0.93，淋巴细胞 0.07。尿常规：尿黄色微浊，蛋白（++），白细胞 2～4/高倍镜，上皮细胞（+），偶见成堆脓细胞。

胸部 X 线显示有双肺有多数不对称的浸润性病灶，伴有胸膜病变，血细菌培养为金黄色葡萄球菌。

诊断：金黄色葡萄球菌败血症合并金黄色葡萄球菌肺炎。

讨论

（1）请给出处理原则与用药方案。

（2）对金黄色葡萄球菌敏感的抗菌药物有哪些？

（3）本病例首选何药，若无效怎么办？

（4）本病例是否需要联合应用抗生素？如何联用能产生协同？为什么？

（5）本病例是否可用糖皮质激素？如何使用？

案例 16 患者，女，23 岁，公共汽车司机。主诉：劳累半月后反复咯血 3 天伴疲乏。

现病史：患者近半月来常感劳累，疲乏，时有夜间盗汗，食欲下降，未加以注意，仍照常上班。3 天前下夜班后，感胸部闷痒，咳嗽，咯血，为整口鲜血，咳 10 余口，约 10 ml。自觉无发热。到某诊所就医，静脉点滴酚磺乙胺治疗 2 天，仍间断咯血，咳少量白黏痰液。来院就诊，以"右下叶背段浸润型肺结核"收入院。

患者入院后精神，食欲欠佳，二便正常，睡眠尚可，体重无进行性减轻。

既往史:对乙醇过敏。

体格检查:体温 37.4℃,脉搏 90 次/min,呼吸 20 次/min,血压 110/70mmHg。神志清楚,自动体位,全身浅表淋巴结未触及。右下肺背部可闻及少量湿啰音。心率 90 次/min,心律齐。腹软,肝脾肋下未触及,四肢及脊柱正常。

辅助检查:血常规正常。红细胞沉降率 35 mm/h。痰涂片查抗酸杆菌阳性。后前位胸片示右中肺野斑片状密度增高影,其间可见透光区。右侧位片示病灶位于右下叶背段,可见空洞。

诊断:右下叶背段浸润型肺结核。

讨论

(1) 请给出处理原则与用药方案。

(2) 本病例可选用哪些抗结核药? 它们的特点是什么?

(3) 本病例应用药多长时间?

(4) 本病例是否要联合用药? 为什么?

案例 17　患者,男,22 岁。主诉:间断性持续畏寒,寒战,高热 3 天。

现病史:3 天前因受凉后感头痛,发热,最高体温 39.6℃,热前畏寒,寒战,高热持续 3 h后未用退热药自行退热,伴出汗多。退热后精神,食欲好,隔一天后又畏寒,症状同前。3 个月前有类似发病史,未经治疗 10 天后自愈。来院就诊,,以"疟疾(间日疟)"收入院。患者入院后精神尚可,食欲欠佳,二便正常,睡眠尚可,体重无明显改变。既往史:既往健康。

体格检查:体温 39.7℃,脉搏 108 次/min,呼吸 18 次/min,血压 120/70 mmHg。神志清楚,贫血貌,皮肤,巩膜无黄染,皮肤无出血点,皮疹,浅表淋巴结无肿大。咽轻度充血,扁桃体不大。双肺呼吸音清晰,心率 108 次/min,心律齐。腹软,右上腹轻压痛,肝右肋下 1 cm,质软,脾左肋下 3cm,质中等。

辅助检查:血常规:红细胞 $3.28×10^{12}$/L,血红蛋白 98g/L,白细胞 $3.6×10^9$/L,中性粒细胞 0.6,淋巴细胞 0.23,单核细胞 0.15,嗜酸粒细胞 0.02,血小板 $100×10^9$/L。血液涂片未找到疟原虫,骨髓穿刺涂片找到疟原虫,经鉴定为间日疟原虫。肝功能:谷丙转氨酶 72 U/L,谷草转氨酶 48 U/L。肥达反应 H1:80+,O1:20 +。胸部 X 线片及尿常规正常,血细菌培养(-)。

诊断:疟疾(间日疟)。

讨论

(1) 请给出处理原则与用药方案。

(2) 能控制疟疾症状的药物有哪些? 各有何特点?

(3) 本病例是否要联合应用抗疟药? 为什么?

第五章　药品的分类陈列

【实训学时】

4 学时。

【实训要求】

(1) 按照药品分类陈列要求和方法,分类陈列常见的医药商品。

(2) 正确设置药品分类标牌、药品提示性标志和其他提示性标志。

(3) 熟练掌握药品的陈列技巧。

【相关知识】

(1) 药品分类管理和 GSP 关于医药商品分区的要求。

(2) 医药商品分类陈列的基本原则和方法。

(3) 医药商品类标牌、证照、医药商品提示性标志和其他提示性标志。

【基础知识】

一、什么是药品陈列

当顾客踏入药店时,他会首先非常注意到药店的环境和布局,然后体验到药店药品陈列带给他的视觉效果。如果东西摆放得杂乱无章,有一种凌乱、冷淡的感觉,那么这家药店可能将会影响这位顾客的购买欲望,也将因此无法提高销售业绩。

因此,药店内良好的药品陈列与展示应该能够从第一视觉上吸引顾客的注意力,使其对这家药店产生信任感并刺激其购买欲望。

二、药品陈列的基本原则及要求

(一) 按《药品经营质量管理规范》(GSP) 的要求陈列原则

按《药品经营质量管理规范》(GSP) 的要求,药品应按剂型或用途及储存要求分类陈列和储存。

(1) 药品与非药品、内服药与外用药应分开存放,易串味的药品与一般药品应分开存放。

(2) 处方药与非处方药应分柜摆放。

(3) 特殊管理的药品应按照国家的有关规定存放。

1) 药品区

A. 非处方药品区:存放非处方药品。

B. 处方药品区

a. 可开架销售的处方药:① 保健药品;② 一部分不良反应较小的处方药。

b. 处方柜:不良反应较大的处方药全部放在处方柜中闭架销售。

c. 专柜上锁:注射剂和二类精神药品。

d. 中药柜:包括中药壁柜和中药柜台。

e. 拆零专柜。

f. 冰箱。

2）非药品区

A. 食品区。

B. 美丽健康商品区（"妆""消""械""计生用品"等）:①美容护理品;②家庭健康用品。

（二）易见易取原则

（1）药品大、中、小分类清晰合理,使顾客进入店内很容易找到药品的陈列位置。

（2）药品陈列位置尽可能设置在顾客易于看见的地方,不宜太高或太低。

（3）附加文字说明,文字说明不仅用来阐述药品的有关事实如价格、产地、原料、规格、名称、用途等,而且是药品陈列创意的说明,是对陈列的进一步解释。文字说明要精炼、通俗,使顾客顷刻间了解记忆下来,在阅读后回味无穷,难以忘怀,并能转化为直接的购物行为。

（4）现代人生活节奏快,时间观念强。适应于这一要求,药品陈列要为顾客提供一种或明或暗的有序的购物引导。速购药品放在最明显、最易选购的位置,如药店入口附近;选购药品摆放在比较安静、不易受到打扰、光线充足的位置上,便于顾客仔细观看,慢慢挑选;特殊药品如精品、高档药品、名品可以摆放在距出售一般药品稍远、环境幽雅的地方,以显示药品的高档贵重,满足顾客的求名心理。

（5）药品陈列位置适中,便于取放。不要将药品放在顾客手拿不到的位置。放在高处的药品即使顾客费了很大的劲拿下来,如不满意,很难再放回原处,影响顾客的购物兴致和陈列布局的美观性。

（6）药品陈列要安全稳定,排除倒塌现象。体积大、分量重的一般放于货架下部,而体积小、分量轻的应放在上部。既可避免头重脚轻造成顾客视觉上的不舒服,又有利于保护陈列器具。同时药品堆叠高度适度,以免坍塌,不仅损失药品,而且影响顾客心情,甚至可能砸伤顾客。

（三）满陈列的原则

药品陈列种类与数量要充足,以刺激顾客的购买欲望。丰富是吸引顾客、提高销售额的重要手段之一,品种单调、货架空荡的商店,顾客是不愿进来的。要及时补货,避免出现"开天窗"脱销的局面。

（四）整洁美观原则

（1）陈列的药品要清洁、干净,没有破损、污物、灰尘、不合格的药品应及时从货架上撤下来。

（2）每种药品都有其优点,药品陈列应设法突出其特点。

（3）大胆采用多种艺术造型、艺术方法、运用多种装饰衬托及陈列器具,使陈列美观大方。

（五）先进先出，先产先出的原则

商品都有有效期和保质期，人们必须保证在有效期和保质期内提前卖完这些商品。因为顾客总是购买货架前面的商品，如果不按先进先出的原则来进行商品的补充陈列，那么陈列在后排的商品就永远卖不出去。所以每次将上架商品放在原有商品的后排或把近效期商品放在前排以便于销售。

（六）关连性的原则

药品仓储式超市的陈列，尤其是自选区（OTC 区和非药品区）非常强调商品之间的关联性，如感冒药区常和清热解毒消炎药或止咳药相邻、皮肤科用药和皮肤科外用药相邻、妇科药品和儿科药品相邻、维生素类药和钙制剂在一起等，这样陈列可使顾客消费时产生连带性，也方便了顾客购药。

（七）同一品牌垂直陈列原则

与横式陈列相对而言，垂直陈列指将同一品牌的商品，沿上下垂直方向陈列在不同高度的货架层位上。其优点为：①顾客在挑选时移动方便；②货架的不同层次对商品的销售影响很大，垂直陈列可使各商品平等享受到货架不同的层次，不至于某商品占据好的层次销量很好，而其他商品在比较差的层次销量很差。垂直陈列有两种方法：一是完全垂直陈列，对销量大或包装大的商品从最上一层到最下一层全部垂直陈列；二是部分垂直陈列，采用主辅结合陈列原则。

（八）主辅结合陈列原则

药品仓储式超市商品种类很多，根据周转率和毛利率的高低可以划分为四种商品：第一种为高周转率、高毛利率的商品，这是主力商品，需要在卖场中很显眼的位置进行量感陈列；第二种是高周转率、低毛利率的商品，如感康、白加黑等；第三种是低周转率、高毛利率的商品；第四种是低周转率、低毛利率的商品，这类商品将被淘汰。主辅陈列主要是用高周转率的商品带动低周转率的商品销售，例如，将感康和复方氨酚烷胺片陈列在一起，同属于感冒药，只是制造商不一样，感康品牌好，顾客购买频率高，属于高周转率商品，但由于药品零售价格竞争激烈，使这类商品毛利非常低，所以要引进一些同类商品增加卖场销售额。将同类商品与感康相邻陈列，陈列面要大于感康，使店员推销商品时有主力方向，又可以增加毛利。

（九）季节性陈列原则

在不同的季节将应季商品（药品）陈列在醒目的位置（端架或堆头陈列），其商品陈列面、量较大，并悬挂 POP，吸引顾客，促进销售。

【实训准备及流程】

（1）模拟药店一间，柜台、货架、标志牌、证照等。

（2）不同包装、用途和剂型的药品若干。

（3）按药品陈列保管的要求，清洁实训场地、货台、货架等。

（4）根据提供的医药商品的品种、规格、数量等将实训场地分区。

1）将实训场地分为药品区与非药品区。

2）药品区分为处方药品区和非处方药品区。包括：①选择确定不同的柜台（货架）作为处方药柜台（货架）和非处方药柜台（货架），并做好标记。②在处方药柜台中设置外用药、内服药柜台（货架）等。③处方药和内服药品要按固体制剂和液体制剂分开陈列，并按临床用途和剂型特点分类陈列。④非处方药也应设置外用药和内服药品柜台（货架）；再分设固体制剂和液体制剂柜台（货架）后，按临床用途和剂型特点分类陈列。⑤设置拆零药品专柜。⑥确定特殊管理药品专柜。⑦设置中药饮片、性保健品、避孕药专柜等。

（5）设置药品分类标牌、证照、药品提示性标志和其他提示性标志。

（6）应根据医药商品包装的形状、颜色和大小等，调整商品的陈列布局，做到整齐美观，便于识别。

（7）每组每位同学对20种药品进行陈列。

【考核标准】

教师在评定成绩时，从学生陈列的准确性、速度、整齐美观、便于识别等方面综合判定。

例如，给出20种未分类的药品，要求考生在8min内按照要求将20种药品，按药品作用及用途分类，并在每个类别上写上该类别的名称（如保健品、外用药、呼吸系统用药、循环系统用药、抗过敏药等类别名称）。

这些药品分别是：沙丁氨醇气雾剂、太太美容口服液、枸橼酸喷托维林、阿司匹林肠溶片、硝酸甘油片、通宣理肺丸、三精牌葡萄糖酸锌口服液、莫匹罗星软膏、珍珠明目滴眼液、丁酸氢化可的松软膏、羧甲司坦片、双氯芬酸二乙胺乳胶剂、右美沙芬缓释混悬液、西洋参含片、硝酸咪康唑软膏、茶碱缓释片、复方甘草片、红霉素眼膏、羚羊清肺丸、硝苯地平缓释片。

评分标准（含评分表）：每一种药物分类正确为5分（表2-5-1）。

标准答案：①保健品（带蓝帽标志），三精牌葡萄糖酸锌口服液、西洋参含片、太太美容口服液。②外用药，双氯芬酸二乙胺乳胶剂、莫匹罗星软膏、丁酸氢化可的松软膏、硝酸咪康唑软膏、红霉素眼膏、珍珠明目滴眼液。③呼吸系统用药：羧甲司坦片、右美沙芬缓释混悬液、沙丁氨醇气雾剂、茶碱缓释片、枸橼酸喷托维林、复方甘草片、通宣理肺丸、羚羊清肺丸。④循环系统用药：硝酸甘油片、阿司匹林肠溶片、硝苯地平缓释片。

表2-5-1　评分表

项目	考核要求	分值	评分标准	扣分	得分
分区分类摆放	①药品与非药品分开、内服药与外用药分开、处方药与非处方药分开区域；②需冷藏的药品与其他药分开区域，特殊管理药品单独区域摆放，拆零药品单独区域摆放；③要求主要以作用用途进行分类、分区域摆放，不要求中药与西药分开摆放④易混淆药品应分隔摆放；⑤在同一个区域内摆放的药品在分作用用途的基础上同时按剂型集中摆放。	50	区域混淆每个扣5分		
			分类混淆每个扣5分		
			易混淆品种未分隔每个扣2分		
			剂型未相对集中每个扣2分		
			同品名或同品种不同规格药品未相临摆放每个扣2分		

续表

项目	考核要求	分值	评分标准	扣分	得分
整齐摆放	①同一药品摆放在一起(前后摆放,但不得有间隙,且近效期在前);②同品名或同品种不同规格药品相临摆放,相临品种间的间隙不能过大(不超过二指距离,体积过小品种以价签距离为准);③商品正面向前(可立放,也可平放),不能倒置;④50ml 以上的液体剂型应立放,不能卧放。	50	同一药品摆放未放在一起每个扣 2 分		
			同品名或同品种不同规格药品未相临摆放每个扣 2 分		
			正面未向前每个扣 2 分		
			商品倒置每个扣 2 分		
			整体摆放混乱扣 2~10 分		
	完成时间:8 分钟		小 计		
	说明:8 分钟内将 20 种药品正确整齐摆放在 4 个区域内,满分 100 分。未放在货架上的药品视同区域混淆。		合 计		

参 考 文 献

曹华. 2010. 实用药理学实验实训教程[M]. 上海:上海交通大学出版社

崔燎. 2011. 药理学实验教程[M]. 北京:科学出版社

黄幼霞. 2012. 临床药物治疗学概论[M]. 北京:人民卫生出版社

谭毓智. 2003. 药理学实验指导[M]. 第 2 版. 广州:广东高等教育出版社

万春艳. 2012. 药学服务技术[M]. 北京:化学工业出版社

附录一 常用溶液配制及相关公式

1. 有机磷药物的中毒及其解救

（1）0.2% 硫酸阿托品：称取 0.1g 硫酸阿托品用纯净水配成 50ml 容积。

（2）5% 精制敌百虫溶液：30% 的敌百虫溶液用纯净水稀释 5 倍。

（3）2.5% 碘解磷定。

2. 传出神经系统药物对猫（或兔）血压的影响

（1）6% 肝素钠注射液：两支肝素钠注射液用纯净水稀释到 500ml。

（2）20% 乌来糖溶液：称取 80g 乌来糖用 400ml 纯净水溶解。

（3）0.01% 盐酸肾上腺素：1mg/ml 的注射液用纯净水稀释 10 倍。

（4）0.01% 重酒石酸去甲肾上腺素：2mg/ml 的注射液用纯净水稀释 20 倍。

（5）0.01% 盐酸异丙肾上腺素：1mg/2ml 的注射液用纯净水稀释 5 倍。

（6）0.2% 盐酸麻黄碱：30mg/ml 的注射液稀释 15 倍。

（7）0.001% 氯化乙酰胆碱：0.1% 氯化乙酰胆碱 200ul 稀释 100 倍。

（8）0.1% 氯化乙酰胆碱：称取 0.02g 氯化乙酰胆碱用 20ml 纯净水溶解。

（9）0.01% 硝酸毛果芸香碱：25mg/5ml 的滴眼液取 0.5ml 用纯净水稀释 50 倍。

（10）0.2% 水杨酸毒扁豆碱：称取 10mg 用纯净水溶解成 10ml。

（11）1% 硫酸阿托品：称取 0.1g 用 10ml 纯净水溶解。

（12）0.1% 盐酸酚妥拉明。

（13）0.1% 盐酸普萘洛尔：称取 0.01g 用 10ml 纯净水溶解。

3. 传出神经药物对兔眼瞳孔的作用

（1）1% 硫酸阿托品：称取 0.1g 用 10ml 纯净水溶解。

（2）1% 硝酸毛果芸香碱。

（3）0.5% 水杨酸毒扁豆碱：称取 0.1g 用纯净水溶解成 20ml。

（4）1% 盐酸去肾上腺素。

4. 普鲁卡因与丁卡因表面麻醉作用的比较

（1）6mg/ml 盐酸丁卡因：称取 0.06g 用 60ml 纯净水溶解。

（2）5mg/ml 盐酸普鲁卡因：称取 0.05g 用 50ml 纯净水溶解。

5. 镇静催眠药的协同作用和对抗中枢兴奋药的作用

（1）0.04% 安定溶液：称取 0.02g 用 50ml 纯净水溶解。

（2）0.2% 戊巴比妥钠：称取 0.04g 戊巴比妥钠，用 20ml 纯净水溶解。

（3）2.5% 尼可刹米：称 1g 用 40ml 纯净水溶解。

6. 药物的镇痛作用

（1）0.1% 盐酸曲马多溶液：称取 0.02g 用 20ml 纯净水溶解。

（2）4% 阿司匹林混悬液（含 1% CMC-Na）：称取 0.4g 阿司匹林，0.1gCMC-Na 用 10ml 纯净水溶解。

（3）1% 冰醋酸溶液：称取 0.1g 用 10ml 纯净水溶解。

7. 普萘洛尔的提高心肌耐缺氧力作用

（1）0.1% 盐酸普萘洛尔：称取 0.01g 用 10ml 纯净水溶解。

（2）0.1% 盐酸肾上腺素：1mg/ml 的注射液。

8. 药物对胃肠道蠕动的影响

（1）2% 盐酸洛哌丁胺 0.2ml/10g。

（2）2% 甲基硫酸新斯的明 0.2ml/10g。

（3）1.5% 活性炭 0.15ml/10g。

9. 戊巴比妥钠对小鼠催眠作用的半数有效量（ED_{50}）测定

（1）戊巴比妥钠 50mg/kg 母液 100ml：称取 0.05mg 用 100ml 纯净水溶解。

（2）梯度浓度戊巴比妥钠配制 50mg/kg、42.5mg/kg、36.7mg/kg、30.1mg/kg、26mg/kg 溶液各 10ml。

10. 药物对垂体后叶素所致急性心肌缺血心电图变化的影响

（1）20% 乌拉坦溶液：称取 80g 乌拉坦用 400ml 纯净水溶解。

（2）垂体后叶素：0.2ml/100g。

11. 抗炎药物对大鼠足跖肿胀的影响

（1）10% 蛋清：10ml 蛋清用 90ml 纯净水溶解。

（2）1% 吲哚美辛：称取 1g 用 100ml 纯净水溶解。

附录二 实验动物伦理常识

附 2.1 常见实验动物伦理法规

类别	文件名称	发布机构
行政法规	实验动物管理条例(1988)	中华人民共和国国务院批准,中华人民共和国国家科学技术委员会发布
部门规章	实验动物质量管理办法	中华人民共和国国家科学技术委员会、质量技术监督局联合发布
	实验动物许可证管理办法(试行)	中华人民共和国科学技术部等七部局联合发布
	国家实验动物种子中心管理办法	中华人民共和国科学技术部
地方法规	北京市实验动物管理条例	北京市人民代表大会常务委员会
	湖北省实验动物管理条例	湖北省人民代表大会常务委员会
	云南省实验动物管理条例	云南省人民代表大会常务委员会
	黑龙江省实验动物管理条例	黑龙江省人民代表大会常务委员会
	广东省实验动物管理条例(2010)	广东省人民代表大会常务委员会
地方规章	各地方实验动物管理办法、细则等	各地方政府
规范性文件	各有关部门的实验动物管理文件	各行业主管部门
技术标准	实验动物国家标准	国家质量监督检验检疫总局
	各地方实验动物质量、检测等标准	各地方技术质量管理部门

附 2.2 关于善待实验动物的指导性意见

关于发布《关于善待实验动物的指导性意见》的通知
国科发财字〔2006〕398 号

各有关单位:

为了适应科技发展的需要,贯彻落实《实验动物管理条例》(中华人民共和国国家科学技术委员会令第 2 号,1988),进一步加强实验动物管理工作,我们在深入研究和广泛征求意见的基础上,制定了《关于善待实验动物的指导性意见》,现予印发,请认真贯彻落实。

附件:关于善待实验动物的指导性意见

二○○六年九月三十日

主题词:实验 动物 指导性 意见 通知

科学技术部办公厅 2006 年 10 月 8 日印发

附件：

《关于善待实验动物的指导性意见》

每一章 总 则

第一条 为了提高实验动物管理工作质量和水平,维护动物福利,促进人与自然和谐发展,适应科学研究、经济建设和对外开放的需要,根据《实验动物管理条例》,提出本意见。

第二条 本意见所称善待实验动物,是指在饲养管理和使用实验动物过程中,要采取有效措施,使实验动物免遭不必要的伤害、饥渴、不适、惊恐、折磨、疾病和疼痛,保证动物能够实现自然行为,受到良好的管理与照料,为其提供清洁、舒适的生活环境,提供充足的、保证健康的食物、饮水,避免或减轻疼痛和痛苦等。

第三条 本意见适用于以实验动物为工作对象的各类组织与个人。

第四条 各级实验动物管理部门负责对本意见的贯彻落实情况进行管理和监督。

第五条 实验动物生产单位及使用单位应设立实验动物管理委员会(或实验动物道德委员会、实验动物伦理委员会等)。其主要任务是保证本单位实验动物设施、环境符合善待实验动物的要求,实验动物从业人员得到必要的培训和学习,动物实验实施方案设计合理,规章制度齐全并能有效实施,并协调本单位实验动物的应用者之间尽可能合理地使用动物以减少实验动物的使用数量。

第六条 善待实验动物包括倡导"减少、替代、优化"的 "3R" 原则,科学、合理、人道地使用实验动物。

第二章 饲养管理过程中善待实验动物的指导性意见

第七条 实验动物生产、经营单位应为实验动物提供清洁、舒适、安全的生活环境。饲养室的内环境指标不得低于国家标准。

第八条 实验动物笼具、垫料质量应符合国家标准。笼具应定期清洗、消毒;垫料应灭菌、除尘,定期更换,保持清洁、干爽。

第九条 各类动物所占笼具最小面积应符合国家标准,保证笼具内每只动物都能实现自然行为,包括:转身、站立、伸腿、躺卧、舔梳等。笼具内应放置供实验动物活动和嬉戏的物品。

孕、产期实验动物所占用笼具面积,至少应达到该种动物所占笼具最小面积的110%以上。

第十条 对于非人灵长类实验动物及犬、猪等天性喜爱运动的实验动物,种用动物应设有运动场地并定时遛放。运动场地内应放置适于该种动物玩耍的物品。

第十一条 饲养人员不得戏弄或虐待实验动物。在抓取动物时,应方法得当,态度温和,动作轻柔,避免引起动物的不安、惊恐、疼痛和损伤。在日常管理中,应定期对动物进行观察,若发现动物行为异常,应及时查找原因,采取有针对性的必要措施予以改善。

第十二条 饲养人员应根据动物食性和营养需要,给予动物足够的饲料和清洁的饮水。其营养成分、微生物控制等指标必须符合国家标准。

应充分满足实验动物妊娠期、哺乳期、术后恢复期对营养的需要。

对实验动物饮食、饮水进行限制时,必须有充分的实验和工作理由,并报实验动物管理委员会(或实验动物道德委员会、实验动物伦理委员会等)批准。

第十三条 实验犬、猪分娩时,宜有兽医或经过培训的饲养人员进行监护,防止发生意外。对出生后不能自理的幼仔,应采取人工喂乳、护理等必要的措施。

第三章　应用过程中善待实验动物的指导性意见

第十四条　实验动物应用过程中,应将动物的惊恐和疼痛减少到最低程度。实验现场避免无关人员进入。

在符合科学原则的条件下,应积极开展实验动物替代方法的研究与应用。

第十五条　在对实验动物进行手术、解剖或器官移植时,必须进行有效麻醉。术后恢复期应根据实际情况,进行镇痛和有针对性的护理及饮食调理。

第十六条　保定实验动物时,应遵循"温和保定,善良抚慰,减少痛苦和应激反应"的原则。保定器具应结构合理、规格适宜、坚固耐用、环保卫生、便于操作。在不影响实验的前提下,对动物身体的强制性限制宜减少到最低程度。

第十七条　处死实验动物时,须按照人道主义原则实施安死术。处死现场,不宜有其他动物在场。确认动物死亡后,方可妥善处置尸体。

第十八条　在不影响实验结果判定的情况下,应选择"仁慈终点",避免延长动物承受痛苦的时间。

第十九条　灵长类实验动物的使用仅限于非用灵长类动物不可的实验。除非因伤病不能治愈而备受煎熬者,猿类灵长类动物原则上不予处死,实验结束后单独饲养,直至自然死亡。

第四章　运输过程中善待实验动物的指导性意见

第二十条　实验动物的国内运输应遵循国家有关活体动物运输的相关规定;国际运输应遵循相关规定,运输包装应符合 IATA 的要求。

第二十一条　实验动物运输应遵循的规则

1. 通过最直接的途径本着安全、舒适、卫生的原则尽快完成。

2. 运输实验动物,应把动物放在合适的笼具里,笼具应能防止动物逃逸或其他动物进入,并能有效防止外部微生物侵袭和污染。

3. 运输过程中,能保证动物自由呼吸,必要时应提供通风设备。

4. 实验动物不应与感染性微生物、害虫及可能伤害动物的物品混装在一起运输。

5. 患有伤病或临产的怀孕动物,不宜长途运输,必须运输的,应有监护和照料。

6. 运输时间较长的,途中应为实验动物提供必要的饮食和饮用水,避免实验动物过度饥渴。

第二十二条　实验动物的运输应注意的事项

1. 在装、卸过程中,实验动物应最后装上运输工具。到达目的地时,应最先离开运输工具。

2. 地面或水陆运送实验动物,应有人负责照料;空运实验动物,发运方应将飞机航班号、到港时间等相关信息及时通知接收方,接收方接收后应尽快运送到最终目的地。

3. 高温、高热、雨雪和寒冷等恶劣天气运输实验动物时,应对实验动物采取有效的防护措施。

4. 地面运送实验动物应使用专用运输工具,专用运输车应配置维持实验动物正常呼吸和生活的装置及防震设备。

5. 运输人员应经过专门培训,了解和掌握有关实验动物方面的知识。

第五章　善待实验动物的相关措施

第二十三条　生产、经营和使用实验动物的组织和个人必须取得相应的行政许可。

第二十四条　使用实验动物进行研究的科研项目,应制定科学、合理、可行的实施方案。该方案经实验动物管理委员会(或实验动物道德委员会、实验动物伦理委员会等)批准后方可组织实施。

第二十五条　使用实验动物进行动物实验应有益于科学技术的创新与发展;有益于教学及人才培养;有益于保护或改善人类及动物的健康及福利或有其他科学价值。

第二十六条　各级实验动物管理部门应根据实际情况制定实验动物从业人员培训计划并组织实施,保证相关人员了解善待实验动物的知识和要求,正确掌握相关技术。

第二十七条　有下列行为之一者,视为虐待实验动物。情节较轻者,由所在单位进行批评教育,限期改正;情节较重或屡教不改者,应离开实验动物工作岗位;因管理不妥屡次发生虐待实验动物事件的单位,将吊销单位实验动物生产许可证或实验动物使用许可证。

1. 非实验需要,挑逗、激怒、殴打、电击或用有刺激性食品、化学药品、毒品伤害实验动物的;

2. 非实验需要,故意损害实验动物器官的;

3. 玩忽职守,致使实验动物设施内环境恶化,给实验动物造成严重伤害、痛苦或死亡的;

4. 进行解剖、手术或器官移植时,不按规定对实验动物采取麻醉或其他镇痛措施的;

5. 处死实验动物不使用安死术的;

6. 在动物运输过程中,违反本意见规定,给实验动物造成严重伤害或大量死亡的;

7. 其他有违善待实验动物基本原则或违反本意见规定的。

第六章　附　则

第二十八条　相关术语

1. 实验动物:是指经人工饲育,对其携带的微生物实行控制,遗传背景明确或者来源清楚的用于科学研究、教学、生产、检定以及其他科学实验的动物。

2. "3R"(减少、替代、优化)原则:

减少(Reduction):是指如果某一研究方案中必须使用实验动物,同时又没有可行的替代方法,则应把使用动物的数量降低到实现科研目的所需的最小量。

替代(Replacement):是指使用低等级动物代替高等级动物,或不使用活着的脊椎动物进行实验,而采用其他方法达到与动物实验相同的目的。

优化(Refinement):是指通过改善动物设施、饲养管理和实验条件,精选实验动物、技术路线和实验手段,优化实验操作技术,尽量减少实验过程对动物机体的损伤,减轻动物遭受的痛苦和应激反应,使动物实验得出科学的结果。

3. 保定:为使动物实验或其他操作顺利进行而采取适当的方法或设备限制动物的行动,实施这种方法的过程叫保定。

4. 安死术:是指用公众认可的、以人道的方法处死动物的技术。其含义是使动物在没有惊恐和痛苦的状态下安静地、无痛苦地死亡。

5. 仁慈终点:是指动物实验过程中,选择动物表现疼痛和压抑的较早阶段为实验的终点。

第二十九条　本意见由科学技术部负责解释。

第三十条　本意见自发布之日起执行。